O Guia Definitivo de
SAÚDE HOLÍSTICA

DRA. DEBORAH McMANNERS

O Guia Definitivo de
SAÚDE HOLÍSTICA

O MAIS COMPLETO LIVRO PARA A SAÚDE E O BEM-ESTAR

Tradução
SANDRA LUZIA COUTO

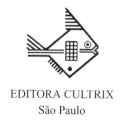

EDITORA CULTRIX
São Paulo

Título original: *The Ultimate Holistic Health Book*.

Copyright © 2004 Dra. Deborah McManners.

Publicado pela primeira vez com o título *The Holistic Doctor* na Grã-Bretanha em 2004 por Piatkus Books Ltd.

Organizado por Barbara Kiser.

Ilustrações de Lesley Wakerley.

Todos os direitos reservados. Nenhuma parte deste livro pode ser reproduzida ou usada de qualquer forma ou por qualquer meio, eletrônico ou mecânico, inclusive fotocópias, gravações ou sistema de armazenamento em banco de dados, sem permissão por escrito, exceto nos casos de trechos curtos citados em resenhas críticas ou artigos de revistas.

A Editora Pensamento-Cultrix Ltda. não se responsabiliza por eventuais mudanças ocorridas nos endereços convencionais ou eletrônicos citados neste livro.

Dados Internacionais de Catalogação na Publicação (CIP)
(Câmara Brasileira do Livro, SP, Brasil)

McManners, Deborah.
      O guia definitivo de saúde holística : o mais completo livro para a saúde e o bem-estar / Deborah McManners ; tradução Sandra Luzia Couto. – São Paulo : Cultrix, 2008.

      Título original: The ultimate holistic health book
      ISBN 978-85-316-1010-3

      1. Medicina alternativa 2. Medicina holística 3. Saúde – Obras de divulgação 4. Saúde – promoção I. Título.

08-03724   CDD-613

Índices para catálogo sistemático:

1. Medicina holística : Promoção da saúde   613

O primeiro número à esquerda indica a edição, ou reedição, desta obra. A primeira dezena
à direita indica o ano em que esta edição, ou reedição, foi publicada.

Edição	Ano
1-2-3-4-5-6-7-8-9-10-11	08-09-10-11-12-13-14-15

Direitos de tradução para o Brasil
adquiridos com exclusividade pela
EDITORA PENSAMENTO-CULTRIX LTDA.
Rua Dr. Mário Vicente, 368 — 04270-000 — São Paulo, SP
Fone: 2066-9000 — Fax: 2066-9008
E-mail: pensamento@cultrix.com.br
http://www.pensamento-cultrix.com.br
que se reserva a propriedade literária desta tradução.

Sumário

Agradecimentos 7

Introdução 9

PARTE 1 – COMO ENCONTRAR O EQUILÍBRIO 11
  1. O método McManners 13
  2. Histórias do meu diário médico 25

PARTE 2 – SAÚDE BIOQUÍMICA 31
  3. O que você está fazendo ao seu corpo? 33
  4. Fundamentos da alimentação saudável 39
  5. Um pouco mais sobre alimentação saudável 59
  6. Alergias e intolerâncias 81
  7. A Dieta do Método McManners 93
  8. Vida saudável 107

PARTE 3 – SAÚDE FÍSICA 131
  9. Faça você mesmo o monitoramento do seu corpo 133
  10. Sinais e sintomas 137
  11. Reação intestinal 147
  12. Atividade 163

13. Estrutura corporal 177

14. O poder do paciente 199

PARTE 4 – SAÚDE PSICOLÓGICA 219

15. Lembranças de coisas do passado 221

16. Crescimento 235

17. O seu estilo de vida emocional 247

18. Repouso e relaxamento 259

19. Paz de espírito 273

PARTE 5 – SAÚDE TOTAL 289

20. Pense no futuro 291

Para concluir 309

Agradecimentos

Obrigada a Helen Stanton, da editora Piatkus Books, cuja orientação foi inestimável, a Joel Levy e Karen Evennett e a Barbara Kiser, que editou a versão final.

Gostaria de agradecer a todos os meus pacientes e a todos os que me permitiram usar sua história, muitos dos quais me incentivaram a escrever este livro.

Quero agradecer a Judy Piatkus por me incentivar a traduzir as idéias e experiências da minha prática médica e naturopática para o mundo dos livros, de modo a compartilhar o que faço pelos meus pacientes com um número muito maior de pessoas. Também me sinto imensamente em débito com Gill Bailey, cuja percepção conferiu às excitantes idéias iniciais a aparente simplicidade do texto final. Muitíssimo obrigada a ambas.

Ressalva

As informações constantes neste livro não podem substituir o aconselhamento médico qualificado; sempre consulte um médico antes de tomar qualquer medida em relação à sua saúde.

Nem a autora nem a editora podem ser responsabilizadas por qualquer prejuízo, dano ou demandas decorrentes do uso ou mau uso das sugestões feitas neste livro ou do insucesso na obtenção de aconselhamento médico.

Introdução

Antigamente, quando não havia exames de sangue, tomografias e toda a magia diagnóstica da medicina moderna, os médicos eram todos naturopatas, confiando em seus instintos e intuição. Dispondo de apenas algumas drogas e remédios naturais, tinham por tarefa criar condições para que os poderes internos de cura dos próprios pacientes se desenvolvessem. Eles se valiam de tratamentos naturais tais como fontes termais e água fria, massagens, meditação e escolha cuidadosa de alimentos.

Agora, a ciência nos ensina a concentrar a atenção nos sintomas específicos, em relação aos quais devemos prescrever remédios já experimentados e testados. Mas os humanos são seres muitos complexos e a maior parte dos problemas médicos apresenta também uma dimensão psicológica. Os médicos antigos tinham de atentar minuciosamente para todos os aspectos da vida dos pacientes (nem que fosse apenas porque não tinham como pedir uma bateria de exames de laboratório que lhes dessem respostas específicas) – e a naturopatia ainda faz isso. Ela reconhece uma importante necessidade: estar em harmonia com o nosso meio ambiente. Reconhece, além disso, que, quando se atinge essa harmonia, atinge-se também a boa saúde.

Nos dias de hoje, as pessoas sabem muito pouco sobre esse tipo de harmonia. Forçamos os nossos limites até a exaustão emocional, mas falhamos em perceber que o stress e outros fatores emocionais podem exercer um papel importante na nossa saúde física. Uma dieta pobre e a falta de boa forma física (freqüentemente com a adição de problemas como fumo e consumo excessivo de álcool) levam igualmente as pessoas a viver com problemas permanentes de saúde, contraindo uma doença após a outra.

Como médicos, tentamos educar as pessoas para que abandonem o que facilmente se torna uma espiral descendente que as conduz à má saúde crônica. Mas, pressionados, os médicos de família – grupo do qual faço parte – muitas vezes ficam demasiado ocupados diagnosticando e lutando contra doenças.

Ser feliz e saudável tem de constituir uma jornada que você empreende por si mesmo – mas precisará de mapa e bússola que o auxiliem a chegar ao seu destino e, neste livro, eu espero proporcionar-lhe esses recursos. Vou ajudá-lo a fazer as coisas mais básicas que vários dos meus pacientes perderam a capacidade de fazer: entender e escutar o seu corpo; perceber quando está funcionando bem e quando não está; e lhe fornecer todos os ingredientes de que necessita para florescer e manter uma saúde excelente: a melhor alimentação possível, um meio ambiente propício, forma física ótima e os bem-merecidos repouso e relaxamento.

Depois de lhe apresentar os meus métodos e prática na Parte I, discutirei com você do mesmo modo como discuto com os meus pacientes na minha clínica. Eu tenho um questionário detalhado que costumo usar, pedindo aos pacientes que me contem tudo sobre os aspectos relevantes de sua vida – da dieta e dos exercícios ao ambiente físico, estado emocional e além, para que eu possa estabelecer a melhor forma de ajudá-los. Neste livro eu coloquei seções do meu questionário, de modo que você possa aprender a examinar a própria saúde como eu o faria.

Você encontrará partes do questionário ao longo do livro – será fácil identificá-las porque haverá uma barra sombreada na lateral onde quer que apareçam. Sob o cabeçalho principal haverá uma pequena lista de perguntas. Eu gostaria que você pensasse nas respostas que dará a elas. Você pode não saber a resposta ou mesmo por que a questão é relevante, mas continue lendo.

As frases iniciadas com um quadradinho reticulado estão diretamente ligadas a uma questão abordada no questionário. Você encontrará uma profusão de informações, dicas e sugestões. E se conscientizará mais sobre o que pode fazer sozinho para cuidar da sua saúde física e emocional, aprendendo a se tornar um paciente bem informado. Na próxima visita ao seu clínico geral, você estará apto a desempenhar um papel importante no seu próprio tratamento.

Meu desejo é que o presente livro lhe dê a orientação necessária para a adoção de um estilo de viver e pensar que o torne mais saudável e feliz – e menos propenso a contrair doenças. Mas este é também um livro de referência que espero que você consulte com freqüência. Demora algum tempo para se absorver idéias novas e, em geral, é preciso experiências recentes para colocar as coisas no contexto e atuar como catalisador de mudanças – que é o objetivo quando se trata de um nível ótimo de saúde.

Deborah McManners

PARTE **1**

Como encontrar o equilíbrio

CAPÍTULO **1**

O Método McManners

Como médica, tenho trabalhado sempre para oferecer aos meus pacientes o diagnóstico mais completo e o tratamento mais adequado. Entretanto, desde o início da minha carreira tive de admitir que o tratamento médico convencional que eu recebera não me preparara para isso.

Os médicos, como profissionais, em geral falham em prestar atenção suficiente à saúde holística – a arte de tratar o indivíduo como um todo e não apenas de um conjunto de sintomas. Os benefícios da nutrição e do exercício são conhecidos, mas, com freqüência, pouco transmitidos aos que se encontram sob os nossos cuidados. A medicina complementar muitas vezes é mal-entendida, negligenciada ou não utilizada.

Eu venho de uma família pouco apegada às convenções e fui criada com os princípios de senso comum da "naturopatia" para uma vida saudável. Assim, como estudante de medicina, não via motivo – como muitos médicos têm a tendência de fazer – para aceitar que os pacientes de renda mais baixa e com níveis relativamente inferiores de educação tivessem de morrer dez anos ou mais antes que os de renda e educação melhores.

O que me inspirou a me tornar médica foi um forte anseio de ajudar as pessoas a ajudarem a si mesmas. É claro que eu sabia não ser mais possível, para todos os médicos, vir a conhecer todos os problemas de seus pacientes do modo como os tradicionais médicos de família o faziam, visitando-os em sua casa e vendo por si mesmos onde viviam. Mas aspectos como a dieta pessoal, a maneira como aquecem a casa, seus animais de estimação, seu nível geral de felicidade – fatores que exercem imensa influência sobre a saúde –, podem e devem ser levados em consideração antes de se dar uma receita. E, embora eu siga uma carreira médica ortodoxa, o desejo de capacitar as pessoas a assumirem o controle da própria saúde nunca me abandonou.

Quando me tornei clínica geral (CG), freqüentemente me surpreendia com o fato de meus pacientes me fazerem uma descrição dos seus sintomas e depois deixarem tudo comigo – como se sua saúde fosse problema meu e não deles! O que eu queria e tentava dar a cada um deles era uma certa percepção das coisas simples que podiam fazer em casa para melhorar a saúde. Isso por fim se tornou tão importante para mim que passei os anos seguintes fazendo treinamento em naturopatia, enquanto mantinha o meu trabalho como CG e criava meus dois filhos pequenos, William e Joseph.

Nós temos fotos de férias que me mostram completamente vestida na praia, com a cabeça enterrada num livro. Foi uma tarefa árdua, mas a resposta positiva que recebi dos meus clientes mais do que recompensou o esforço. E, embora para mim pareça puro bom senso tratar os pacientes por meio de naturopatia – garantir que eles tenham o melhor que ambas as medicinas, a ortodoxa e a complementar, podem oferecer –, eu fui a primeira médica do Reino Unido a ser registrada como naturopata. Apesar de bastante disseminada nos EUA, Austrália e Europa, a naturopatia ainda é uma prática nova no Reino Unido. Na verdade, somos apenas umas poucas centenas de naturopatas registrados no General Council and Register of Naturopaths (Conselho e Registro Gerais de Naturopatas), órgão que assegura o mais alto padrão de treinamento e regulamentação nesse campo.

Eu fui incentivada a escrever este livro, e a compartilhar a experiência que adquiri ao longo dos anos, pelos pacientes das minhas bem-sucedidas clínicas médica e naturopática. Então, ei-lo aqui! Espero fornecer ao leitor os meios para entender o seu corpo e aumentar o seu bem-estar cotidiano e a sua auto-estima.

Saúde total

Conversarei com você sobre saúde total, que para mim não significa apenas "não estar doente". Os estatutos da Organização Mundial de Saúde conceituam a saúde como "um estado de completo bem-estar físico, mental e social". Por alguma razão, essa mensagem tem sido negligenciada ou esquecida por muitos médicos. Mas o que ela realmente significa – e no que acredito firmemente – é que toda a sua vida deveria ser levada em consideração no momento de se avaliar a sua saúde – não apenas a sua saúde física ou biológica, mas também os aspectos espirituais, emocionais e mentais da sua vida. Desse modo, o meu objetivo é ajudá-lo a atingir um estado de *total* bem-estar.

Você pode achar que esses aspectos da sua vida já estão em ordem. Entretanto, quando lhes perguntam: "Você é saudável?", as pessoas, em sua maioria, costumam responder: "Eu estou bem, mas peguei uma gripe no mês passado" ou "Sou, tirando algumas crises de eczema". Para nós, é difícil definir a nossa saúde. Assim, em vez de tentar avaliá-la, experimente perguntar a si mesmo: "Como me sinto quando acordo de manhã?"

Pense em como você se sentia quando criança. Provavelmente pulava da cama cheio de energia e ansioso pelo dia que tinha pela frente. Quanto tempo faz que você não se sente nem perto disso – olhos brilhando, inteiramente descansado e cheio de entusiasmo?

Se esqueceu essa sensação e acorda letárgico, resignado ou fatigado, este livro é para você. Você talvez não faça a menor idéia de por que se sente assim ou do que pode fazer a respeito ou, quem sabe, já tentou de tudo para resolver o problema. Muitos dos meus pacientes sobem e descem a Harley Street, rua de Londres conhecida pelos consultórios médicos, pagando exames e mais exames, todos caros, e gastando grandes quantias em tratamentos e suplementos alimentares que nunca parecem surtir efeito a longo prazo. Ter consciência da própria saúde pode ser um hábito bastante caro! Mas ser saudável (e note a diferença, porque as pessoas que têm consciência da saúde não são necessariamente tão saudáveis quanto gostariam de ser) pode ser muito simples e barato. Eu acredito que, com o enfoque adequado, qualquer um pode melhorar e recuperar a vitalidade.

Os casos abaixo são típicos de pacientes que tratei:

- Sue, que sofria de sinusite crônica, eczema e constipação havia mais de quatro anos. Seu CG havia tentado diversos tratamentos, mas sem alívio duradouro. Agora, infelizmente, Sue era apenas mais um número de paciente no sistema de prontuários do médico e ainda estava às voltas com seus problemas de saúde.
- Jane, que, com apenas 26 anos, vivia fisicamente exausta e mentalmente exaurida em razão de sua carreira em ascensão. Ela chegara a um impasse e, a despeito da tenra idade, acreditava ser "velha demais" para fazer mudanças na vida profissional.
- Charles, que de repente se tornou uma das pessoas apáticas e constantemente cansadas que sempre desprezara. Seu CG não encontrava nada de errado e ele começava a pensar que o problema estava em sua mente.

- Simon, que desenvolveu a embaraçosa e debilitante "velha doença dos homens", prostatite, com apenas 32 anos, no auge de uma excitante carreira na mídia.

Essas quatro pessoas tinham preocupações de saúde completamente diferentes. Mas, como todos os meus pacientes, os quatro partilhavam o mesmo problema subjacente: falta de equilíbrio na vida. Esse tipo de equilíbrio é a chave para a saúde de qualquer indivíduo e é um conceito que eu quero que você entenda quando pensar sobre o seu próprio estado de saúde.

Equilíbrio significa dispor de tempo para si mesmo, bem como para o trabalho, família e amigos. O que implica abrir espaço na sua vida para as coisas que você quer fazer, em vez de deixá-las de lado. Para ser equilibrado, é preciso se dar tempo para comer adequadamente, dormir bem e ser ativo, sem deixar de dedicar a quantidade certa de tempo e atenção tanto à vida familiar quanto à profissional.

Na maioria das vezes somos capazes de perceber quando falta equilíbrio em nossa vida, mas há ocasiões em que estamos estressados ou ocupados demais para reconhecer certas instabilidades. Eu quero ajudá-lo a reconhecê-las.

Você provavelmente já ouviu algo a respeito de "energia vital" como o elemento central na produção e manutenção de uma boa saúde. Na medicina chinesa tradicional ela é chamada de Qi (pronuncia-se "chi"). Quando o Qi está desequilibrado ou seu fluxo encontra-se bloqueado, a saúde pode sofrer; a acupuntura, a fitoterapia e outras técnicas conseguem desbloquear o fluxo, restabelecendo o equilíbrio e restaurando a saúde. Os médicos ayurvédicos, que praticam uma forma de medicina originária da Índia de cinco milênios atrás, também baseiam seu trabalho nesse equilíbrio, harmonizando os diferentes elementos que contribuem para o bem-estar de cada indivíduo. Eles também partem do princípio de que qualquer distúrbio pode ser evitado se mantido o equilíbrio, não apenas do corpo, mas também da mente e do espírito.

A homeopatia é outro sistema de medicina baseado no equilíbrio – especificamente na idéia de que "igual cura igual". A constituição física e emocional essencial do paciente é avaliada junto com os sintomas; então, prescrevem-se diminutas doses das mesmas substâncias que normalmente provocariam aqueles sintomas, a fim de estimular a capacidade do organismo para se curar e restabelecer seu equilíbrio natural.

A minha visão da energia vital do corpo é que ela flutua constantemente. Seus altos e baixos são influenciados por um grande número de fatores, que é preciso equilibrar para manter a saúde. Quando esse equilíbrio se perde, nós adoecemos: os sintomas podem ser um sinal de que o seu corpo está lutando para restabelecer o equilíbrio perdido.

Meu objetivo neste livro não é apenas mostrar-lhe como restaurar esse equilíbrio vital, mas ajudá-lo a fortalecê-lo e a construir reservas para impedir o estabelecimento de uma saúde ruim. A saúde total implica olhar adiante e construir um futuro saudável – retendo e recuperando vitalidade. Ultimamente ouvimos bastante sobre mudança demográfica; fala-se que as pessoas estão vivendo muito mais do que antes. Mas onde estão todos esses idosos de que ouvimos falar?

Muitos deles estão definhando em asilos, em vez de desempenhar o papel de membros ativos da comunidade. A vida das pessoas nessa situação é tristemente restringida: elas perderam sua mobilidade e independência e podem sofrer doenças degenerativas como Alzheimer. Têm longevidade, mas pouca liberdade e má qualidade de vida – e quem deseja isso? Durante a elaboração deste livro, tenho jogado cartas com uma amiga – uma bisavó de 96 anos que me ensinou a fazer uma geléia deliciosa de abóbora com canela. Ela está na expectativa da chegada de mais um bebê em sua família e certamente não perdeu seu interesse pela vida. É assim que eu gostaria de ser aos 96 anos. Minha própria avó era muito parecida e nessa idade ainda dava festas como ninguém! Para mim, saúde total significa conquistar tanto longevidade quanto qualidade de vida.

O Método McManners

Graças tanto à minha criação quanto ao meu treinamento como naturopata, eu desenvolvi uma filosofia de saúde e de cura bastante diferente da estritamente convencional dos médicos. O termo naturopatia significa "curar através da natureza" e essa é a sua essência: baseia-se no *vis medicatrix naturae* de Hipócrates, um princípio que diz que todas as coisas vivas têm o poder inato de curar a si mesmas. Assim, eu posso usar tratamentos convencionais, mas também adoto terapias que envolvem elementos simples e naturais como boa nutrição, luz do sol ou água, para ampliar o seu poder de curar a si mesmo.

QUE A FORÇA ESTEJA COM VOCÊ

Essencialmente, somos construídos para sobreviver e precisamos canalizar e ajudar essa força vital ou energia de cura para capacitar o nosso corpo para que tenha a melhor oportunidade de boa saúde e vitalidade. Também é essencial atacar e, na medida do possível, remover o que é conhecido como "obstáculos à cura" – exemplos óbvios incluem ingerir álcool em excesso ou dormir tarde demais.

Tanto como naturopata quanto como médica convencional, a minha prática se pauta por sete crenças básicas:

1. Não provoque danos.
2. A natureza tem poderes de cura.
3. Identifique e trate a causa das doenças, não apenas os sintomas.
4. Trate a pessoa como um todo e trate-a como um indivíduo.
5. O médico é um professor.
6. A prevenção é a melhor cura.
7. Estabeleça e mantenha a saúde e o bem-estar.

Existem situações agudas em que o tratamento convencional deve ser usado imediatamente. E, quando o problema é crônico e aflige o paciente há muito tempo, é igualmente importante avaliar o caso de modo convencional – mas o enfoque naturopático pode fazer uma grande diferença no gerenciamento do problema.

Assim, embora um médico convencional possa dar-se por satisfeito quando elimina os seus sintomas iniciais, a minha abordagem seria trabalhar com você para tratar as causas subjacentes da má saúde e restabelecer as suas reservas de energia. Isso aumenta a capacidade da sua mente e do seu corpo para suportar distúrbios e recuperar o equilíbrio se as suas defesas forem desafiadas.

Essa forma de combinar o gerenciamento médico e o naturopático é um processo por meio do qual você, ao melhorar cada aspecto da sua saúde, aprende a se tornar uma pessoa no todo mais saudável. Os meus pacientes aprendem a entender e administrar as próprias condições, com a minha ajuda e orientação. Juntos, buscamos a nossa meta mais ampla, que é prevenir doenças futuras e estabelecer saúde e bem-estar a longo prazo.

O triângulo da saúde

Sua saúde e seu bem-estar são governados por três elementos em fluxo constante: a bioquímica, o estado físico e a condição psicológica. Juntos, eles formam os três lados de um triângulo que representa a saúde total.

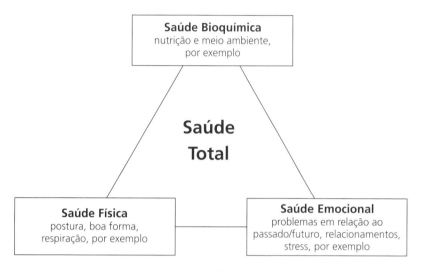

OS NATUROPATAS USAM ESTE TRIÂNGULO DA SAÚDE PARA REPRESENTAR A SUA SAÚDE *TOTAL*

Esse triângulo de elementos rege o meu enfoque de saúde e cura, guiando a minha diagnose e tratamento. Quando ensino os pacientes a alcançar e manter a saúde plena, utilizo esse triângulo para mostrar que saúde plena implica constituir e manter reservas de saúde bioquímica, física e psicológica. Você verá que a maior parte deste livro segue essa estrutura tríplice.

Eu comentarei cada aspecto da saúde – cada lado do triângulo – separadamente, mas na verdade todos trabalham juntos para manter a sua saúde integral. E são igualmente importantes.

Como isso funciona? Consideremos um problema comum, como ganho de peso ou incapacidade para emagrecer, por exemplo. Para controlar o peso, você tem de:

- **Observar a sua dieta**: O que e quando você come são fatores que afetam a capacidade do seu corpo de manter um peso estável. Comer "bobagens" altamente calóricas e fazer refeições pesadas tarde da noite, por exemplo, são hábitos que podem agravar problemas de peso. Tudo isso faz parte da sua saúde bioquímica.

- **Fazer exercícios suficientes**: Ter mais músculos que gordura no corpo acelera o seu metabolismo. Os exercícios também constituem uma forma de queimar estoques indesejáveis de gordura. Isso faz parte da sua saúde física.
- **Manter o stress sob controle**: Quando estamos sob stress, freqüentemente achamos impossível reservar tempo para fazer exercícios ou nos sentimos demasiado cansados para fazê-los à noite – a nossa carga de trabalho ou de ansiedades fala mais alto. Então, os hormônios do stress, como a cortisona, levam-nos a acumular gordura como suprimento de energia. É o stress que nos leva a comer para obter conforto. O modo como você lida com o stress faz parte da sua saúde psicológica.

Esse é um exemplo bastante claro e direto do triângulo da saúde. Entretanto, não raro é um bocado difícil aplicar esse modelo ao seu problema de saúde. É por isso que trato os pacientes holisticamente, incentivando-os e encorajando-os a examinar todos os lados de sua vida para detectar pontos de desequilíbrio que possam estar ligados de algum modo ao seu estado de saúde no momento.

Examinemos mais de perto cada um desses três "lados":

Saúde bioquímica

Este lado causa a confusão maior, porque é imensamente complexo e variado: abrange cada processo químico e biológico em funcionamento no corpo, bem como os fatores internos e externos que os influenciam. A sua saúde bioquímica é influenciada por tudo, desde as enzimas de desintoxicação em ação no seu fígado até as partículas alergênicas do ar que você respira – sem falar na sua dieta e digestão, pois a nutrição é um elemento importante deste lado do triângulo.

Saúde física

Esse lado compreende os aspectos físicos do corpo: os elementos estruturais dos ossos, músculos, cartilagem e tendões, bem como a saúde do coração, pulmões e os órgãos dos demais aparelhos principais do organismo. Uma vida ativa é a chave da saúde nesse lado do triângulo. Outros fatores importantes são postura, respiração e os ergonômicos (como nos sentamos e nos levantamos, respiramos e usamos – ou abusamos – o nosso corpo).

Saúde psicológica

O terceiro lado do triângulo é o da saúde psicológica, ao qual às vezes me refiro como saúde "mental-emocional", uma vez que abrange todos os aspectos da nossa vida mental e emocional, incluindo a espiritual. Mais uma vez, o equilíbrio é a chave. Uma boa saúde psicológica implica o senso de equilíbrio interior, que, todavia, é constantemente abalado pelos eventos – muitos deles ocorridos vários anos antes. Os momentos de decisão em sua vida podem exercer um impacto dramático e eu sempre pergunto aos meus pacientes sobre os arrependimentos que vão remanescendo depois de decisões, por exemplo, sobre que faculdade escolher ou que carreira seguir. Uma oportunidade perdida, mesmo que na época você não a tenha encarado como uma perda, pode realmente vir a se constituir numa perturbação, conduzindo a problemas obscuros de saúde mais adiante em sua vida. Lembro-me de comentar com um cientista, "sentado ao meu lado numa conferência médica", sobre a ambição do meu filho de se tornar um violinista de concertos – ele também acalentara, certa vez, esse sonho. É muito difícil tornar-se um violinista desse nível, mas, como ele me disse, "é muito mais difícil *não* se tornar violinista".

Freqüentemente nos vemos numa tal rotina que não paramos para pensar sobre o que realmente queremos da vida. Mas é de vital importância que esse aspecto do bem-estar não seja negligenciado. Como o poeta W. H. Davies tão sabiamente indaga: "O que é a vida se, de tanto se preocupar, você não tem tempo para parar e contemplar?"

Onde estão os seus pontos fracos?

George, Alison e Caroline me procuraram com queixas bastante típicas da vida moderna. Mas, quando examinamos a situação deles com o auxílio do modelo do triângulo, vimos que cada um tinha seus pontos fracos em lados diferentes.

George sofria de rinite (obstrução nasal). Dependia pesadamente de anti-histamínicos e, mesmo assim, não conseguia desfrutar a vida nem dedicar o tempo que desejava ao seu trabalho voluntário. Um histórico médico detalhado e exames físicos completos revelaram um ponto fraco no lado bioquímico: descobrimos que George tinha uma intolerância alimentar. Pudemos resolver isso e capacitá-lo a voltar a uma vida normal e saudável.

Alison sofria de dores de cabeça crônicas e tomava enormes quantidades de analgésico – que surtiam pouco efeito. Ela me procurou porque queria adotar uma abordagem mais natural no tratamento do problema. Quando examinei os aspectos bioquímico, físico e psicológico de sua saúde, descobri algo que seu CG deixara escapar – na verdade, algo que muitos médicos convencionais talvez nunca investiguem rotineiramente, diante daqueles sintomas. Alison tinha uma curvatura na parte inferior da espinha que interferia em sua postura, provocando as dores de cabeça. Além de sugerir maneiras para criar reservas de saúde física, eu lhe recomendei um osteopata, que a ajudou a fortalecer as costas e melhorar a postura. As dores de cabeça cessaram.

Caroline sofria com uma severa síndrome do intestino irritável (SII), problema que causa dor e inchaço abdominais e prisão de ventre e diarréia alternados. A SII pode ter uma base bioquímica ou física, mas também pode ser provocada por um trauma psicológico. E, de fato, quando Caroline e eu conversamos sobre sua infância, veio à tona o fato de que, aos 14 anos, ela perdera repentinamente o irmão de 18 anos, num acidente de carro. O pesar não resolvido – muitas vezes chamado de "negócio inacabado" – acabara com o seu equilíbrio psicológico, afetando toda a sua saúde. O simples reconhecimento do problema a ajudou a começar a resolvê-lo e, embora Caroline precisasse de alguma ajuda profissional, seu equilíbrio acabou sendo restabelecido – e ela nunca mais sofreu com a SII.

Como colocar tudo isso em prática

Através do exame de cada elemento do triângulo, você pode criar uma definição da sua própria saúde, a qual o ajudará a reconhecer onde é preciso efetuar mudanças e como fazê-lo. Se conseguir isso, você poderá identificar as suas prioridades e estabelecer metas realistas de saúde e estilo de vida. Quando usar o modelo do triângulo, você perceberá muitas vezes a necessidade de reavaliar as suas prioridades, de modo a impedir que qualquer área da sua vida se desequilibre. Nem sempre é fácil... mas é sempre possível.

Veja o exemplo da minha vida, que é bastante complicada em razão de tudo que exige o meu tempo. Eu tenho uma clínica movimentada e trabalho bastante com a mídia, mas também moro no campo, levo uma vida ativa, mantenho um estilo saudável e, acima de tudo, cuido da minha família. Atendo pacientes em Londres e em clínicas no campo, cuido de uma grande casa de campo, de vários cavalos e crio galinhas, sou atuante na resolução de questões locais de conservação e meio ambiente, e faço bastante exercício. Como consigo fazer tudo isso?

O segredo é não perder as minhas prioridades de vista. Sem a base sólida da família que construí, eu não seria tão eficiente em outras áreas da minha vida. Administro o meu tempo com todo o cuidado, com o apoio da minha família, delego poderes quando necessário e tento não assumir nada que esteja além das minhas possibilidades. Eu posso não ter tudo isso perfeitamente organizado, mas consigo levar uma vida movimentada e gratificante. E é na verdade *porque* eu consigo ser honesta comigo mesma e com as minhas prioridades que disponho de reservas para realizar tudo isso. *Porque* invisto tanto tempo em ficar com a minha família, fazer exercícios, morar no campo, andar a cavalo, adotar um estilo saudável de vida, envolver-me com a comunidade local e assim por diante, consigo construir as minhas reservas em cada lado do triângulo e me manter saudável e feliz. Se perdesse de vista esse equilíbrio e me concentrasse demasiado num único aspecto da minha vida – carreira, por exemplo –, as minhas reservas se esgotariam e tudo poderia desmoronar. Eu estaria fazendo o que fazem vários dos meus pacientes: "perder o eixo".

Com freqüência vejo pessoas que deixaram de ter gosto pela vida. Homens que se dedicaram tanto à carreira que acordaram um dia e se perguntaram "para onde foram os meus 30 anos?" e que sentiram que voavam para os 50; mulheres de quase 40 anos que diziam não estarem prontas para a maternidade *ainda* (muito embora seus parceiros estivessem ansiosos por serem pais) porque "neste momento não tenho tempo". Infelicidade e prioridades equivocadamente definidas afetam a nossa saúde psicológica – freqüentemente com conseqüências físicas. Então, agora é a sua vez de se fazer a grande pergunta. *Você perdeu o eixo? Está aproveitando a vida?* Se tudo fosse acabar agora, você sentiria que empregou bem o seu tempo? Está feliz com o caminho que está trilhando e com o destino aonde ele conduz? E está cuidando dos três lados do seu triângulo pessoal de saúde e construindo reservas de saúde para o futuro?

O objetivo deste livro é ajudá-lo a atingir saúde psicológica, bioquímica e física. O primeiro passo nessa estrada consiste em aprender a julgar a que distância você está de conquistar boa saúde em todas as três áreas, onde estão as falhas e o que você precisa fazer para corrigi-las.

CAPÍTULO **2**

Histórias do meu diário médico

Q uando eu era clínica geral trabalhando em regime integral no Serviço Nacional de Saúde – o sistema de assistência médica que usufruímos na Inglaterra desde o fim da Segunda Guerra Mundial –, um número apreciável dos meus pacientes sentia claramente que boa saúde era alguma coisa que o seu médico deveria proporcionar, sendo de fato inteiramente responsável por isso. Durante os últimos vinte anos, os avanços na tecnologia médica levaram as pessoas a esperar muito mais de seus médicos, enquanto simultaneamente se desgastava o seu senso de responsabilidade pela própria saúde.

Eu sou decididamente a favor da assistência médica para todos de acordo com as suas necessidades, mas essas necessidades parecem crescer a cada ano. O fundador do SNS, Aneurin Bevan, acreditava que, uma vez que a assistência médica era custeada pelo Estado, a população eventualmente poderia tornar-se tão saudável que os custos de manutenção do sistema cairiam. Infelizmente, ele estava errado. Quando as pessoas vêem o Estado como o guardião absoluto da saúde delas e de sua família, renunciam ao seu senso de responsabilidade por alcançá-la e mantê-la – e, com muita freqüência, seu bem-estar é jogado pela janela.

Os pacientes que vêm ao meu consultório ingressam num tipo muito diferente de relacionamento médico–paciente. Como médica e naturopata, parte importante do meu papel tem sido o de professora. Discussão, compreensão e um forte sentido de trabalho em equipe são uma parte vital do processo. Eu sempre estimulo meus pacientes a procurar aprender alguma coisa durante cada consulta – não simplesmente esperar que venha um médico para resolver o problema deles. Nós discutimos como eles podem fazer mudanças e pôr em prática o que foi discutido durante as consultas.

Com meus pacientes, eu me esforço para desenvolver um alto grau de "responsabilidade do paciente" – uma frase repisada nos dias que correm, mas que traz encapsulada essa noção vital, a firme disposição de cada um trabalhar em benefício da própria saúde. Eu utilizo aqui a "arte" da medicina, que a meu ver forma uma excelente parceria com a medicina científica para diminuir as chances da má saúde e promover a saúde integral das pessoas. Eu falo sobre o triângulo naturopático da boa saúde e lhes explico que o objetivo não é apenas atender às queixas deles, mas também construir reservas nutricionais, físicas e emocionais como parte de um estilo de vida no qual a má saúde tenha menos probabilidade de ocorrer.

Isso não quer dizer que tenhamos todos de viver como os Puritanos. Significa que, com a informação correta, podemos produzir mudanças que aumentarão o nosso bem-estar, em vez de drená-lo. É uma permuta entre, por exemplo, sentir-se indisposto pela manhã, com pouca capacidade de concentração ou sentindo-se rígido e pesado – sintomas comuns de saúde pior que a desejável –, e a inconveniência de ter de efetuar mudanças que nos façam sentir melhor.

O início do trabalho

A minha abordagem da boa saúde é *ativa* e compreende toda a nossa vida cotidiana. A alternativa é a abordagem *passiva*, na qual a pessoa aceita não ter a melhor saúde possível, ainda com episódios de doença de tempos em tempos. Persistindo essa situação, isso a levará a uma dependência dos profissionais da medicina para "consertar" os problemas, em vez de à determinação de produzir as mudanças necessárias em seu estilo de vida.

Uma das coisas mais comuns que observo em meus pacientes é a fadiga geral – esta sensação de "estar-cansado-o-tempo-todo". Embora seja sua tarefa ouvir e examinar o paciente e pedir os exames necessários para excluir a eventualidade de alguma doença, o médico muitas vezes não consegue descobrir por que seu cliente não se sente bem, desperta indisposto e não tem energia para trabalhar e muito menos para se exercitar. Os médicos procuram diretamente distúrbios físico-orgânicos, mas, se não encontram evidências nesse sentido, com freqüência classificam o problema como uma desordem funcional ou doença psicossomática.

Outro bom exemplo é o da Síndrome do Intestino Irritável (SII), que foi examinado brevemente no Capítulo 1. Este comum e por vezes crônico distúrbio envolve diarréia e constipação intermitentes, dor e distensão abdominais. A SII só pode ser diagnosticada depois que todas as outras possíveis causas desses sintomas (pólipos intestinais, inflamação ou câncer) forem consideradas e afastadas, mas o seu tratamento demonstra como é importante considerar todos os três lados do triângulo da saúde.

Pode haver uma causa nutricional. Talvez o paciente tenha, por exemplo, baixa tolerância a certos alimentos, condição que somente poderia ser estabelecida por meio de testes ou por uma dieta de eliminação. Ou, quem sabe, o problema é disbiose intestinal – uma abundância da flora intestinal patogênica, que leva à fermentação e à formação de gases no intestino.

Fatores físicos também podem ser os culpados. Um contador me contou que ficava sentado à sua escrivaninha por até 16 horas todos os dias, de maneira que não era de surpreender que seus hábitos e funções intestinais sofressem distúrbios.

Também devem ser explorados os fatores emocionais: que razões levam um homem a permanecer tantas horas à escrivaninha? É a ânsia de sucesso ou o medo de falhar que o impele a ficar mais e mais?

Muito freqüentemente, a primeira coisa que as pessoas me dizem quando retornam ao consultório é que o nível de sua energia melhorou. Essa é sempre uma indicação muito boa de que o seu organismo estava se ajustando ao tratamento naturopático.

Andrew foi um desses casos. Encaminhado por um colega meu urologista, Andrew tinha prostatite crônica, inflamação da próstata que causa uma dor severa e mal-estar geral. A enfermidade pode ser bastante resistente ao tratamento convencional. Mais, Andrew não podia sequer sentar durante sua primeira consulta. Além da prostatite dolorosa, vinte anos antes ele fora submetido a uma fusão espinal – cirurgia para impedir o atrito entre duas vértebras "soldando-se" uma à outra. Por fim, estava sofrendo de SII clássica, com constipação periódica e dor abdominal. Ele já quase não podia dirigir e raramente ia à ópera, que tanto amava, porque não podia ficar sentado por períodos prolongados. Em suma, era um homem muito infeliz. Mas uma combinação de dieta apropriada e fisioterapia para a coluna trouxe grande melhora a todos os sintomas. Para a minha satisfação, Andrew declarou após oito semanas que se sentia melhor do que nunca se sentiu nos últimos vinte anos – e manteve essa melhora por um longo período.

Depois do "ok"

Como a abordagem naturopática visa à melhoria da saúde *total* e do bem-estar, eu procuro orientar as pessoas que vêm ao meu consultório quanto ao caminho que elas devem seguir para a criação de reservas de saúde. Meu objetivo, em relação aos meus pacientes, é ajudá-los a ultrapassar a sensação de estarem meramente "ok" e livres de sintomas para alcançarem um estado de "supersaúde". Eles precisam de reservas físicas, emocionais e nutricionais que os sustentem quando estressados por alguma crise (seja uma gripe ou uma perturbação emocional). Então, é muito maior a probabilidade de retornarem a um equilíbrio saudável com mais rapidez.

Na prática médica rotineira, quando alguém desenvolve uma enfermidade física, costuma consultar o médico para conseguir compreender o que está errado e o que deve fazer para superar o problema. O médico, então, oferece uma abordagem orientada para a medicação e ministra algum aconselhamento que considere de utilidade para o paciente. Durante uma consulta naturopática integrada, entretanto, nós tratamos de todos os aspectos – tanto físicos quanto emocionais – como procedimento habitual. Isso pode parecer exagerado numa consulta de rotina, mas é claramente uma abordagem mais holística, com reais vantagens tanto para o médico quanto para o paciente. Isso requer, contudo, comprometimento de ambos os lados.

Fiona veio me consultar sobre sua febre do feno. Como era a primeira visita, elaborei um balanço completo de seus problemas e de sua vida em geral. Quando utilizo esse processo com pacientes novos, a grande vantagem de seguir tanto os princípios médicos convencionais quanto os naturopáticos é altamente evidente: não há pedra que não seja revirada. E há padrões que só emergem quando as informações sobre os sintomas físicos do paciente são colocadas lado a lado com os fatores de natureza emocional, de bem-estar e estilo de vida que vêm à tona durante a consulta. Eu organizo a entrevista de forma a entender o paciente no contexto da sua vida, do seu passado e das pessoas que o rodeiam.

Fiona reside em Londres, mas sua família mudou-se para o Canadá. Eu soube que sua irmã recebeu recentemente um diagnóstico de pólipos intestinais. Esse problema, que pode ter incidência familiar, aumenta o risco de se desenvolver câncer. Obviamente, como médica, eu primeiramente tenho de examinar sua "enfermidade atual", no caso a febre do feno, mas ao mesmo tempo eu pesquisava com interesse temas como um histórico de doenças familiares, outros distúrbios físicos, seu estado emocional e algumas questões de natureza social. Durante esse processo, investigações médicas convencionais como exames de sangue e testes especializados freqüentemente se tornam necessárias, de maneira que eu a encaminhei para uma colonoscopia – um esquadrinhamento interno do cólon inteiro.

O exame revelou que ela também tinha pólipos intestinais, embora não apresentasse qualquer sintoma apontando para essa possibilidade. Os pólipos foram removidos e submetidos à biópsia, que felizmente não constatou malignidade. Agora as chances de Fiona desenvolver um tumor que ponha sua vida em risco são bastante reduzidas, desde que ela se submeta a colonoscopias nos intervalos recomendados pelo seu especialista para remover e examinar qualquer pólipo que venha a surgir.

O caso de Fiona é um bom exemplo da importância de se elaborar um histórico completo mesmo quando alguém comparece ao consultório com uma queixa específica. Os pólipos eram a óbvia prioridade, mas eu também cuidei de sua febre do feno com muito sucesso.

Ao longo deste livro eu o incentivarei a adotar uma abordagem holística em relação à sua própria saúde. Isto significa, como vimos, considerar todas as possíveis associações dos seus sintomas e preocupações, não importa quão tênues elas possam parecer.

PARTE **2**

Saúde
bioquímica

CAPÍTULO **3**

O que você está fazendo ao seu corpo?

Você se alimenta com uma dieta saudável, mas parece incapaz de se livrar dos quilos em excesso? A sua febre do feno fica pior a cada verão, mas você não consegue imaginar o porquê? Você é atormentado por uma misteriosa perda de energia durante a tarde, quando quase não consegue manter os olhos abertos? Desde que eu iniciei a minha profissão de médica em 1983, tenho visto mais e mais pessoas sofrendo com o aumento de peso, alergias e fadiga. Todos esses problemas têm claramente uma base bioquímica.

Lembre-se de que a saúde bioquímica tem a ver com todos os processos químicos e biológicos do seu organismo, bem como com os fatores que os influenciam, particularmente dieta, digestão e stress. Assim, quando os pacientes chegam apresentando sintomas como os citados acima, devemos perguntar-lhes o que andam comendo e como vivem – fartando-se, talvez, de carboidratos refinados e gorduras saturadas ou, por outro lado, correndo para atender a prazos de conclusão de tarefas, nunca tendo uma mesa livre de trabalho ou aquela abençoada sensação de "nada para fazer". Parece haver sempre alguma coisa urgente à espera e, para dar conta de tudo, acabamos por confiar no aumento rápido de energia proporcionado pelos doces e chocolates, pensando muito pouco nos efeitos a longo prazo.

Os capítulos seguintes o ajudarão a avaliar sua própria saúde bioquímica. Mas, para extrair o máximo deles, você primeiro precisa despender um pouquinho de tempo para elaborar um "diário alimentar".

Esse diário deve ser apenas um registro simples do que e quando você come durante uma semana. Anote não só as principais refeições, mas também todas as bebidas e salgadinhos, bem como informações adicionais como o óleo usado para cozinhar, o açúcar usado no chá, o leite posto sobre o cereal, e assim por diante. Observe se o alimento é orgânico e as várias etapas do seu processamento (enlatado ou empacotado; e, no caso de um alimento aparentemente fresco como saladas, se foi pré-lavado e embalado).

Finalmente, da mesma forma que as suas "entradas" (o que você comeu e bebeu), é necessário manter um registro das suas "saídas" – a freqüência e qualidade da sua urina e evacuação. Se você está fazendo uma careta diante dessa perspectiva, deixe-me assegurá-lo de que não está só. Muitos dos meus pacientes parecem horrorizados quando eu lhes peço para começarem a prestar atenção ao que produziram no banheiro. Mas a "saída" do sistema é um indicador importante do seu bom (ou mau) funcionamento e nós examinaremos as implicações disso no Capítulo 11.

Anatomia de um diário alimentar

Como médica, considero os diários alimentares extremamente reveladores. Eles mostram não só o que alguém tem ingerido, mas como tende a se alimentar – e um pouco mais sobre o tipo de pessoa que é: se belisca durante todo o dia ou bebe demais, se escolhe adequadamente os alimentos ou come indiscriminadamente, se tem hábitos que o levam a se alimentar todos os dias nos mesmos horários ou come erraticamente, não raro saltando as refeições, se acredita que se alimenta saudavelmente, se considera tediosa a sua dieta, se costuma alimentar-se de maneira quase idêntica todos os dias ou se realmente se aventura, sempre querendo tentar algo novo.

Eu aprendo muito, também, a partir da maneira pela qual essa informação é registrada. Alguns pacientes ficam tão envolvidos com o projeto que me municiam com resmas de páginas escritas de forma clara e organizada. Outros rabiscam seus diários apressadamente. Mas quase todos ficam tão entusiasmados com o projeto que, quando lhes peço que registrem cinco dias, entregam-me as anotações de pelo menos sete!

Antes de iniciarmos a análise do seu diário alimentar, vamos examinar os registros que eu mesma fiz de uma semana.

Primeiro dia

Café da manhã: mingau de aveia orgânica sem açúcar com leite de soja e uma maçã
Meio da manhã: sementes de abóbora e amoras frescas

Almoço: abacate, torradas com óleo de oliva, salada de folhas com pepino, tomate, rabanete e cebola vermelha

Meio da tarde: duas maçãs

Jantar: ensopado de carne magra com ervilhas, brócolis e batata

Segundo dia

Café da manhã: 2 ovos mexidos com torradas de pão integral, um copo de vitamina de banana e morango

Meio da manhã: uma maçã, biscoitos de aveia integral com homus

Almoço: salada de feijão, pão integral com azeite de oliva e tomates secos, folhas verdes e cebola

Meio da tarde: quatro ameixas e um iogurte

Jantar: ragu de legumes com feijão e grão-de-bico

Terceiro dia

Café da manhã: iogurte natural com aveia e milheto, frutas secas e uma pêra fresca

Meio da manhã: sementes de abóbora e uma banana

Almoço: sardinhas com salada de arroz integral orgânico, tomate e pepino

Meio da tarde: frutas vermelhas e uma maçã

Jantar: salmão selvagem, feijões, brócolis e uma batata grande assada

Quarto dia

Café da manhã: mingau de aveia orgânica com leite de soja e um copo de suco de cenoura

Meio da manhã: dois bolinhos de gengibre, iogurte de leite de cabra e frutas vermelhas

Almoço: arroz integral orgânico, um ovo bem cozido frio, ragu de legumes frio e uma maçã

Meio da tarde: sementes de abóbora, duas ameixas e sobra de mingau de aveia frio

Jantar: torta de carne orgânica de cordeiro, cenoura, ervilhas e bastante purê de batatas com azeite de oliva e cebolas refogadas

Quinto dia

Café da manhã: mingau de aveia orgânica com leite de soja; maçã fresca e suco de morango
Meio da manhã: homus, vegetais crus em palitos e sementes
Almoço: uma posta de salmão frio com raita à base de iogurte natural, arroz e salada
Meio da tarde: maçã fresca e suco de amoras pretas
Jantar: filé de atum com ervas, rutabaga (nabo sueco) amassada com queijo e pimenta, feijão-da-espanha.

Eu também bebo café de boa qualidade três vezes por semana, chá cerca de cinco vezes por semana, água mineral ou filtrada à vontade e uma taça de vinho tinto duas vezes por semana.

Se o meu diário lhe parece perfeito demais ou realmente assustador, não deixe que isso o desanime! Como já disse, cresci numa família pouco convencional e ainda na década de 1970 eu levava para a merenda na escola iogurte de leite de cabra feito em casa e *müsli* (para fascinação de meus colegas). Eu sempre comi uma boa variedade de frutas frescas, legumes, verduras e grãos. Mas, se os seus hábitos alimentares incluem opções menos saudáveis, tais como muitas frituras ou carboidratos refinados, esteja certo de que eu não espero que você faça nenhuma mudança drástica em sua dieta da noite para o dia. O que eu sempre busco, em vez disso, é a oportunidade de inspirar as pessoas a promover mudanças simples e saudáveis que o acompanharão por toda a vida. A partir de então, elas poderão construir pouco a pouco suas reservas nutricionais.

Bob é um caso que serve de exemplo. Motorista de táxi, ele costuma conduzir-me uma vez por semana por cerca de 480 quilômetros de Kent a Manchester para a gravação de um programa de TV. Nossa viagem era sempre pontuada com paradas em postos de serviços, onde Bob devorava sua costumeira torta acompanhada de batatas fritas, o café da manhã de todos os dias. Ele já estava com excesso de peso e caminhando para o tipo de problemas de saúde sobre os quais tanto lemos: diabete, doenças cardíacas e mesmo câncer representam um grande risco quando se carrega peso excessivo. Eu não poderia ficar ali sentada e ignorar o que Bob estava fazendo a si mesmo — mas também não poderia esperar que mudasse da noite para o dia os hábitos de uma vida inteira. Depois de muita conversa sobre o que eu faço e o que isso significa em termos práticos, ele pediu meu conselho e isso me permitiu persuadi-lo a efetuar pequenas mudanças. Eu lhe sugeri colocar um prato cheio de feijões verdes ou de salada em sua bandeja, ao lado da fatia de toucinho ou da torta de carne de porco, e ele achou fácil fazer isso. Cada prato de vegetais frescos que ele ingere é melhor do que nenhum e dará alguma proteção para a sua saúde. E, com sorte, isso o inspirará a promover outras mudanças saudáveis em sua dieta e estilo de vida.

O diário alimentar de Kate revelou que ela sempre comia a mesma coisa no café da manhã (um *croissant* de chocolate) e no almoço (um sanduíche de maionese de atum no pão branco). À tarde, seu lanche consistia em biscoitos de chocolate. O jantar também era previsível – galinha preparada várias vezes por semana com molhos diferentes, acompanhada por arroz ou macarrão sempre brancos, do tipo refinado. Uma vez por semana Kate preparava uma batata assada com manteiga e queijo e uma rica salada de repolho cru cortado com maionese. Fixar dessa forma as refeições tornou as compras e a preparação dos alimentos mais fáceis, algo que ela podia eliminar de sua lista de tarefas.

Depois de analisar seu diário alimentar e conversar comigo sobre as mudanças que deveria fazer, Kate começou a variar o desjejum de maneira que às vezes era composto de iogurte e frutas, outras vezes de mingau ou torrada integral com uma banana. Para o almoço, passou a preparar suas próprias sopas, ou então uma salada de abacate com pão integral, ou ainda sardinhas com torrada integral. Para o jantar, começou a cozinhar peixes com mais freqüência e ficou surpresa com a rapidez e a facilidade do preparo. Ela encomendou uma "caixa-surpresa" de peixes sortidos de um fornecedor orgânico e desfrutou plenamente do desafio criativo de descobrir formas de preparar e servir o salmão, a truta, o linguado e a cavalinha que haviam chegado.

Então agora você concluiu o seu diário alimentar de uma semana – parabéns! Talvez esteja surpreso com o que anotou. Talvez tenha detectado a ocorrência de certos padrões ou descoberto, por exemplo, que come muito mais salgadinhos do que imaginava! Nos próximos capítulos, voltaremos com freqüência ao diário alimentar. Eu não posso enfatizar o suficiente o quanto é importante ficar atento ao que você está pondo em seu corpo. O que comemos pode ter efeitos mais relevantes do que somos capazes de imaginar.

CAPÍTULO **4**

Fundamentos da alimentação saudável

Eu me lembro de, na faculdade de medicina, dedicar apenas um dia ao estudo de nutrição. Na época eu já sabia que isso era terrivelmente insuficiente. A alimentação desempenha um enorme papel na prevenção de doenças e promoção da saúde. A dieta ocidental típica, por exemplo, está ligada a grande número das assim chamadas "doenças da civilização", como por exemplo diabete adulto ou tardio (tipo 2), síndrome do intestino irritável (SII), alguns tipos de câncer e cardiopatias. Essas doenças são relativamente incomuns nas regiões menos desenvolvidas do mundo, mas inúmeros estudos têm mostrado que, à medida que a população adota uma dieta mais ocidental (em resultado de migração ou de desenvolvimento econômico), a incidência desses problemas aumenta – um lembrete prudente de que a dieta que muitos de nós consideramos boa (freqüentemente adotada a vida inteira) pode estar pavimentando o caminho para problemas de saúde que temos o poder de evitar.

Comer "bem" significa coisas diferentes para diferentes pessoas. Para o *gourmet*, pode significar um sofisticado *foie gras* e um vinho de excelente qualidade. Para a mãe apressada, pode significar comida feita em casa, em vez de enlatada. Para quem trabalha em escritório, pode significar um sanduíche de filé de frango guarnecido com salada de maionese, comprado na lanchonete da esquina em embalagem especial para viagem. Comer "bem" nem sempre é o mesmo que comer de modo saudável. Volte ao diário de alimentação que, no final do capítulo passado, eu lhe pedi para fazer, dê uma boa espiada no que você come normalmente e pense se realmente come bem.

OBSERVE O QUE VOCÊ COME

Você afirmaria que, antes de iniciar o seu diário de alimentação, estava inteiramente a par e consciente das suas deficiências alimentares, atento para tudo o que está presente na comida que ingere? Faça a si mesmo as seguintes perguntas:

- Você sabe o que constitui uma porção de cada item dos grupos alimentícios principais (frutas, vegetais, carnes, laticínio, feijões, grãos/cereais)?
- Ao longo da última semana, quantas porções de carne branca você comeu? Quantas porções de carne vermelha?
- Ao longo da última semana, quantas porções de peixe você comeu? Quantas dessas porções eram de peixe oleoso (como arenque, cavalinha, sardinha e salmão)?
- Ao longo da última semana, quantas porções de feijão e leguminosas você comeu?
- Quantas porções dos seguintes itens você comeu na semana passada (dê o total para cada um)? Fatias de pão branco, cereais processados para o café da manhã, purê de batata instantâneo, doces, salgadinhos, chocolate, tortas/bolos, biscoitos/bolachas, refrigerantes?
- Quantas doses de bebida alcoólica você ingeriu na última semana?
- Quantas porções de cereais e grãos integrais – em pão integral, macarrão integral, arroz integral, semolina integral, trigo integral moído ou produtos à base de cereais integrais – você comeu na semana passada?
- Ao longo da última semana, quantas porções de frutas e vegetais você comeu? Quantos desses vegetais eram verduras (pense em brócolis, não em alface redonda!)?
- Ao longo da última semana, quantas porções de lipídios (incluindo laticínios) você ingeriu? Quanto dessas porções consistia em azeite/óleo de linhaça, laticínios como manteiga e queijo ou gorduras animais como as hidrogenadas?
- Em média, quanta água você bebeu por dia durante a semana?

Agora veja as questões discutidas nas próximas páginas. Algumas delas estão ligadas ao seu "QI alimentar" geral; outras, à sua dieta. O saldo que deverá ficar deste capítulo é o exame de cada uma dessas questões, com o objetivo de preencher eventuais lacunas no seu conhecimento básico do que seja uma alimentação saudável.

Quantos pontos você fez no questionário da página anterior? Você pode até descobrir, investigando os seus hábitos alimentares, que não tem ingerido nem mesmo um item de um grupo inteiro – ou que alguns alimentos nem sequer entram no seu "vocabulário" nutricional e você simplesmente passa por eles no supermercado sem se deter. A análise do seu diário de alimentação lhe fornece informações valiosas sobre si mesmo e agora estamos prontos para preencher quaisquer lacunas no seu conhecimento, examinando a alimentação saudável de modo mais detalhado.

O que é realmente saudável?

Nos dias de hoje, dieta e nutrição chamam a atenção da mídia de tal forma que a maioria dos meus pacientes acha que sabe um bocado acerca desses temas e está convencida de manter uma alimentação saudável. Entretanto, um exame mais detido quase sempre revela que seus hábitos alimentares e suposições sobre o que é normal em termos de peso e forma física necessitam de revisão.

Justine me procurou com o que ela considerava um problema de excesso de peso. Na verdade, quando lhe mostrei como calcular o seu índice de massa corporal (peso em relação à altura – veja a p. 212), ela percebeu que de modo algum estava acima do peso – ao contrário, estava bem na faixa "normal", o que a deixou muito contente. Mas havia inúmeras deficiências em sua dieta. Justine cuidou desse problema e, ao mesmo tempo, aprendeu a separar as atividades – por exemplo, não comer vendo televisão –, desse modo podendo prestar atenção às suas refeições e apreciá-las.

Marcus estava convencido de que sua alimentação era saudável porque ingeria cereais todos os dias no café da manhã. Como tantas pessoas, ele engolira a idéia que os fabricantes lhe empurraram de que seus produtos faziam parte de dietas saudáveis. Sim, é verdade que os grãos são muito importantes para a boa saúde... mas não quando lambuzados de açúcar e sal!

Sophie me disse: "Eu quase nunca bebo." Mas, quando lhe pedi mais detalhes, revelou que consumia uma garrafa inteira de vinho duas vezes por semana, quando saía com as amigas. Ela não bebia nos outros dias – mas, sem se dar conta, havia caído na perigosa armadilha do *binge drinking*", uma espécie de "farra etílica", na qual as pessoas consomem numa noite tanta bebida, que chegam a um estado próximo ao do coma alcoólico.

Não importa o quanto você pense saber sobre alimentação saudável. Eu insisto que você deve continuar lendo... nem que seja para confirmar que é tão conhecedor quanto imaginava ser!

De volta aos fundamentos: grupos de alimentos

Sempre que você estiver avaliando a sua dieta ou considerando a possibilidade de mudá-la, é importante garantir que os grupos essenciais de alimentos estejam todos representados. Vamos examiná-los. Você pode ter a impressão de que já aprendeu tudo isso há um milhão de anos na escola, mas pesquisas recentes revelaram novas substâncias no que comemos, bem como lançaram luz sobre novas características de velhas crenças.

Proteínas. As proteínas fornecem um leque de aminoácidos essenciais, que são usados pelo corpo para garantir crescimento, metabolismo e funções hormonais saudáveis.

As fontes primárias de proteína – carne, peixe, ovos e laticínios – proporcionam toda a gama de aminoácidos essenciais para o crescimento e regeneração.

Quanto às fontes secundárias – leguminosas (grão-de-bico, lentilha e todos os tipos de feijão), grãos (arroz, trigo, semolina) e frutos oleaginosos (nozes, avelãs, amêndoas, amendoim) –, cada grupo fornece apenas alguns dos aminoácidos essenciais e quase sempre deve ser ingerido em combinação (geralmente um grão com uma leguminosa ou fruto oleaginoso) para que se obtenham todos os aminoácidos essenciais obtidos de uma porção de peixe ou carne (a exceção, vale a pena ressaltar para os vegetarianos, é a quinoa, uma semente – ingerida como grão – que fornece todos os aminoácidos). Mas geralmente esse não é um grande problema. Os exemplos óbvios são homus (feito de grão-de-bico) em pão integral ou feijão com arroz integral.

Na verdade, você só precisa mesmo ingerir as fontes primárias de proteína regularmente se tiver grande necessidade de um suprimento rico de aminoácidos – por exemplo, se estiver em recuperação de alguma doença, ou durante a gravidez ou amamentação. A adição regular das fontes secundárias à sua dieta o fará desenvolver o hábito de evitar a gordura saturada da carne e do queijo, bem como de aumentar a ingestão de fibras. Também é uma boa forma de aprender sobre as diferentes maneiras de cozinhar e desfrutar o alimento. Se você estiver pensando em se tornar vegetariano, essa será uma boa introdução – e o ajudará a escapar da armadilha mais comum, que é continuar comendo os mesmos alimentos de antes, só que sem a carne! Refeições assim não fornecem uma dieta balanceada para os adultos e certamente não são suficientes para crianças e adolescentes, que requerem um suprimento equilibrado de todos os nutrientes para o seu crescimento e desenvolvimento. (Eu vejo muitos pacientes tentando aplicar o seu regime alimentar para os filhos e isso está causando bastante ansiedade entre os profissionais da saúde, que batizaram essa dieta de "desnutrição *müsli*". Uma dieta rica em fibras pode satisfazer uma mãe de 33 anos, mas se ela alimenta seu bebê ou criança pequena da mesma forma, isso pode resultar em desagradáveis diarréias infantis. Assim sendo, que eles comam sementes e grãos, mas outros alimentos também!)

No Ocidente, nós tendemos a ingerir mais proteínas do que o necessário e a longo prazo isso pode levar a problemas como pedras nos rins e gota. Então, a mensagem principal é incluir na sua dieta o que eu chamo de alimentos de proteína vegetal – leguminosas (feijões, lentilhas e alguns produtos de soja), semolina e quinoa – e experimentá-los, passar a realmente apreciá-los e integrá-los ao seu estilo de vida. Afinal de contas, além de todas as excelentes receitas vegetarianas e veganas que foram desenvolvidas no Ocidente, os latino-americanos e os asiáticos os têm utilizado há séculos. Pesquisar a sua culinária pode ser uma grande viagem de descoberta.

Gorduras e óleos. Como acabei de mencionar, limitar o seu consumo de carne o ajudará a diminuir a ingestão de gordura saturada. Mas a maioria dos meus pacientes já captou a mensagem de que "gordura é ruim". Para muitos deles, a carne tende a ser um quitute raro e o azeite de oliva tomou o lugar da manteiga. Isso é ótimo, mas o dito "gordura é ruim" parece ter deixado para trás outras máximas de saúde igualmente vitais, tais como "coma mais fibra", "não pule refeições" e "dietas monótonas são maçantes demais". Açúcar e sal também são dois demônios. Essa visão distorcida sobre a alimentação saudável implica que muitos dos meus pacientes pensam que pular o almoço todos os dias e ingerir massa de baixa caloria à noite faz bem para eles.

Mas há um outro problema, ainda mais sério, com a campanha "gordura é ruim". Ela pode fazer – e faz – muita gente parar de comer qualquer tipo de gordura. E, entretanto, existem gorduras e gorduras e devemos ingerir a quantidade adequada das gorduras "boas" – os ácidos graxos essenciais (AGE) contidos em peixes, frutos oleaginosos, sementes e seus óleos. As diretrizes deste capítulo para a alimentação saudável mostram como você pode obter todos os AGE de que necessita sem se esforçar, mas se você não está seguro sobre o que ingere, use apenas óleos prensados a frio (como o de linhaça, o azeite de oliva e o de cânhamo – que contêm boa variedade de AGE e têm um sabor delicioso de nozes, sendo excelente para saladas). Guarde sempre o óleo em lugar fresco e escuro.

Frutas e vegetais. As frutas e os vegetais fornecem fibras, água, micronutrientes, vitaminas e minerais, além de antioxidantes (veja p. 73) valiosos no combate ao câncer, bem como outros "nutracêuticos". Busque a variedade e não imagine que tudo tem de ser absolutamente fresco, produzido no local e caro. Num evento do exército a que compareci muitos anos atrás, o oficial no comando mandou de volta para a cozinha justamente o prato principal – porque viera acompanhado de raízes vegetais. "Isto não é 'comida de oficiais'!", ele bradou. Por que não? As raízes vegetais podem ser baratas, mas são um ingrediente extremamente valioso da dieta saudável. Também vale a pena explorar os vegetais orgânicos congelados, se você tiver pouco tempo para ir ao supermercado e precisar de acesso fácil a uma boa variedade de legumes e verduras. Eles se congelam em poucas horas e mantêm uma bela cor brilhante – um sinal seguro de frescor. E assim eles não "perdem a validade" na gaveta de baixo do refrigerador e estão sempre rapidamente disponíveis, por mais ocupado que você esteja.

UM ARCO-ÍRIS NO SEU PRATO: NUTRACÊUTICOS

Os nutracêuticos – substâncias químicas à base de plantas, notadamente frutas e vegetais coloridos – estão surgindo como um auxílio de valor incalculável para a saúde integral. Os elementos químicos vegetais que mais estão entusiasmando os cientistas são:

- **Flavonóides**. Agem contra o câncer e são encontrados, como todos sabem, no chá verde. (Eu recomendo aos pacientes que tomem esse chá, mas se, como eu, você tiver náusea ao ingeri-lo, prepare-o bem fraco.)
- **Luteína**. Encontrada em frutas e vegetais coloridos, é especialmente boa para os olhos, combatendo a degeneração macular relacionada à idade (problema que afeta a retina, conduzindo à perda de visão no centro do seu campo visual).
- **Licopeno**. Substância que ajuda a combater doenças da próstata, é encontrada em tomates cozidos com azeite. Uma colher de chá de *ketchup* contém cerca de 1 mg de licopeno, enquanto dois tomates cozidos fornecem cerca de 10 mg – uma boa quantidade diária.

Os nutracêuticos funcionam como antioxidantes, eliminando os radicais livres — subprodutos da queima (quer seja de comida assada na brasa, de óleo queimado ou mesmo pelo consumo da energia no interior das células) que podem provocar muitas doenças degenerativas. Acredita-se que os nutracêuticos influenciem a cadeia de reações que conduzem a mudanças cancerosas ou degenerativas. Mas, como acontece com qualquer campo novo na ciência, onde há benefícios percebidos também pode haver riscos que ainda não entendemos. Por essa razão, ainda não se definiram as doses ideais dos suplementos desses elementos químicos vegetais. Assim sendo, preferindo uma posição cautelosa, acho mais sensato incentivar uma boa e saudável dieta, rica em frutas e vegetais coloridos, em vez de prescrever suplementos para os meus pacientes, a menos que haja motivos baseados em evidências. A pesquisa nessa área é bastante excitante e provavelmente conduzirá a benefícios para a saúde, além de aprimorar os conselhos que os médicos podem oferecer.

Carboidratos. As dietas de alta proteína e baixo carboidrato são o mantra do momento. Esqueça-as. Eu acredito firmemente em carboidratos, os quais, na minha opinião, estão sendo injustamente demonizados como sabotadores da perda de peso. Sim, você deve evitar carboidratos processados como as massas brancas – macarrão, pães, bolos e assim por diante –, uma vez que elas ocultam açúcares e as gorduras saturadas "ruins". Mas você deve, sim, ingerir um bocado de carboidratos complexos – e quanto maior a variedade, melhor. O emprego dos estilos da culinária mediterrânea e do Oriente Médio constitui uma excelente maneira de nos habituarmos a comer mais leguminosas e massas alternativas, como trigo integral moído ou semolina. Quando comer arroz, massa e pão, tente usar os integrais o máximo que puder – quanto menos processados, melhor. Coma batatas cozidas ou assadas periodicamente e faça experiências com abóbora-moranguinha e seus aparentados, que ficam ótimos em purês ou sopas. Os feijões são carboidratos valiosos e também uma excelente fonte de fitoestrógenos isoflavonóides, que podem trazer inúmeros benefícios para a saúde (veja a seguir).

COMA FEIJÃO: FITOESTRÓGENOS

A esta altura, a maioria das pessoas já ouviu dizer que no Japão as mulheres apresentam uma incidência muito baixa de câncer de mama e de sintomas da menopausa tais como fogachos, enquanto nós, no Ocidente, apresentamos percentuais muito mais altos. Não é coincidência o fato de as japonesas ingerirem fitoestrógenos isoflavonóides, os derivados do tipo estrógeno que são mais abundantes na soja. Também se encontram altos níveis no grão-de-bico, feijão branco e lentilhas. Essas substâncias podem contribuir igualmente para a saúde do coração, da próstata e da mama. Nós, no Ocidente, lamentavelmente ingerimos quantidades muito pequenas de leguminosas e produtos de soja, por isso é aconselhável você aumentar a sua ingestão de leguminosas — feijões, lentilhas, homus e soja.

Mas, por favor, não vá passar dos limites: eu não estimulo altas doses de suplementos ou liberdade total com os produtos de soja. Os fitoestrógenos constituem uma descoberta relativamente recente e ainda há muito o que aprender a respeito deles. Como eu repito ao longo do livro inteiro: "Todas as coisas com moderação, nada em excesso."

Fibra. Uma dieta saudável deve ser rica em fibras. Mas, assim como as gorduras, a fibra agora tem uma imagem distorcida na imaginação popular. Suas raízes remontam aos anos 1970 e 1980, quando éramos aconselhados a comer farelo de trigo, principalmente em cereais, como uma alternativa prática para acrescentar massa à dieta de um modo mais natural. Infelizmente, o farelo de trigo contém ácido fítico, que pode provocar alguns efeitos adversos moderados por algumas razões. A primeira delas é que inibe a absorção de ferro – e muitas pessoas (principalmente mulheres menstruadas) já estão obtendo pouquíssimo ferro. O farelo de trigo também pode provocar reações como distensão abdominal e gases (veja p. 152) numa parcela pequena, mas significativa, das pessoas. Então, devorar montanhas de farelo de trigo para manter os intestinos saudáveis não é realmente a solução. Precisamos examinar as fibras um pouco mais de perto.

Existem duas "famílias" de fibras: insolúveis e solúveis. O farelo é uma fibra insolúvel – o tipo que exerce um efeito como o de uma esponja nas vísceras, absorvendo água e inchando para acrescentar volume. Salsão e cenoura também são ricos nesse tipo de fibra. A fibra solúvel (por exemplo na aveia) é bem diferente: ela se dissolve nas vísceras e forma uma espécie de gel. É valiosa porque retarda a liberação de glicose na corrente sangüínea e também demonstrou reduzir os níveis de colesterol do sangue. Com sorte, se simplesmente seguir as orientações sobre os carboidratos apresentadas acima, você não terá dificuldade para satisfazer as suas exigências de fibras solúveis e insolúveis. Grãos integrais como aveia, centeio e cevada, frutas, verduras, hortaliças e leguminosas (feijão roxo, por exemplo) têm um bocado de fibra solúvel e quantidades substanciais de produtos de trigo integral e vegetais fibrosos fornecerão o volume necessário.

■ O que é uma porção?

A maioria dos meus pacientes admite que se confunde com o tamanho de uma porção. Se é o seu caso, eis aqui um bom guia:

- **Grãos e cereais**: uma xícara de arroz, de aveia ou milheto cozidos (ou meia xícara, se estiverem crus), ou uma fatia grossa de pão integral. Procure ingerir duas porções diárias.
- **Feijões e leguminosas**: uma xícara (cozidos). Procure ingerir uma porção pelo menos três vezes por semana.
- **Frutas**: uma maçã, uma laranja, um kiwi, uma manga, um papaia ou uma banana; ou duas ameixas pequenas ou uma xícara de frutas vermelhas. O importante aqui é cuidar para que você varie as frutas – não coma sempre as mesmas. Você deve ingerir pelo menos cinco porções de frutas, legumes e verduras por dia.
- **Verduras e legumes**: você deve comer diariamente quatro ou cinco xícaras de verduras e legumes variados, tais como ervilha, feijão-da-espanha, couve-flor, cenoura, tomate, brócolis, espinafre ou couve-galega. De novo chamo a sua atenção para a necessidade de variar bastante ao longo da semana. Conte uma salada ou um refogado de legumes (com o mínimo de óleo e algumas colheres de sopa de água ou de caldo de vegetais) como uma porção.
- **Carne e peixe**: carne vermelha (carne magra de boi, porco ou cordeiro) – um bife a cada uma ou duas semanas; carne branca ou silvestre (faisão, peru, cervo, galinha-d'angola e outros) – de 120 a 180 gramas uma vez por semana; peixe: uma truta, uma cavalinha, um filé de salmão selvagem ou uma lata de sardinhas pelo menos três vezes por semana.
- **Laticínios**: meio copo de leite semidesnatado ou 60 gramas de queijo diariamente.

- **Ovos:** constituem outra valiosa fonte de proteína e minerais e algumas variedades são ricas em ácidos graxos ômega-3 – coma um, uma ou duas vezes por semana. (O ômega-3 contido nesse tipo de ovo é determinado pela alimentação dada à galinha. Essa informação costuma constar no rótulo da caixa de ovos.)
- **Gorduras e óleos:** 1 colher de sopa de azeite de oliva ou de óleo de linhaça ou até 15 gramas de manteiga diariamente. Eu prefiro os óleos, mas a manteiga orgânica sem sal pode perfeitamente integrar uma boa dieta.

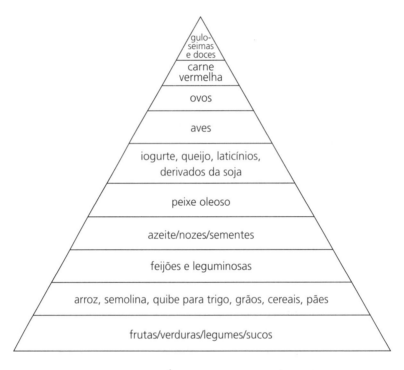

A PIRÂMIDE ALIMENTAR

As informações acima sobre porções traçam um panorama prático; agora examinemos o assunto mais de perto. Você talvez esteja familiarizado com a pirâmide alimentar oficial, que apresenta as proporções corretas de cada grupo de alimentos. Dê uma olhada na pirâmide (acima) e compare-a com as suas respostas ao questionário da p. 40. Elas combinam? No Ocidente, as pessoas em geral apresentam deficiência nas áreas de frutas, verduras, legumes, grãos e leguminosas, principalmente porque, nessa última categoria, a maioria dos alimentos ricos em amido que comemos é altamente processada e carece de fibras e micronutrientes (veja pp. 69-70).

■ Quantas porções de carne?

O seu limite semanal máximo para ingestão de carne deve ser uma porção de carne vermelha e não mais do que duas de frango. Na verdade, eu raramente recomendo, quando recomendo, aos pacientes o consumo de frango. Apesar de sua reputação de carne saudável e de baixa caloria (sua popularidade no Reino Unido cresceu muito depois de ser recomendada pelo Royal College of Physicians e pela British Cardiac Society em 1976 e é hoje a nossa principal fonte de carne), a maioria é altamente processada, proveniente de galinhas intensivamente criadas e engordadas para torná-las suculentas e macias. A galinha caipira é uma ave de carne bem mais dura e musculosa (como eu descobri quando meus filhos decidiram cozinhar um dos nossos galos, que havia morrido de velhice: suas pernas eram enormes, musculosas). Quando recomendo carne de baixa caloria, refiro-me a aves criadas organicamente ou selvagens como a galinha-d'angola, bem como ao cervo e ao javali. Algumas espécies raras de porco (principalmente as criadas no mato), de fornecedores especializados, também apresentam baixa caloria.

Embora a carne seja uma excelente fonte de ferro e aminoácidos, você deve sempre lembrar que a gordura saturada que ela contém é um dos grandes fatores que contribuem para as doenças cardíacas.

QUANTAS CALORIAS TEM?

Há dez vezes mais gordura poliinsaturada saudável na carne de animais selvagens do que na carne de animais criados, em razão da dieta e das condições de crescimento do animal.

Eu acho, porém, que as crianças precisam mesmo de carne vermelha ao menos uma ou duas vezes por semana e as opções vegetarianas devem ser escolhidas com grande cuidado para assegurar o suprimento adequado de micronutrientes. Eu enfaticamente insisto que todos os que planejam adotar uma dieta vegetariana – especialmente para os filhos – devem procurar ajuda especializada.

■ Quantas porções de peixe?

O ideal é você comer umas três porções de peixe por semana – e o máximo possível de peixes oleosos. Pode ser uma pequena lata de sardinhas ou de arenque, um filé de salmão selvagem ou criado em viveiro orgânico ou de truta, ou uma cavalinha. Os peixes oleosos constituem uma boa fonte de proteína, têm pouca gordura saturada e são ricos em ácidos graxos essenciais (AGE) ômega-3 – que são tipos de gordura que o seu corpo não produz para si mesmo e dos quais precisa para a saúde da pele e dos tecidos, para curar ferimentos, regular reações alérgicas e para a saúde do sistema nervoso e cardiovascular. Se estiver ingerindo menos de três porções de peixes oleosos por semana, você pode estar com carência de ômega-3.

Observe, entretanto, que é aconselhável que as gestantes evitem comer mais do que uma porção de atum, cação, marlim ou peixe-espada por semana. Esses peixes podem conter mercúrio e há alguma preocupação de que esse elemento se acumule no organismo e seja potencialmente prejudicial para o bebê. Contudo, no momento essa orientação se aplica apenas às gestantes, uma vez que se supõe não haver riscos significativos para outros adultos.

■ Quantas porções de feijão e leguminosas?

Você já deve ter reparado que sou uma grande fã de feijão. O que não é de surpreender, se considerarmos tudo o que ele tem de bom: proteína, baixos níveis de gordura saturada, altos níveis de fibra benéfica e isoflavonas (veja a p. 46). O ideal é você obter um percentual da sua proteína com o feijão e as leguminosas. Se ingere menos de três porções por semana, você não está obtendo o suficiente.

Muito embora eu tenha mencionado o quanto são versáteis, você já deve estar resmungando diante da perspectiva de acrescentar lentilha, grão-de-bico e feijões secos à sua lista de compras semanais. E eu já sei que muitos dos meus pacientes estocam esses alimentos com boas intenções – mas nunca abrem os pacotes, que permanecem no fundo do armário da cozinha, fora de vista e esquecidos. Eu concordo que é difícil adicionar novos alimentos à sua dieta. Mas o homus feito em casa (com grão-de-bico – enlatado, para ir mais depressa – batido no liquidificador com azeite e bastante alho até adquirir a consistência certa) é um prato fácil de fazer, para começar, como muitos de nós já descobrimos. E vale a pena prepará-lo, porque em geral o homus que compramos pronto é salgado demais. Experimente ampliar a variedade de leguminosas que você ingere. Coloque grão-de-bico, lentilha ou feijão branco cozido (ou enlatado) e escorrido em saladas, sopas e guisados. Sugestão de uma ceia fácil e deliciosa: cozinhe em fogo brando cebolas, pimentões e tomates numa panela grande e rasa até amolecerem, então adicione uma lata ou xícara de feijões brancos escorridos e sirva com semolina e talvez uma posta de peixe.

Quantos alimentos adoçados e ricos em amido?

Em meio a todos os exageros e debates acerca das dietas de baixa caloria, um problema no mínimo igualmente sério tem sido negligenciado: a excessiva e maciça abundância de carboidratos simples, tais como açúcar refinado, pães e massas na dieta ocidental. Como eu disse, sou fã de carboidratos, que são uma parte essencial da nossa dieta; na verdade, o ideal seria eles constituírem 70% dela. A questão crucial é: que tipo de carboidrato?

Quando, no início da década de 1980, todos aderimos à "Dieta F", rica em fibras, de Audrey Eyton, a idéia era a de que começaríamos a introduzir mais carboidratos complexos nas nossas dietas – cereais de grãos integrais, pães e massas integrais e arroz integral. De algum modo, a mensagem se deturpou e agora inúmeros pacientes meus estão trabalhando com a falsa impressão de que seu almoço à base de sanduíche na baguete e espaguete branco no jantar preenchem suas necessidades nutricionais diárias. O problema é que pão e massa brancos apresentam um alto índice glicêmico, que mensura a velocidade com que um alimento é transformado em glicose na corrente sangüínea, podendo, dessa forma, causar uma explosão nos níveis de açúcar do sangue.

Comendo muitos desses alimentos, bem como cereais açucarados, doces, chocolates, bolos, biscoitos e refrigerantes, você excede em muito as necessidades de açúcar no sangue – e pode ficar exausto com as explosões e quedas de energia e o excesso de glicose no sangue tende a se converter em gordura e se acumular como tal, ou pode simplesmente fermentar nas suas vísceras (veja "Disbiose" abaixo). O consumo habitual desses carboidratos simples tem sido associado a uma variedade de doenças modernas, como diabete, obesidade e problemas gastrointestinais. É particularmente alarmante o fato de as crianças do Ocidente estarem desenvolvendo o tipo de diabete (do início da idade adulta ou tipo 2) que os médicos sempre associaram a pacientes mais velhos e acima do peso.

O seu diário alimentar deveria mostrar que você não come quase nada dessa categoria – o ideal seria mostrar que não come nada. Mas, adotando uma postura realista – e o espírito não puritano que sempre busco –, tenha como objetivo manter a sua ingestão abaixo de dois ou no máximo três desses alimentos por semana. .

■ Quanto de álcool?

Uma unidade de álcool equivale, de modo geral, a uma taça de vinho, um copo de cerveja ou uma dose de bebida destilada. Mas a questão não é tão simples assim.

Você faz idéia do quanto uma unidade de álcool é pequena? Eu digo isso porque, nos dias de hoje, a maioria de nós tem em casa taças de vinho enormes. E quando você vai a um bar ou restaurante, o vinho vendido em taças geralmente oferece duas opções de tamanho: 175 ml ou 250 ml. Na verdade, uma unidade alcoólica de vinho equivale a uma taça pequenininha, dessas usadas trinta anos atrás ou, ainda hoje, nas reuniões escolares de queijo e vinho! Na próxima vez que você tomar vinho em casa, meça a taça primeiro. A sua unidade é 125 ml de um vinho de 9% de "apv" (álcool por volume). E há ainda outra coisa que você deve verificar. A maioria dos vinhos que bebemos apresenta teor alcoólico muito maior – de 11 a 14% de "apv". Se você comprou um vinho desse tipo, a mesma taça (125 ml) equivale a uma unidade e meia – então, não beba mais do que duas taças. Se a sua taça for maior, mas ainda o que os bares chamam de "pequena" (com capacidade para 175 ml), você ingerirá o equivalente a duas unidades numa única taça. Se você é um bebedor de cerveja ou chope, uma unidade equivale a um copo de aproximadamente 250 ml. No caso das bebidas destiladas, adote a mesma medida servida em bares, pois é a correta.

A recomendação oficial é que as mulheres não tomem mais que 14 unidades por semana e os homens, não mais que 21 unidades. Uma preocupação crescente é com a moda do "*binge drinking*", que significa o consumo esporádico e frenético de bebida alcoólica, que está crescendo entre as mulheres jovens. As mulheres podem beber até 14 unidades por semana, mas, se forem ingeridas 7 unidades em duas noites, os efeitos são muito mais nocivos do que 2 unidades por noite ao longo da semana. Mesmo que você beba muito raramente, é melhor não exceder a cota máxima diária.

Embora não venha a provocar um dano permanente à sua saúde – a menos que você tenha aderido à moda do *binge drinking* (o que significa ingerir numa noite seis unidades ou mais ou menos uma garrafa de vinho) –, a ingestão de todas as suas unidades de uma só vez é perigosa e aumenta os riscos de sofrer um acidente. Também há a probabilidade de você sofrer os efeitos a curto prazo do envenenamento alcoólico, que afetará a sua disposição por um ou dois dias.

Atividade cerebral – álcool em excesso faz mal para o cérebro e os encefalogramas do cérebro de jovens alcoólatras mostram danos extensos. De fato, o cérebro de um alcoólatra de trinta anos parece o de alguém com cinqüenta, porque o álcool acelera muito o envelhecimento.

TPM – as mulheres que bebem apresentam maior predisposição às mudanças de humor e ânsias pré-menstruais.

Câncer de mama – de acordo com diversos estudos, o risco de desenvolver câncer de mama aumenta com a bebida. Um estudo de Harvard revelou que o risco sobe cerca de 50% com dois drinques por dia.

Fígado – os danos causados pelo álcool ao fígado podem aumentar o risco de cirrose hepática, hepatite alcoólica e câncer de fígado potencialmente fatais.

Pâncreas – o álcool é nocivo para essa glândula situada perto do estômago, podendo causar uma dolorosa inflamação e aumentar o risco de câncer de pâncreas, que apresenta um índice muito pequeno de sobrevivência.

Osteoporose – os ossos de quem consome álcool em excesso podem parecer os de alguém quarenta anos mais velho.

Ansiedade – a probabilidade de se sofrer um ataque de síndrome do pânico ocorre de 6 a 12 horas depois da ingestão de álcool, de acordo com as pesquisas. Se o álcool lhe causa ansiedade, abstenha-se de beber.

Dores de cabeça – o vinho tinto, principalmente, é famoso por provocar dor de cabeça e enxaqueca, em razão do seu alto teor de tiramina química e também porque o álcool desidrata.

Coração – se você já sofre alguma cardiopatia, o álcool piorará os sintomas.

Azia – o álcool pode causar efeitos irritantes como sensação de queimação no peito e de erosão da parede do estômago (gastrite), além de aumentar a probabilidade de úlcera do estômago e do duodeno.

Rins – o álcool é diurético e seu consumo excessivo pode causar problemas renais.

Pressão arterial – há inúmeras pesquisas que comprovam que o álcool eleva a pressão sangüínea. E quanto mais você beber, mais a pressão se elevará.

Sexo – o álcool aumenta o risco de impotência temporária ou permanente.

Álcool na gravidez – eu digo às pacientes para cortarem completamente o álcool quando estão grávidas ou tentando engravidar. O álcool aumenta os riscos de aborto e, em casos extremos, causa Síndrome Alcoólica Fetal, que pode provocar no bebê: pouco peso no nascimento, retardo do crescimento, fenda palatina, problemas no coração, transtornos do sono, baixo QI e baixa estatura.

QUAL É O SEU VENENO? COMO O ÁLCOOL NOS AFETA

Os problemas resultantes do consumo de álcool custam ao governo do Reino Unido 3 bilhões de libras por ano e causam 33.000 óbitos – a maioria em razão de acidentes, doenças hepáticas associadas ao álcool, como hepatite e cirrose, e os vários tipos de câncer que o álcool provoca.

■ Quantas porções de cereais/alimentos com base em grãos?

Esse número tem de ser alto. O ideal é você comer de seis a sete porções de cereais/alimentos com base em grãos ao longo da semana, uma vez que esse grupo alimentar deve representar um grande percentual da sua dieta, para fornecer os carboidratos complexos e as fibras de que você precisa. Se estiver comendo menos que duas porções – e lembre-se: os alimentos açucarados (açúcar refinado) que você ingere, como pão branco e cereais adoçados, não contam –, não está consumindo o bastante. Em conseqüência, está correndo o risco de contrair doenças ligadas ao baixo consumo de fibras, como síndrome do intestino irritável, câncer de intestino e diverticulite (doença em que o intestino grosso desenvolve bolsas em sua extensão, que podem inflamar-se e doer e, na pior das hipóteses, romper-se).

■ Quantas porções de frutas, legumes e verduras?

As recomendações de consumo de frutas, legumes e verduras variam de país para país. Os EUA seguem a regra de oito por dia. Na Grã-Bretanha, só cinco por dia, porque o governo, reconhecendo o nosso baixo consumo de alimentos frescos, não conseguiu imaginar que nós teríamos tempo ou inclinação para mais do que isso. As frutas, legumes e verduras constituem uma fonte excelente de carboidratos complexos, fibras, vitaminas e minerais. Verduras como brócolis, em particular, são ricas em fibras e antioxidantes – substâncias que ajudam a protegê-lo contra o câncer e contra as doenças do envelhecimento e degenerativas.

OITO MANEIRAS DE AUMENTAR A SUA INGESTÃO DE FRUTAS, VERDURAS E LEGUMES

1. Sucos. Essa é uma das maneiras mais fáceis e rápidas de ingerir frutas, legumes e verduras na quantidade certa. Os sucos preparados em casa são melhores, mas, se

você comprar os embalados, evite aqueles que não têm "pedacinhos" e dê preferência aos de menor tempo de validade, porque esses foram submetidos a menos etapas de processamento. Não se prenda ao suco de laranja. Hoje em dia não há desculpas, porque as opções são inúmeras. Experimente morango, cenoura e assim por diante. Eu sempre incentivo os meus pacientes a tomar um copo de suco por dia.

2. Coma "*müsli* suíço". Não me refiro aqui à mistura de frutas e cereais secos (em que quase sempre adicionam quantidades alarmantes de açúcar) que você compra em caixinhas. Eu fui criada com o velho tipo de *müsli* do dr. Bircher-Benner, feito em casa pela minha mãe. São frutas frescas em pedacinhos, misturadas com (bio) iogurte vivo, sementes, nozes e grãos como aveia. (Umedeça os ingredientes secos para torná-los mais fáceis para os dentes.)

3. Faça pequenos lanches ao longo do dia com frutas frescas variadas. Não esqueça a importância da variedade – é muito fácil colocar uma banana na bolsa todos os dias antes de ir para o trabalho. Experimente maçã, pêra, morango, amora, cereja, framboesa, kiwi, tangerina, pêssego, conforme a estação.

4. Seja criativo com os vegetais crus. Adquira o hábito de enriquecer os sanduíches com cebola, pepino, agrião e tomates.

5. Faça pudim de frutas. Embora o cozimento deixe a fruta ligeiramente menos nutritiva, uma cobertura feita em casa de maçã e amora silvestre (com aveia e talvez nozes moídas por cima) ainda tem o seu valor. É uma das minhas prediletas e sempre me faz lembrar de casa (primeiro cozinhe a fruta com um pouco de água numa panela tampada – tente não colocar açúcar).

6. Prepare as suas sopas. Sopa de cenoura, de tomate e de espinafre são fáceis de fazer se você tiver um liquidificador – e é possível congelá-las em porções. Se achar que não terá condições de prepará-las, você pode começar com sopas prontas – procure as frescas, sem conservantes e com pouco sal.

7. Adicione frutas nos cozidos e picadinhos. Experimente abricó fresco em *tagines*, ou lichia em ensopadinhos. Frutas secas também contam na sua quota de frutas, mas confira no rótulo se são isentas de enxofre. O dióxido de enxofre é um conservante e as frutas vermelhas e o abricó secos que não têm enxofre são bastante escuros, enquanto os que têm são vivamente coloridos.

8. Apresente sua família às entradas à base de frutas e vegetais. Crianças e adultos gostam de *crudités*, de melão misturado com outras frutas, pequenas saladas e coisas do gênero. Corte em pedaços cenouras, pimentões e salsão para comer com *raita* (iogurte com hortelã fresca picada), *tzatziki* (iogurte com pepino e alho) ou homus (veja p. 50), todos feitos em casa.

■ Quanto de gordura e óleo?

A dieta típica ocidental inclui cerca de 40% de gorduras, o que é realmente muito alto, porém, como já mencionei, o problema real com as gorduras não é apenas a quantidade, mas o tipo. É tão importante estabelecer como e de onde vêm suas gorduras e óleos quanto saber o quanto deles você ingere no total. Gorduras de fonte animal (manteiga, banha de porco, queijo, carne gordurosa, e assim por diante), margarina ou óleos vegetais processados, ou qualquer tipo de óleo que já tenha sido usado para cozinhar, tende a ser prejudicial para você. Gordura proveniente de sementes, óleos de sementes prensadas a frio, óleo de oliva ou de peixe são bons para você, principalmente porque muitas dessas fontes suprem os AGE (ácidos graxos essenciais) que nós examinamos antes.

Se mais de um terço das porções de gordura/óleo que você ingeriu na semana passada vem de manteiga, margarina, óleos vegetais mistos e gordura animal, você quase certamente ingere demasiada gordura saturada, o que incrementa o seu risco de doenças cardíacas.

GORDURAS ESCONDIDAS

Cuidado com as gorduras ocultas nos alimentos processados. Trata-se geralmente das altamente indesejadas gorduras "trans" saturadas e hidrogenadas. Há uma enorme quantidade de evidências de que essas gorduras são prejudiciais para você, mas nenhuma lei que as mantenha fora dos seus alimentos. O que você pode fazer? Evite alimentos processados!

Se nenhuma das gorduras que você consome provém de sementes, óleos de sementes prensadas a frio ou óleos de peixe, você seguramente não está ingerindo AGE suficientes.

■ Quanto líquido?

Além de proteína, carboidratos, gorduras e fibras, existe um quinto componente principal das dietas – água. Utilize seu diário alimentar para avaliar sua ingestão de líquidos, cuja quantidade ideal deveria ser de cerca de dois litros por dia. Tome menos do que isso e você colocará sob stress quase todos os aspectos do seu ambiente interno – além de aumentar as suas chances de problemas como constipação e enxaquecas, sem mencionar a pele com aparência cansada e ressecada.

Mas, a despeito de muitas opiniões em contrário, a água não é o único líquido que conta. Tudo o que é não-diurético deixará você hidratado. Assim, tome água por vários meios, mas desfrute de chás herbários fracos e frutas e sucos vegetais (eu diluo os meus meio a meio com água). O risco de desidratação é maior do que o suposto risco de super-hidratação; mas, tendo deixado isso claro, devo dizer que não acho que fomos projetados para beber sem parar e me preocupo que alguns dos meus pacientes possam chegar próximo disso, por parecer sempre ter uma garrafa de água numa das mãos. Desidratação é um risco quando você esquece de beber ou confunde a sensação de sede com a de fome (um engano comum), de maneira que tome um copo de água se você tiver um impulso repentino de comer alguma coisa.

FUNDAMENTOS DA ALIMENTAÇÃO SAUDÁVEL

- Saiba que grupos de alimentos costuma ingerir
- Verifique suas quantidades
- Limite a ingestão de alimentos refinados ou processados
- Aumente a proporção de alimentos frescos e integrais
- Alimente-se com menos carne e mais peixe
- Tenha abundância de carboidratos complexos de boa qualidade
- Coma suficientes AGE (ácidos graxos essenciais) e reduza a ingestão de gorduras saturadas
- Beba 2 litros de água pura por dia

CAPÍTULO **5**

Um pouco mais sobre alimentação saudável

A esta altura, já analisamos todos os fundamentos de uma dieta saudável – proteínas, carboidratos, óleos, frutas frescas, legumes e verduras. E, em tese, você poderia obtê-los comendo quase os mesmos três alimentos todos os dias. De fato, muitos dos meus pacientes acreditam desfrutar de uma dieta saudável fazendo exatamente isso! Mas, embora estejam ingerindo várias porções de, digamos, "grãos" por dia, não usufruem nenhuma variedade. Um exemplo típico é o do macarrão. Muitas pessoas atendem às suas necessidades de grãos com ele, em vez de buscar alternativas tais como arroz integral, quinoa ou cuscuz.

Pelo menos no Ocidente, muitos ignoram categorias inteiras de alimentos – nozes e sementes (e os óleos delas) e feijões e ervilhas são bons exemplos. E relativamente poucas pessoas usam hoje alimentos como milheto, sementes de girassol ou óleo de linhaça... contudo eles são ricas fontes de nutrientes importantes.

Neste capítulo eu quero ajudar você a melhorar a sua alimentação de forma a aumentar as suas reservas vitais em vez de drená-las. Nós examinaremos o tema da qualidade dos alimentos e tentaremos chegar ao fundo dos mais discutidos aspectos da nutrição, tais como se e quando os suplementos são vantajosos.

Volte novamente ao seu diário alimentar e procure agora responder às questões da próxima página. Você encontrará as respostas para essas perguntas – além de mais detalhes – no decorrer do capítulo. Se achar que não está indo muito bem até aqui, não se preocupe. Eu lhe darei muitas sugestões e idéias para aperfeiçoar a sua dieta ao longo desta seção.

AVALIE A QUALIDADE DA SUA COMIDA

- Para cada categoria da pirâmide alimentar (veja a p. 48), quantos alimentos diferentes você utiliza? Consulte o seu diário alimentar para descobrir.
- Quais dos seguintes alimentos você come regularmente? Sementes tais como as de girassol, de abóbora, gergelim e linhaça; grãos como milheto, quinoa, semolina, trigo-mourisco e triguilho; leguminosas como lentilhas, grão-de-bico e feijão.
- Quantas das suas últimas 10 refeições foram preparadas com ingredientes frescos, em sua maioria?
- Quantas das suas últimas 10 porções de vegetais você comeu cruas ou cozidas no vapor?
- Você guarda seus óleos de cozinha em lugar fresco e escuro?
- Que proporção das suas compras desta semana era composta de alimentos orgânicos?
- Quantas refeições (incluindo café da manhã) você pulou na última semana? Há um padrão para as refeições que você perde?
- Quantas vezes na última semana você jantou menos de três horas antes de se deitar?
- Durante a última semana, quantos minutos, em média, você utilizou realmente para almoçar?
- Será que você tem exigências nutricionais extras? Você está grávida, amamentando, usando pílula, menstruando, ou é idoso, alcoólico, fumante, vegano ou vegetariano, ou sofre algum distúrbio do sistema intestinal? Está se recuperando de alguma enfermidade ou ferimento; ou está excluindo certos alimentos (tais como laticínios) da sua dieta, sem prestar atenção aos nutrientes, como cálcio, que podem estar fazendo falta agora?
- Você apresenta alguns dos seguintes sintomas?
  - Ulcerações bucais recorrentes
  - Lábios ressecados e rachados ou rachaduras nos cantos da boca
  - Feridas na língua
  - Pele avermelhada e gordurosa em seu rosto – especialmente nos lados do nariz
  - Pele áspera, por vezes avermelhada, com espinhas em seus membros superiores e coxas
  - Dermatite escrotal ou vulvar
  - Afecções da pele tais como eczema, pele seca, asperezas

- Crescimento deficiente dos cabelos (menos de um centímetro por mês)
- Olhos injetados, arenosos, sensíveis
- Cegueira noturna
- Unhas quebradiças ou fendidas
- Manchas brancas nas unhas
- Aparência pálida

Comida, gloriosa comida!

Ligue a TV e você pode deparar-se com mais um célebre chefe de cozinha. As prateleiras de revistas do seu supermercado local transbordam de títulos sobre comida e culinária e suas gôndolas estão cheias de "gourmet" isso e "delicioso" aquilo. Nós somos obcecados por comida; mas por qual tipo de comida?

Se você não usufrui de uma alimentação saudável, talvez seja porque ainda reluta em abrir mão das guloseimas apetitosas – sanduíches elaborados e bem apresentados, batatas fritas e enormes taças de vinho – a que está acostumado. Muitos dos meus pacientes sem dúvida prefeririam manter sua dieta atual, apenas comendo um pouco menos de determinados alimentos e ocasionalmente tomando suplementos para contrabalançar as coisas pouco saudáveis que ingerem. Um deles – um homem um pouco acima do peso – disse para mim: "A senhora não poderia me prescrever alguma coisa que desse conta do recado rapidamente?"

O fato é que comer saudavelmente não é tão simples assim... entretanto, antes que você feche este livro e se dê por vencido, deixe-me lembrá-lo de que estou longe de ser tão rigorosa. Meu princípio número um é: "Desfrute do seu alimento!" Eu não quero que você, ou qualquer um dos meus pacientes, fique obcecado por dietas, evitando certos alimentos ou suas combinações. Além de deixá-lo enfastiado, esse tipo de obsessão pode causar um grande aumento do stress e da ansiedade.

O objetivo deste capítulo não é o de lhe impor uma "dieta da moda" por alguns meses e então vê-lo deslizar de volta aos seus antigos hábitos alimentares. Nem é simplesmente incorporar alguns alimentos a uma dieta inadequada ou fazê-lo aprender algumas fórmulas prontas. Para efetuar mudanças permanentes, você precisa gostar delas.

Mas com tantas e tão diferentes teorias que correm sobre o que deveríamos e o que não deveríamos comer para nos mantermos saudáveis, muitas pessoas se sentem extremamente confusas. Afinal, qual é a dieta ideal?

Cada um de nós tem sua bioquímica própria e específica, de maneira que o que é ideal para um pode não o ser para outro. Isso significa que não é possível chegar-se a uma dieta única que proporcione a melhor nutrição para todos. As diretrizes de alimentação saudável preconizadas pelo governo e pelos institutos de saúde pública são apenas isso – diretrizes, cuja função é oferecer uma estrutura básica dentro da qual se possa pensar sobre a própria dieta; por isso o melhor é considerá-las como bons conselhos e não como regras a seguir. Este capítulo trabalha com os mesmos princípios, embora eu tenha incluído alguns planos de dietas específicas no final.

■ A sua alimentação é variada?

Consulte o seu diário alimentar para detectar onde a sua dieta é deficiente em variedade e verificar quais tipos de alimentos você vem evitando por completo. Então, comece a pensar em meios de explorar "o que há lá fora".

Você tem o hábito tão comum do cereal–sanduíche–macarrão a que tantos se apegam nos dias de hoje? Tente percorrer aqueles corredores do supermercado que você costuma evitar. Livre-se do pão e do macarrão à base de trigo por alguns dias e substitua-os por arroz integral (ótimo com vegetais refogados), quinoa (excelente com ensopado de feijões e tomates), triguilho (delicioso servido com molhos cremosos de cogumelos preparados com iogurte), semolina (servida com vegetais ou *tagine* de cordeiro orgânico), pão de centeio, mingau ou *müsli* de aveia feito em casa, além de outras opções semelhantes.

Seja ousado com as carnes: se você nunca cozinhou carne de veado ou de faisão, agora é tempo de experimentar. Se acha que não gosta de sardinha, experimente a que vem em potes de vidro, importada de Portugal, que pode ser um verdadeiro presente gastronômico – e ganhe de bônus uma explosão de ômega-3. Não esqueça as leguminosas: tente comprar três tipos diferentes de feijão: *borlotti*, branco e *cannellini*, por exemplo, e acrescente-os a um minestrone feito em casa. Compre algumas verduras que você tinha curiosidade de conhecer – *bok choy* (repolho chinês) e couve-galega são bons exemplos, cozidos levemente no vapor – e não economize nas frutas. Leve para casa um mamão papaia para um delicioso café da manhã (esprema metade de um limão sobre metade da fruta, depois de retirar as sementes), ou faça uma salada de kiwi, peras e melão para a sobremesa do almoço.

■ Você ingeriu alimentos de qualidade na última semana?

Um problema fundamental em muitos programas e diretrizes alimentares oficiais é não reconhecer que, quando se trata de alimentação, a qualidade é tão importante quanto a quantidade. Você pode comer um pote enorme de vegetais de baixa qualidade e não extrair grande benefício disso.

A qualidade do alimento é afetada pela forma como é cultivado, processado, armazenado, preparado e cozido. Todos esses processos podem danificar ou destruir muitos dos nutrientes vitais existentes no alimento, ao mesmo tempo em que aumentam os níveis de agentes potencialmente perigosos e toxinas, tais como aditivos e resíduos agroquímicos (dos fertilizantes, pesticidas e outras substâncias do gênero).

Nós já tratamos de alguns temas ligados à qualidade dos alimentos no capítulo anterior. Por exemplo, a maior probabilidade é de os carboidratos complexos, integrais, com o mínimo de processamento, serem os de maior qualidade. Arroz, pães e massas integrais são definitivamente melhores dos que os refinados e altamente processados. Muitos dos meus pacientes acreditam que sua dieta é saudável e, contudo, não incluem nela fontes de proteína vegetal tais como sementes, grãos como o milheto, quinoa e trigo-mourisco ou leguminosas como feijão e lentilha.

■ Quantas das suas 10 últimas refeições foram preparadas com ingredientes frescos, em sua maioria?

Se a resposta for menos de oito – incluindo visitas a restaurantes e os lanches prontos dos supermercados –, você está ingerindo demasiada comida processada. Quanto mais processada é a comida, mais se perdem as vitaminas e sais minerais e mais refinados se tornam os carboidratos que ela contém – e mais gordura, açúcar e sal são acrescentados. A comida de baixo teor nutritivo – *junk food* – e a que já vem quase pronta (como os pratos que basta levar ao microondas ou os "saquinhos para ferver na panela") podem ter sido processadas diversas vezes até sobrarem pouquíssimos nutrientes e muitos ingredientes de procedência incerta.

O governo britânico, cada vez mais preocupado com os gastos com a saúde pública decorrentes da dependência desse tipo de comida, está atualmente trabalhando com a indústria alimentícia com o objetivo de reduzir o açúcar e o sal contidos nesses produtos.

Quantas das suas 10 últimas porções de vegetais você comeu cruas ou cozidas no vapor?

Os vegetais são repletos de nutrientes salutares, mas que podem ser facilmente danificados ou destruídos no processo de cozimento e se tornarem inteiramente inoperantes. Comê-los assim mesmo é melhor do que não comer nenhum vegetal, mas os benefícios que você aufere de sua ingestão são grandemente acrescidos se os comer crus, cozidos ligeiramente no vapor (preservando no cozimento os seus nutrientes) ou levemente refogados. Se você come menos do que metade dos seus vegetais crus ou cozidos dessas maneiras, está comprometendo o valor dos nutrientes que pretende obter deles.

Você guarda o óleo de cozinha em local escuro e frio?

A exposição ao calor, à luz do sol e ao ar provoca a conversão das gorduras presentes no óleo de menos saturadas, ou seja, mais saudáveis, para mais saturadas, ou menos saudáveis, e torna inoperantes os AGE. Se você respondeu não, pode inadvertidamente estar reduzindo a qualidade da sua ingestão de gorduras. Assim, não deixe seu óleo de oliva numa garrafa de vidro em local próximo do fogão – consiga espaço num armário a alguma distância dele. Eu compro óleo a granel e o coloco num jarro frio de pedra para o uso diário.

Que proporção das suas compras desta semana era composta de alimentos orgânicos?

Os métodos modernos usados na agropecuária envolvem o uso pesado de fertilizantes químicos, pesticidas e herbicidas altamente tóxicos, hormônios e antibióticos, bem como, por vezes, a alimentação não natural de animais, para forçar maiores rendimentos das colheitas e da comercialização de produtos de origem animal. Em razão desse sistema, o nosso solo está cada vez mais esgotado de minerais e o alimento que ingerimos freqüentemente chega à nossa casa sem muitos dos seus valores nutricionais, mesmo antes de serem processados, além de estarem contaminados com substâncias que podem prejudicar-nos a saúde, em vez de nos nutrir. Por exemplo, os legumes e verduras que crescem em solo com deficiência de selênio serão também deficitários em relação a esse mineral, o mesmo acontecendo, em conseqüência, com a população que ingere esses vegetais. O ideal é você procurar comprar o mais perto possível de 100% de alimentos orgânicos.

ORGÂNICO *VERSUS* NÃO-ORGÂNICO

Com um nível de nutrientes abaixo do ótimo e excessiva quantidade de contaminantes, os alimentos produzidos pelos métodos modernos de cultivo intensivo podem não representar a melhor escolha. Mas será que o orgânico é melhor? Fazendeiros orgânicos seguem práticas que preservam a saúde e a fertilidade do solo; nos cuidados com os animais, usam medicamentos cuidadosamente escolhidos, em menor quantidade e somente os necessários, além de estabelecerem altos padrões para o bem-estar desses animais; e empregam preferencialmente métodos naturais de controle de pestes, ervas daninhas e doenças. O resultado? Vegetais, frutas e carne que têm teor baixo de contaminantes e relativamente alto de nutrientes. E são freqüentemente mais frescos, até porque são produzidos no mesmo país onde são consumidos. É por isso que os naturopatas recomendam com tanta ênfase a alimentação orgânica – você obtém alimentos cultivados organicamente que vêm de produtores locais, passando por um mínimo de processamento e manipulação. De outra forma, você pode comprar alimentos que não apenas não são orgânicos, como podem ter dado meia volta ao mundo, derramando seus nutrientes pelo caminho.

Nos dias de hoje os alimentos orgânicos são fáceis de encontrar em muitos supermercados, mas em geral são mais caros do que os não-orgânicos – e aqui é onde entram os céticos. Eles afirmam não haver prova científica de que o alimento orgânico seja melhor para você, de forma que estamos sendo ludibriados ao pagar até 40% a mais por um artifício de propaganda. Mas a ciência diz outra coisa. Uma investigação realizada em 1999 pela Câmara dos Lordes da Inglaterra apurou que os produtos orgânicos apresentam menores níveis de nitratos indesejáveis e mais vitaminas, enquanto um estudo de 2000 promovido por uma agência das Nações Unidas, a Food and Agriculture Organization [Organização para a Alimentação e a Agricultura], concluiu que esses produtos contêm níveis menores de pesticidas e drogas veterinárias. Outra pesquisa, patrocinada pela britânica Soil Association [Associação do Solo], concluiu que muitos produtos orgânicos contêm níveis significativamente mais altos de vitamina C, ferro, magnésio e fósforo. Isso talvez não pareça muito, mas pode representar a diferença entre ingerir ou não as quantidades diárias recomendadas.

Como naturopata, eu também acredito que a contaminação por pesticidas nos alimentos não-orgânicos pode estar ligada ao enorme aumento das alergias, doenças degenerativas e possivelmente cânceres que estamos presenciando. Eu também suspeito que nos casos em que isso não é detectado, a razão pode residir nos métodos inadequados de investigação utilizados.

Há duas outras considerações importantes que os céticos não podem contestar. Primeiro, quando você paga a mais pelo alimento orgânico, está sendo um consumidor responsável e usando o seu dinheiro para incentivar os métodos de cultivo holístico que são melhores para o meio ambiente e para a pecuária. Em segundo lugar, o alimento orgânico freqüentemente tem melhor sabor – seguramente uma das melhores razões para comprá-lo.

Não desanime, entretanto, se você não encontrar alimentos orgânicos próximo de onde vive. Os aperfeiçoamentos na sua dieta total que eu vim descrevendo são a mais importante mudança que você pode fazer para um futuro saudável e prazeroso.

■ Quantas refeições (incluindo o café da manhã) você pulou na última semana?

Se mora numa cidade grande e seu trabalho exige esforço ou atenção intensivos, você já estará sob pressão; acrescente uma agenda social pesada e/ou cuidados com crianças e poderá ver seus hábitos alimentares se deteriorarem. Você pode até pensar que pular refeições é uma boa maneira de fazer dieta. Mas perder as refeições, especialmente o café da manhã, constitui um péssimo hábito alimentar. Sem o desjejum, seus níveis de açúcar no sangue caem drasticamente e no meio da manhã você se verá suplicando por algum doce. Muitas das minhas pacientes comem muito pouco durante o dia, porque morrem de medo de ganhar peso. Mas pelo meio da tarde elas ficam subjugadas pela fome, que saciam da maneira mais imediatamente disponível – chocolate, biscoitos e assim por diante. E essas calorias serão convertidas diretamente em gordura ao redor da cintura.

Um estudo da Escola de Medicina da Universidade de Harvard apurou que as pessoas que tomam regularmente o café da manhã têm uma probabilidade 50% menor de desenvolverem obesidade e resistência à insulina (veja quadro), os maiores fatores de risco para diabete e doenças cardíacas, em comparação com as que pulam essa refeição. O café da manhã parece ter a mágica faculdade de auxiliar o controle das calorias ao longo do dia, quanto mais não seja porque o simples digerir e absorver alimentos já queima calorias. Mas o carboidrato ingerido durante a noite, ou seja, pelas pessoas que comem um prato grande de macarrão antes de ir para a cama, provoca a acumulação de gordura. No estudo, as pessoas que costumavam pular o café da manhã e passaram a incorporar essa refeição em sua rotina alimentar começaram a perder peso, embora antes não o conseguissem.

O QUE É RESISTÊNCIA À INSULINA?

Quando você os ingere em excesso ou se empanturra deles periodicamente, os carboidratos refinados (pão branco, bolos, açúcar, etc.) submetem seu sangue a súbitas inundações de glicose. Isso, por sua vez, subverte o balanceamento da insulina (o hormônio que leva a glicose às células musculares para uso como energia) e acaba por acionar a resistência à sua ação. Mais glicose permanecerá no sangue, aumentando o risco de ocorrência de diabete tipo 2 – e haverá mais glicose em excesso para ser armazenada como gordura.

Uma razão pela qual as pessoas perdem o café da manhã é que elas simplesmente não têm fome suficiente no momento em que se levantam. Se comeram muito tarde na noite anterior, podem sentir-se ainda saciadas. Eu aconselho aos meus pacientes que façam o desjejum até no máximo uma hora depois de se levantarem. Se você tiver por hábito acordar demasiado tarde e não dispuser de tempo para comer, leve um saudável café da manhã para o trabalho. Frutas frescas, iogurte, granola caseira com pouco açúcar, ou talvez bolachas de aveia integral são boas opções para ajudá-lo a evitar os sonhos recheados de creme da padaria da esquina. A restrição às ceias tarde da noite o ajudará a sentir-se bem-disposto – e saudavelmente faminto – pela manhã (veja a seguir outras razões para fazer mais cedo a refeição noturna).

UM CAFÉ DA MANHÃ MELHOR

No café da manhã, tome cuidado com os lanches comercializados como "saudáveis", pois esses costumam conter enormes quantidades de açúcar e tudo o que fazem é provocar uma explosão de energia e na seqüência uma baixa energética – seguida da ânsia por mais dessas "guloseimas". Procure lanches com baixo teor de açúcar e elaborados com carboidratos complexos de "queima lenta" (o ideal seria bolachas de aveia integral, iogurte, frutas e um pouco de aveia e nozes).

Se pulou mais de uma refeição na semana passada – e especialmente se faz disso um hábito – você pode causar a si mesmo toda a sorte de problemas decorrentes desse regime alimentar.

■ Você janta muito tarde?

Os horários adotados para as refeições afetam a forma como você metaboliza o seu alimento – coma logo antes de ir dormir, por exemplo, e a maior parte das calorias que você consumir provavelmente será armazenada como gordura. Se você come pouco tempo antes de ir para a cama várias vezes na semana, isso possivelmente significa que você adquiriu um hábito que terá de abandonar.

■ Quantos minutos você leva para comer o seu lanche?

Neste mundo tão ocupado, mesmo quando temos horário de almoço, o tempo disponível pode não ser suficiente. Você faz suas refeições diante da escrivaninha do escritório para não interromper o trabalho? Engole apressadamente um sanduíche a fim de retornar o mais rápido possível às suas tarefas? Comer deveria ser um processo calmo durante o qual você tivesse tempo para mastigar cada bocado e digerir cada alimento. Mais do que isso, o período das refeições deveria ser um momento vital, um "tempo seu" – uma oportunidade para mudar de ambiente, para se concentrar em algo diferente do trabalho e dar ao seu sistema uma pausa do stress. É importante separar atividades. Escolha quando você irá comer, trabalhar ou assistir à TV; não coma seu lanche automaticamente enquanto senta em frente à televisão, por exemplo.

MASTIGUE DIREITO...

Pense se você está mesmo mastigando a sua comida do modo adequado. O alimento deve ser bem misturado com a saliva a fim de ser inteiramente digerido. Um sinal dos tempos: um estudo recente apurou que, em média, as refeições do McDonald's são consumidas em menos de 10 minutos nos Estados Unidos, mas em mais de 20 minutos na França, onde parece haver o costume de se despender mais tempo com as refeições, não importando o conteúdo.

■ Será que você tem exigências nutricionais extras?

Em princípio, qualquer um que siga uma dieta balanceada deveria obter todos os micronutrientes de que necessita, mas, na prática, um número surpreendente de pessoas pode sofrer despercebidamente de deficiências muito leves, mas importantes. Um problema é que são comparativamente poucos os indivíduos que têm uma dieta balanceada. Outro, é a questão relativa à qualidade dos alimentos e aos métodos modernos de agricultura, que já vimos anteriormente.

As deficiências a que me refiro podem não ser reconhecidas como tal por um médico convencional, porque não se contêm na estreita definição clínica do termo. No contexto da saúde integral, entretanto, elas podem ser relevantes, porque ou drenam os recursos de que você necessita para lutar contra as infecções ou se somam ao stress acumulado no seu sistema. Uma ligeira mudança na dieta que provoque uma deficiência muito leve pode constituir a "causa estimulante" que desencadeia uma enfermidade.

POR QUE VOCÊ EVITA ESSES ALIMENTOS?

Em cada 50 pacientes examinados por mim, de 15 a 20 costumam evitar certos alimentos, acreditando que isso os beneficia, com base em livros ou artigos de revistas que leram e não em alguma orientação estritamente médica. É bom evitar alimentos processados gordurosos, açucarados e excessivamente salgados. Mas não há uma boa razão para você deixar de ingerir alimentos ou produtos crus e fazer isso pode ser prejudicial.

Dentre os grupos que correm maior risco de deficiência de micronutrientes estão: crianças, idosos, gestantes, mulheres que estejam amamentando, tomando pílula ou menstruando, qualquer um que beba álcool regularmente e não coma bem (muito comum), fumantes, veganos ou vegetarianos, portadores de uma síndrome de má absorção tal como a doença celíaca, seguidores de alguma forma de dieta de exclusão (freqüentemente auto-imposta), ou quem estiver em recuperação após uma enfermidade ou ferimento. Esses grupos podem apresentar uma grande demanda de certos micronutrientes em razão de sua condição ou de uma dieta provavelmente pobre. As pessoas cujas dietas apresentam pouca variedade e/ou qualidade também estão em situação de risco. Se você se inclui numa dessas categorias, deveria pensar sobre a possibilidade de tomar suplementos alimentares adequados (veja pp. 74-75).

■ Você apresenta algum sintoma de deficiência de micronutrientes?

Os sintomas relacionados a seguir são todos típicos de problemas de saúde em geral não-específicos provocados pela deficiência de micronutrientes.

- Sintoma: ulceração recorrente da boca
Deficiência: ferro, vitaminas do complexo B, como B12, ácido fólico

- Sintoma: rachaduras nos cantos da boca
Deficiência: ferro, vitaminas do complexo B, como B12, ácido fólico

- Sintoma: feridas na língua
Deficiência: ferro, vitaminas do complexo B, como B12, ácido fólico

- Sintoma: pele avermelhada e gordurosa no rosto (especialmente nos lados do nariz)
Deficiência: vitaminas do complexo B, zinco ou ácidos graxos essenciais (AGE)

- Sintoma: pele espinhosa, áspera e por vezes avermelhada nos membros superiores e coxas
Deficiência: vitamina A, caroteno, ou AGE

- Sintoma: prurido escrotal ou vulvar
Deficiência: zinco ou AGE (deve-se também pesquisar possível diabete)

- Sintoma: problemas dermatológicos tais como pele eczematosa, seca, rugosa, rachada, com escamação
Deficiência: zinco, AGE

- Sintoma: crescimento deficiente de cabelo
Deficiência: ferro ou zinco, AGE, vitaminas do complexo B

Se você sofre de alguns dos sintomas apresentados acima, ou de uma combinação deles, e seu CG não consegue encontrar uma causa plausível para o problema, talvez as deficiências sejam as culpadas.

Tudo sobre micronutrientes

Sais minerais e vitaminas

Deficiências subclínicas de micronutrientes – que um médico talvez não detecte, mas que ainda assim podem causar problemas de saúde – são surpreendentemente comuns. Uma forma de tratar dessas deficiências é compensá-las por meio de suplementos e nós examinaremos isso mais adiante. O ideal, entretanto, é que a alimentação atenda a todas as suas necessidades de micronutrientes – e seguir algumas regras simples pode ajudar a garantir que isso ocorra.

- Uma dieta rica em vegetais – especialmente os de folhas verdes tais como espinafre e couve-galega, vegetais crucíferos verde-escuros como os brócolis e o repolho e vermelho-escuros como morangos, amoras e tomates – fornece bastante betacaroteno (que o seu corpo converte em vitamina A) e vitamina C.
- As deficiências mais comuns são as de ferro e zinco. Dentre os alimentos ricos em ferro destacam-se: carne, ovos, feijão, frutos do mar, salsa, frutos oleaginosos, vegetais verdes e pão integral. Combine-os com alimentos ricos em vitamina C, que auxilia a aumentar a absorção do ferro pelo intestino. Não cozinhe demais seus vegetais para não reduzir radicalmente o seu conteúdo nutricional. Alguns alimentos fazem diminuir a absorção de ferro, como chá, café, farelo de trigo e pão ázimo (tal como o *chappatis* indiano), que são ricos em fíticos – parte do conteúdo da fibra do trigo que é rompida no processo de fermentação, mas persiste no pão ázimo, não fermentado (e que sabidamente inibe a absorção de cálcio, ferro, zinco e provavelmente magnésio). As pessoas que ingerem alimentos ricos em fíticos todos os dias correm o risco de uma anemia por deficiência de ferro e devem tomar precauções. Dentre as fontes ricas em zinco destacam-se peixes, frutos do mar, ovos, gengibre, a maioria dos oleaginosos, ervilhas, alho, cenouras, nabos, feijão e milho. A absorção de zinco pode ser impedida pelos

alimentos à base de soja, pelo álcool, laxativos, chá e café e muitos tipos de drogas medicinais e as ditas "recreacionais" (drogas psicoativas como cafeína, maconha, tabaco, etc.).

- Coma oleaginosos e sementes, pois, embora constituam fontes ricas de praticamente todos os micronutrientes (as sementes são especialmente boas pelos ácidos graxos essenciais – AGE), raramente figuram na dieta habitual. Para preparar petiscos deliciosos, misture vários tipos de oleaginosos e sementes. Uma combinação que eu recomendo particularmente inclui sementes de abóbora, girassol e gergelim e oleaginosos como o pinhão e o pistache. Eu sempre tenho uma tigela dessa mistura num canto da cozinha para a família degustar. Algumas pessoas acham as sementes muito duras para seus dentes. Tente embebê-las em iogurte, água ou suco para torná-las mais macias ou triture-as no moedor de café e adicione-as aos cereais ou saladas. Sementes que não são mastigadas adequadamente ou pulverizadas não liberarão os seus óleos, de maneira que o seu valor nutricional se perde (elas foram, afinal de contas, projetadas na cadeia alimentar para ir "de uma ponta à outra", com os animais comendo as sementes e então distribuindo-as no tempo devido, através da excreção!). Muitos pacientes dizem-me orgulhosamente que comem regularmente biscoitos de linhaça ou de gergelim. Essas sementes representam um agente valioso para a ingestão de fibras e aumento do volume no sistema digestivo, podendo ter um efeito laxativo por lubrificá-lo, mas sem liberar o óleo de que você necessita para efeitos nutricionais. Sementes pequenas tais como as de gergelim e de linhaça são difíceis de mastigar adequadamente e assim os seus óleos não são prontamente liberados; dessa forma, você deve moê-las onde quer que isso seja possível.

- Carne vermelha é uma rica fonte de vários micronutrientes, de maneira que, se você não a está ingerindo, assegure-se de que esteja compensando a ausência deles em sua alimentação. É claro que isso se aplica especialmente aos vegetarianos e veganos, que correm alto risco de sofrer deficiências de alguns minerais, tais como o ferro. Variedade é o melhor caminho para compensar a redução do consumo de carne – coma a maior variedade possível de uma seleção de sementes, oleaginosos, ovos, leguminosas, grãos, frutas e hortaliças.

- O cálcio é essencial para ossos fortes e particularmente importante para a mulher pós-menopausada, crianças em idade de crescimento e adolescentes, mulheres durante a gravidez e a amamentação, os idosos, vegetarianos e aqueles com dietas de exclusão (veja Capítulo 6). Os laticínios constituem uma das mais ricas fontes de cálcio, mas as pessoas que querem reduzir a quantidade de gordura em sua dieta não precisam desesperar-se: leite desnatado e laticínios de baixa caloria têm muito pouca gordura mas são bastante ricos em cálcio. Pouco mais de meio litro de leite semidesnatado – 568 ml – fornece cerca de 690 mg de cálcio (comparados com 660 no leite integral), aproximadamente metade das necessidades diárias da média dos adultos. Garanta uma boa absorção de cálcio aumentando a quantidade de vitamina D na sua dieta – boas fontes são os peixes ricos em óleo (tais como as sardinhas – uma boa fonte tanto de cálcio quanto de vitamina D) e o óleo de fígado de bacalhau. Se você absorver cálcio suficiente ao longo de sua vida, isto o ajudará a manter seus ossos fortes e protegidos contra a osteoporose na idade avançada. A osteoporose é um risco específico para as pessoas que seguem ou seguiram as dietas da moda ou que estão cronicamente abaixo do peso – e para adolescentes que tendem a comer de forma particularmente irregular e a beber um bocado de refrigerantes (que contêm fosfatos, que aumentam a excreção de cálcio por via renal e provocam a perda desse mineral através da urina). Nós alcançamos o nível máximo de massa óssea por volta dos 25 anos, de forma que construir ossos fortes na infância e na mocidade é vital para o futuro.

Antioxidantes

As vitaminas e os sais minerais exercem várias funções no seu metabolismo; uma das mais importantes é a de antioxidante. Antioxidantes são moléculas que cuidam da "limpeza", eliminando os radicais livres nocivos à saúde – agentes tóxicos altamente reativos produzidos tanto pelos processos metabólicos normais quanto pela poluição, pela exposição aos raios UV, pelo tabagismo e assim por diante. Acredita-se que os radicais livres desempenhem um papel no envelhecimento, no desenvolvimento de enfermidades como câncer, artrite, doenças coronarianas e outras doenças degenerativas, razão pela qual os antioxidantes são vitais para a saúde. Vitaminas A, C, E e betacaroteno e os minerais selênio e zinco são poderosos micronutrientes antioxidantes fornecidos pela sua dieta e, uma vez mais, frutas, hortaliças, oleaginosos e sementes são as fontes mais ricas. Uma boa idéia para reduzir a sua ingestão de radicais livres é evitar churrascos, comida tostada, requentada, queimada ou defumada, frutas e hortaliças machucadas e conservantes e aditivos – basicamente qualquer coisa que não seja completamente fresca ou que tenha ultrapassado sua data de validade.

Você precisa de suplementos?

Se você perguntar ao seu clínico geral se precisa de suplementos alimentares, provavelmente receberá como resposta que, a menos que o seu caso seja especial (por exemplo, de deficiência de ferro), todas as suas necessidades nutricionais devem ser atendidas por uma "dieta balanceada". O problema é que, como venho explicando até agora, muitas pessoas não têm uma dieta suficientemente variada e de alta qualidade. Acresça-se a isso que é pouco provável que você obtenha todo o aconselhamento necessário com o seu ocupadíssimo clínico geral.

Afinal, você deve ou não tomar suplementos? Existem numerosos prós e contras. Primeiramente, é necessário que se diga que a indústria de suplementos movimenta bilhões e a ignorância generalizada sobre nutrição e o medo de adoecer levam muitos a desperdiçar enormes quantias em cápsulas, pílulas e poções de que simplesmente não necessitam. Alguns dos meus pacientes chegam à minha clínica com folhas de papel A4 contendo a lista de todos os suplementos que compraram depois de consultar um terapeuta ou outro (que sem dúvida estarão auferindo um bom lucro com essas compras).

Em segundo lugar, existe também um sério debate sobre em que medida os micronutrientes são bem absorvidos e utilizados pelo organismo quando ingeridos sob a forma de suplementos. Alguns dos que se opõem à sua utilização chegam a afirmar que eles são em sua maioria inúteis e que o seu corpo é incapaz de assimilar senão uma minúscula porcentagem de nutrientes tomados sob essa forma. Isto é quase certamente um exagero, mas é sem dúvida verdade que você ganhará mais extraindo, sempre que possível, os seus nutrientes de alimentos naturais.

E, se estiver seguindo o tipo de dieta que eu advogo e de forma geral gozando de boa saúde, é mais que provável que você esteja ingerindo uma quantidade de micronutrientes suficiente. Embora as pesquisas comparativas sobre a eficácia dos suplementos e da alimentação natural no provimento de nutrientes estejam ainda em andamento, os alimentos naturais ainda são melhores por uma série de razões:

- Os alimentos integrais caracterizam-se por fornecer simultaneamente um largo espectro de nutrientes.
- Os micronutrientes dos integrais chegam ao seu sistema digestivo em formas diferentes daquelas dos suplementos, podendo ser mais facilmente absorvidos e utilizados, embora ainda não se tenha absoluta certeza a esse respeito.

- Os micronutrientes dos alimentos integrais combinam-se entre si e também com uma variedade de outras substâncias, muitas das quais ainda não foram estudadas e cuja função permanece um mistério. Essa é, entretanto, a prova de que tal combinação ajuda a aumentar a absorção e utilização dos nutrientes pelo seu sistema digestivo.
- Alimentos integrais são geralmente muito mais baratos que os suplementos.

Deficiências Até aqui, tudo bem – até onde os alimentos integrais podem fornecer nutrientes. A questão é: eles podem fornecer o suficiente em todos os casos? As pesquisas britânicas sobre nutrição mostram (e as experiências pessoais de muitos naturopatas e médicos treinados na área nutricional respaldam) que um número surpreendente de homens e mulheres apresenta deficiências em zinco, magnésio, ferro, cálcio, ácido fólico, algumas vitaminas do complexo B e AGE. A medicina convencional com freqüência falha em detectá-las porque essas deficiências ocorrem num nível subclínico, ou seja, não produzem os sinais claros de deficiências específicas descritos nos livros de medicina, tais como o escorbuto ou beribéri –, mas pode haver carência de vários micronutrientes. E as deficiências de hoje provavelmente contribuem mais para a ocorrência de enfermidades crônicas, como fadiga, problemas de saúde mental e depressão do sistema imunológico do que para o escorbuto.

Com freqüência os médicos são também induzidos a erro pelo conceito de dosagens diárias recomendadas, ou DDR. Muitas DDR foram fixadas em níveis arbitrários e provavelmente já deixaram de corresponder às necessidades de inúmeras pessoas. Por exemplo, as DDR do Reino Unido para a vitamina B6 foram estabelecidas com base num estudo realizado com cachorros, não com seres humanos, e os resultados levaram em conta o "fator de incerteza" – que cães de todas as raças e tamanhos poderiam tomar a vitamina –, de modo que os valores fixados tentaram abranger todas as possíveis variantes. Se fôssemos realizar exames de sangue nas pessoas para pesquisar deficiências de micronutrientes, encontraríamos deficiências subclínicas em grande número.

E, em alguns casos, as deficiências são tão sérias que se torna necessário um incremento considerável de micronutrientes. Isso pode ser indicado tanto nas situações em que por alguma razão a absorção de micronutrientes é muito baixa, quanto naquelas em que por algum motivo houve um aumento de demanda. Considere a possibilidade de tomar suplementos ou pelo menos conversar a respeito com o seu profissional de saúde, se você pertencer a algum dos grupos seguintes.

- Crianças e adolescentes experimentando estirão de crescimento; idosos; mulheres com fluxo menstrual muito abundante, que tomem anticoncepcional ou tenham acabado de deixá-lo, que planejem engravidar, que estejam amamentando, ou se encaminhando para a menopausa; e alcoólicos, fumantes e usuários de drogas. Todos esses grupos têm aumentada a sua demanda por micronutrientes – em razão tanto de processos naturais, como envelhecimento ou crescimento, quanto de auto-imposto stress físico como o tabagismo – e uma simples dieta normal pode não atender a todas as suas necessidades.
- Vegetarianos, especialmente os veganos, bem como as pessoas com dietas restritas ou de exclusão, porque suas dietas provavelmente apresentarão deficiência em micronutrientes. Veganos correm particularmente o risco de deficiência de vitamina B12.
- As pessoas que moram sozinhas (principalmente idosos), que estão de luto ou com depressão tendem a manter dietas pobres, monótonas e deficientes em micronutrientes.
- Pessoas enfermas ou em recuperação de enfermidades que imponham demandas extras ao organismo. A deficiência de nutrientes também pode constituir uma das causas de doenças crônicas ou recorrentes, incluindo depressão, problemas de pele ou fadiga, ou tornar sua erradicação mais difícil.
- Pessoas que estejam tomando medicação.

O ideal é que, a menos que a sua deficiência seja severa e óbvia, ou que o profissional de saúde recomende outra coisa, você tente aumentar a ingestão de micronutrientes através da sua alimentação durante cerca de um mês antes de começar a tomar suplementos. Provavelmente você não apenas obterá mais micronutrientes, como também aperfeiçoará a sua dieta, possivelmente incrementando a ingestão de fibras e antioxidantes – além de poupar dinheiro. E se ainda assim achar que necessita tomar suplementos, tenha estas considerações em mente:

- Se está tomando remédios, converse antes com o seu médico para evitar a interação medicamentosa que pode acontecer entre algumas drogas e suplementos. Por exemplo, você não deveria ingerir suplementos de ácidos graxos essenciais ou vitamina E se estiver usando medicamentos para "afinar" o sangue, que têm efeito similar.

UM POUCO MAIS SOBRE ALIMENTAÇÃO SAUDÁVEL

- Para alguns suplementos, é aconselhada prudência no caso de gestantes ou de mulheres que planejem engravidar – particularmente em relação à vitamina A, que tem sido associada a defeitos congênitos.
- Verifique se na composição dos seus suplementos, especialmente aqueles comprados em farmácias ou supermercados, há a presença de tartrazina e outros aditivos que podem agravar alergias, e também de substâncias tais como açúcar, leveduras, trigo, glúten, leite/lactose, milho, soja, aditivos artificiais ou adoçantes como aspartame, que podem afetar algumas pessoas de forma adversa. Os melhores suplementos são os livres de aditivos, exceto pela cápsula de gel ou por um ou dois agentes aglutinadores.

Decida o que tomar O diagnóstico de deficiências específicas de micronutrientes pode ser difícil e requerer consulta a especialistas e testes sangüíneos. Eu observo, porém, que os suplementos que mais costumeiramente prescrevo são para os minerais zinco, magnésio, ferro, cálcio e selênio.

- Um dos suplementos que eu prescrevo com maior freqüência é o **zinco**, que, embora exigido pelo organismo em quantidades diminutas, tem grande importância para a função imunológica, para a saúde dos ossos e da pele, para a cicatrização, para o sistema nervoso e a função sexual. Contudo, convém não tomá-lo por longos períodos sem acompanhamento nutricional, para evitar que interfira na absorção de outros minerais.
- Outro que sempre prescrevo é o **magnésio**. Você necessita dele para as funções musculares e nervosas e particularmente para um metabolismo saudável. O risco de deficiência é alto porque os alimentos processados – tais como pão branco, comida de baixo valor nutritivo (sorvetes, refrigerantes, batatas fritas, hambúrgueres, etc.) e bebidas alcoólicas – são extremamente pobres em magnésio.
- O **ferro** é necessário para manter saudável o sangue e para levar o oxigênio ao redor do corpo e para nossos músculos e cérebro. Também é importante para o funcionamento do sistema nervoso e para a saúde dos cabelos e das unhas. Além disso, a deficiência pode ser mais freqüente do que se costuma pensar, principalmente entre as mulheres em idade de reprodução e aquelas que têm fluxo menstrual intenso e prolongado. Outros grupos de risco incluem gestantes, pacientes em recuperação de cirurgias e pessoa com dietas restritas, tais como os idosos ou os que sofrem de depressão. Procure por suplementos que forneçam entre 8,7 e 14,8 mg. Não tome suplementos

à base de ferro com chá, café ou alimentos contendo farelo – tome-os com sucos de frutas ou outras fontes de vitamina C. É vital que não haja uma suplementação excessiva de ferro; veja o diagrama abaixo.

EVITE A SOBRECARGA DE FERRO

É importante enfatizar que é possível exagerar na suplementação de ferro, o que pode levar a uma "sobrecarga de ferro" – o depósito de ferro no fígado e em tecidos moles. Os homens e as mulheres na pós-menopausa (que não estão perdendo sangue através da menstruação) são particularmente vulneráveis. Em minha prática médica eu encontro por volta de dois casos por ano de sobrecarga de ferro causada pela ingestão inadequada de suplementos. Nos casos extremos pode ocorrer a necessidade de flebotomia (incisão nas veias) – para a retirada de certa quantidade mensal de sangue até que a sobrecarga de ferro se resolva.

- **Cálcio** é vital. Para as pessoas que têm dificuldades em atender às suas necessidades de cálcio por meio das dietas que vêm mantendo, tais como os veganos, para aquelas que têm intolerância à lactose, e as que evitam laticínios por razões de saúde, os suplementos podem ser necessários. As exigências médias diárias são de cerca de 1000 mg, mas aumentam para 1500 mg nas mulheres acima de 45 anos. Quando comprar um suplemento, confira o nível de cálcio livre que ele pode fornecer, em lugar da sua quantia total. Por exemplo, 1000 mg de carbonato de cálcio contém apenas 400 mg de cálcio disponível – o restante é carbonato. Não tome mais do que 1000 mg por dia.
- O **selênio** é com freqüência negligenciado. Esse mineral é importante como antioxidante e para os seus sistemas hormonal e reprodutivo. Pesquisas sugerem que os níveis de selênio no solo estão declinando, aumentando o risco geral de deficiência. Procure por um suplemento que forneça cerca de 50 microgramas. Pondere-se novamente que existe risco de toxidade – por isso não duplique a dose, tomando, por exemplo, um suplemento multivitamínico e mineral e um outro de antioxidantes, ambos contendo selênio.

ALIMENTOS RICOS EM MINERAIS

Você pode tomar suplementos para todos os minerais que eu mencionei. Mas pode consegui-los quase tão facilmente por meio de alguns alimentos muito saborosos:

- Meia dúzia de ostras fornece 30 mg de zinco; *müsli* e sardinhas são fontes com menor concentração.
- 60 g de amêndoas, castanhas-do-pará e castanhas de caju ou uma tigela cheia (150 g) de *müsli* fornecem perto de 150 mg de magnésio.
- 100 g de abricós ou de fígado fornecem 5 mg de ferro.
- 120 g de peixe miúdo ou cerca de 850 ml de leite fornecem 1 g de cálcio.
- Cinco castanhas-do-pará descascadas e frescas fornecem 100 mcg de selênio.

Se você necessita de um suplemento, siga estas regras simples para maximizar a sua absorção e minimizar o risco de efeitos colaterais:

- Tome suplementos depois de uma refeição, salvo orientação em contrário.
- Engula-os juntamente com água ou suco de frutas. Tomar um suplemento de ferro com suco de frutas rico em vitamina C aumenta a sua absorção.
- Evite tomá-los com chá ou café, especialmente os suplementos de ferro, zinco ou magnésio.
- Se você tiver dificuldade em engolir um suplemento, procure por aqueles tipos especiais revestidos e fáceis de engolir ou os mastigáveis. Também estão disponíveis no mercado os suplementos de cálcio solúveis, o que é útil, uma vez que os tabletes de cálcio normalmente são grandes. O seu médico ou farmacêutico pode orientá-lo quanto a isso.
- Tome suplementos separadamente da medicação.
- Se tomar um desses suplementos multivitamínicos ou para uso geral, prefira um que não seja de liberação programada. Para os meus pacientes recomendo seguir as diretivas da Food Standards Agency [Agência das Normas Alimentares], a menos que haja uma necessidade específica de altos níveis de suplementação durante um determinado período.
- Se tomar vários suplementos, distribua-os pelos períodos do dia.

Efeitos colaterais e reações adversas podem ocorrer, especialmente no caso de dosagem alta. Eis alguns exemplos comuns de efeitos colaterais:

- Tomar grandes quantidades de vitamina C pode provocar irritação estomacal ou soltar os intestinos.
- Tomar grandes quantidades de magnésio pode causar diarréia. Isso é compreensível, até porque o famoso laxante Sal de Epsom é, na verdade, sulfato de magnésio.
- Zinco pode causar irritação estomacal e náusea.

Se ocorrerem efeitos colaterais, pare de tomar os suplementos e converse com seu médico. Reintroduza-os um a um, em doses menores. Se estiverem causando problemas digestivos, tome-os junto com as refeições. Observe que as vitaminas B podem tornar sua urina fortemente amarelada, mas isso não deve preocupá-lo.

ALGO MAIS SOBRE ALIMENTAÇÃO SAUDÁVEL

- Variedade é a chave para uma dieta saudável
- Alimentos de baixa qualidade não podem liberar a faixa completa de micronutrientes de que necessitamos
- Muitos problemas de saúde de menor gravidade, mas comuns, podem ser causados por deficiências de micronutrientes
- Suplementos apropriados são valiosos como um auxiliar para a sua dieta se você estiver vulnerável a deficiências em razão da idade, de condições físicas tais como gravidez, enfermidade ou depressão.

CAPÍTULO **6**

Alergias e intolerâncias

Cerca de quatro em cada 10 pacientes meus sofrem de problemas de menor gravidade mas persistentes, tais como perturbações de digestão, dores de cabeça ou nas articulações e pele ruim. Esses sintomas vêm e vão, minando-lhes a saúde e a felicidade. E, para muitos deles, alergias, intolerâncias e sensibilidades são os fatores que contribuem para esse quadro.

Esses problemas têm sido bastante divulgados pela mídia atualmente e às vezes é difícil compreender bem tudo isso. Uma das dificuldades principais é a existência de muita controvérsia sobre o que é, na verdade, alergia. Alergia é a situação em que inalar, ingerir ou às vezes simplesmente tocar uma determinada substância induz reação alérgica. Os anticorpos reconhecem parte do agente indutor e desencadeiam uma resposta alérgica que pode manifestar-se como inchaço, dificuldade de respiração, erupções cutâneas e/ou coceira. Um exemplo típico de alergia séria é a que se tem em relação ao amendoim, que é bem conhecida por causar um choque anafilático potencialmente letal. Os mecanismos desse tipo de reação são bem entendidos e geralmente fáceis de identificar e você certamente sabe se tem – ou se alguém da sua família tem – esse tipo de alergia.

Intolerâncias (ou sensibilidades) a certas substâncias são muito mais dúbias. As pessoas podem ser suscetíveis a mais de um alimento, por exemplo, ou a um ingrediente presente em vários alimentos. Qualquer indutor – digamos, trigo – pode produzir sintomas diferentes em diferentes indivíduos. Numa pessoa talvez provoque enxaqueca, enquanto em outra, sintomas abdominais e, em outra ainda, congestão nasal. A intolerância também pode manifestar-se como fadiga crônica, desordens gastrointestinais ou eczema. A variedade de sintomas é enorme. Além disso, os mecanismos que estão por trás de algumas alergias são mal compreendidos e quase sempre é difícil distingui-los das reações não-alérgicas ou dos sintomas de doenças não relacionadas com alergia.

INTOLERÂNCIA E SENSIBILIDADE

Intolerância e sensibilidade são termos largamente empregados, mas em geral mal definidos ou compreendidos. Estritamente falando, ocorre intolerância quando o corpo (em geral o aparelho digestivo) carece dos instrumentos necessários para lidar com a substância (geralmente um componente do alimento), que acaba não sendo quebrado/digerido adequadamente, causando problemas. Um exemplo clássico é a intolerância à lactose. O aparelho digestivo da pessoa que sofre dessa intolerância não tem a enzima lactase, necessária para quebrar a lactose, açúcar encontrado no leite e nos laticínios. A lactose então chega ao intestino grosso não digerida, resultando em distensão abdominal e perturbações intestinais.

"Sensibilidade" é um termo usado para descrever a reação a uma substância cujo mecanismo ou fator determinante ainda não foi inteiramente compreendido. Um exemplo relativamente comum é a sensibilidade a produtos químicos, em que simplesmente inalar um indutor químico causa sintomas como enxaqueca ou náusea.

Você sofre de alguns sintomas crônicos, mas não consegue descobrir o que os provoca? Como saber se a causa é uma alergia? Os sintomas alérgicos podem não parecer ligados a qualquer indutor em particular, mas mesmo as intolerâncias seguem regras gerais.

SINAIS E SINTOMAS DE ALERGIAS E INTOLERÂNCIAS

- Você apresenta quatro ou mais dos sintomas a seguir? Fadiga ou baixos níveis de energia; pouca concentração; pele seca/eczema; dores nas articulações; suscetibilidade à candidíase bucal; gases; distensão abdominal; cansaço após as refeições; prurido anal.

- Você sofre com sintomas crônicos de níveis variados de gravidade que o seu médico teve pouco sucesso em diagnosticar ou tratar a despeito das investigações médicas e/ou consulta a especialistas?
- Você sofre de uma combinação de sintomas? Por exemplo, mais de um dos seguintes sintomas: eczema, enxaqueca, síndrome do intestino irritável, asma ou rinite sazonal (febre do feno).
- Os seus sintomas seguem um padrão? Por exemplo, eles pioram depois das refeições ou de ingerir determinados alimentos; pioram em certos períodos do mês ou do ano; estão ligados a alguma área ou parte da sua casa/local de trabalho? Existe alguma coisa que os alivia (tais como ir para junto do mar ou para as montanhas)?
- Você já foi aconselhado a excluir alimentos como chocolate e queijo (ricos em tiramina) para eliminar enxaqueca? Ou a tentar uma dieta hipoalergênica como a "Dieta da Idade da Pedra"? Em caso afirmativo, quais foram os resultados?
- Você já manteve um diário de alergia, observando o que você comeu e quando, junto com sintomas como rinite ou congestão nasal, além de outros possíveis indutores (poeira, por exemplo)?

Você apresenta quatro ou mais sintomas não explicados?

Se anda sofrendo de fadiga ou tem baixos níveis de energia, dificuldade de concentração, pele ressecada/eczema, dores nas articulações, suscetibilidade à candidíase oral, gases, distensão abdominal, cansaço após as refeições ou prurido anal, você pode ter alergia ou intolerância. Mas esses sintomas, principalmente quando os abdominais estão presentes, também podem ser sinal de uma disfunção chamada disbiose intestinal do tipo fúngico. Discutiremos isso mais detidamente no Capítulo 11.

Você sofre com sintomas crônicos de níveis variados de gravidade que o seu médico teve pouco sucesso em diagnosticar ou tratar?

Os sintomas causados por intolerância tendem a ser crônicos e persistentes, mas podem variar quanto à gravidade. Em virtude de o elo entre indutor e sintoma estar oculto e de, em geral, os próprios sintomas serem de identificação complicada, os médicos acham difícil diagnosticar corretamente as causas e muitas vezes pouco podem fazer para tratar os sintomas.

■ Você sofre de uma combinação de sintomas, como eczema e síndrome do intestino irritável, falta de concentração e enxaqueca?

Sintomas múltiplos e aparentemente não relacionados entre si podem ser um indicador clássico de intolerâncias, mesmo que cada um deles esteja sendo tratado separadamente. Eczema associado à síndrome do intestino irritável (SII), ou fadiga associada à enxaqueca são bons exemplos.

Um pobre homem que me procurou estava literalmente com uma cor de lagosta cozida. Seu rosto não podia ser mais vermelho e isso o deixava constrangido. Ele sofria de eczema seborréico, com o couro cabeludo escamoso e pele igualmente escamosa não só ao longo da linha do couro cabeludo como também em toda a face. Além disso, apresentava sintomas de SII, que pioravam quando ele ingeria alimentos açucarados ou demasiado quentes. A ligação entre esse tipo de eczema (que tende a ser oleoso, amarelo e escamoso) e SII é facilmente detectada pelos naturopatas – e uma mudança em sua dieta aliviou os problemas intestinais, que lhe provocavam imenso desconforto, além de melhorar seu bem-estar geral e resolver o problema embaraçoso que lhe havia minado a autoconfiança durante as reuniões de trabalho e situações sociais. Como bônus, meu paciente se livrou dos cremes esteróides que teriam lentamente envelhecido e danificado a sua pele. Ele ficou extremamente grato, e eu, muito contente.

■ Os seus sintomas seguem um padrão?

Comparando o padrão dos seus sintomas com um quadro geral da sua dieta, hábitos e meio ambiente, você pode obter pistas sobre os indutores ou as causas da sua alergia. O exemplo óbvio é a rinite sazonal (febre do feno), em que os piores sintomas tendem a coincidir com a época em que certas espécies de planta liberam pólen. A rinite perene (que afeta durante o ano inteiro) em geral está ligada aos ácaros do pó – se os sintomas forem piores pela manhã, ao acordar, é sinal de que a culpa é dos ácaros da cama e do travesseiro.

A variação geográfica dos sintomas também pode ser uma pista. Certa vez tive uma paciente que percebeu que a sua doença (uma mistura de fadiga crônica e irritabilidade) se agravava muito quando ela andava pelo setor de cosméticos e perfumes de uma loja ou ficava exposta a produtos de limpeza, sugerindo sensibilidade a produtos químicos. Se os sintomas melhoram durante uma viagem à praia ou às montanhas, isso sugere que a causa está na casa onde a pessoa mora – talvez o indutor seja algo ligado à sua casa ou local de trabalho (indicando a assim chamada "síndrome do edifício doente") ou aos níveis de poluição do ar do bairro ou cidade. Inúmeros pacientes me dizem que se sentem pior no trabalho. Para saber mais sobre a síndrome do edifício doente, veja a p. 194.

Por último, os sintomas alérgicos quase sempre pioram com o stress ou se agravam em certos períodos do ciclo menstrual.

■ Você já experimentou uma dieta hipoalergênica?

Dietas hipoalergênicas como a da "Idade da Pedra" são projetadas especificamente para eliminar alguns ou todos os alimentos que se mostram quase sempre indutores de reações de intolerância (mais informações no Capítulo 7). Muitas pessoas têm experimentado uma dieta dessas como parte de um programa em centros de desintoxicação ou em spas. Se alguma vez já seguiu uma dieta assim por mais de quatro dias, a sua reação pode fornecer uma valiosa pista sobre a origem de quaisquer sintomas inexplicados que você tiver.

Se os sintomas melhorarem em decorrência de uma dessas dietas, isso sugere enfaticamente que a causa é alergia ou intolerância alimentar. Tenha em mente que demora até duas semanas para se obter uma melhora, de modo que um resultado negativo no começo não exclui a possibilidade de alergia ou intolerância.

Acredite ou não, sentir-se pior durante uma dieta dessas mostra que você pode estar no caminho certo. O desaparecimento de sintomas é característica comum de alergias ocultas. Cortar com sucesso alimentos indutores da sua dieta pode causar cansaço, dores musculares, dores de cabeça, náusea e perda de peso, o que em geral dura de três a cinco dias. A maioria das pessoas de quem eu trato já teve essa experiência – nem que seja apenas a clássica "dor de cabeça de fim de semana" causada pelo desaparecimento dos habituais volumes de café e outras bebidas ricas em cafeína que costuma consumir no trabalho.

■ Você já manteve um diário de alergia?

O diário de alergia – uma extensão do diário de alimentos que você tem feito – propicia uma das melhores maneiras de descobrir sozinho se você está sofrendo de alguma alergia, mas requer paciência e atenção a detalhes.

Todos os dias durante pelo menos duas semanas você deve registrar tudo o que come e bebe, incluindo todos os ingredientes dos alimentos processados. Alguns aditivos dos alimentos, como glúten ou ovo em pó, podem ser indutores comuns de alergia alimentar oculta. Ao mesmo tempo, é necessário registrar todos os sintomas, além de seu grau de severidade e o período do dia em que melhoram ou pioram. Você também precisa registrar informações sobre o seu peso (um ganho súbito de peso devido à retenção de líquido pode ser sintoma de alergia alimentar oculta), hábitos intestinais (quando funcionam e a natureza das fezes – veja as orientações da p. 149) e os remédios que está tomando.

Se mantiver um diário de alergia, tenha em mente que é preciso o olho de um especialista para distinguir padrões, principalmente se os seus sintomas forem causados por intolerância a mais de um alimento. Peça ao seu CG geral a indicação de uma clínica alergológica ou procure um naturopata registrado. Para dar um exemplo, no Reino Unido, eles devem ter as letras ND MRN depois do nome.

Existe uma preocupação crescente entre médicos e ambientalistas acerca da maneira como os resíduos e os aditivos químicos dos alimentos podem reagir entre si e influenciar a nossa própria bioquímica e saúde. Como seres humanos, somos todos bioquimicamente semelhantes, mas não idênticos, de modo que podemos reagir individualmente aos elementos químicos presentes na nossa comida ou até mesmo ao "caldo químico" que nos rodeia, possivelmente desenvolvendo uma variedade de sintomas individuais. A ação de alguns aditivos químicos simula aqueles dos hormônios, que também podem nos afetar. Algumas pessoas com forte sensibilidade a substâncias químicas podem desenvolver um amplo leque de sintomas debilitantes, tais como rinite, dores de cabeça e fadiga. Elas podem submeter-se a inúmeros exames médicos para detectar a causa dos seus problemas, mas muitas sairão desses exames sem descobri-la e ainda sofrendo com os mesmos velhos sintomas – muitas vezes pensando, com tristeza, que seu médico acha que elas fingem estar doentes.

Não raro essas pessoas são encaminhadas para psicoterapeutas ou psiquiatras. Não se trata de uma crítica aos clínicos gerais convencionais, mas nós temos de ampliar os nossos conhecimentos nessa área. Os sintomas em si podem constituir uma causa significativa de depressão. Mas, em alguns casos, a depressão e as mudanças de humor podem ser provocadas pela intolerância. Embora de modo geral isso ainda não seja aceito pelos médicos, eu tenho certeza de que as pesquisas sobre psiquiatria nutricional com o tempo trarão à luz alguns mecanismos subjacentes.

VOCÊ É MESMO INTOLERANTE?

Algumas pessoas são genuinamente intolerantes em relação a alguns gêneros alimentícios ou grupos de alimento e podem beneficiar-se com dietas de exclusão supervisionadas por médicos. Entretanto, um número demasiado grande de pessoas exclui certos alimentos de sua dieta quando na verdade não têm intolerância por eles — trigo e laticínios são os exemplos mais comuns. Se você suspeitar que sofre de uma intolerância alimentar, siga estas regras simples:

- Não exclua totalmente alimentos sem uma razão clara para isso – ou seja, depois que uma avaliação nutricional/médica adequada indicar que essa pode ser uma estratégia de gerenciamento valiosa.
- Considere as deficiências que podem resultar dessa exclusão e certifique-se de ingerir fontes alternativas dos nutrientes que faltarem. Um exemplo é a exclusão de laticínios – você precisará satisfazer a necessidade de cálcio extraindo-o de outros alimentos.
- Jamais adote uma dieta de exclusão para seus filhos sem aconselhamento médico.

Como detectar uma intolerância

Se você desconfia que tem uma intolerância alimentar e quer detectá-la, qual é a melhor dieta de exclusão? Na minha opinião, é a dieta Addenbrookes, da qual falaremos agora.

Esse nome vem do hospital em Cambridge onde o professor John Hunter e seus colegas conceberam esse regime. A Addenbrookes é uma versão testada e aprovada de uma dieta de exclusão que evita a maioria dos alimentos pelos quais a pessoa pode ter intolerância. Como regra, as dietas de exclusão são bastante complicadas, mas a Addenbrookes é uma das melhores e mais fáceis, o que a torna bastante popular. Na minha opinião, as pessoas que resolverem adotá-la devem fazê-lo sob supervisão médica (ou seja, devem contar com a orientação de um médico bastante experiente antes, durante e depois da dieta e das fases de reintrodução dos alimentos). Qualquer risco de reação séria à comida deve ser avaliado, dando-se os conselhos necessários.

A dieta Addenbrookes

- Hunter aconselha manter um diário de alimentos e sintomas durante três dias antes de iniciar a dieta, a fim de avaliar o seu progresso.
- Depois de iniciá-la, siga a dieta rigorosamente por duas semanas.
- O seu médico precisa monitorar ao longo das duas semanas o desaparecimento dos sintomas – dentre os quais se destacam como os mais comuns: dores de cabeça, náusea e desconforto abdominal.
- Além dos alimentos cortados pelo médico, evite qualquer outro que você suspeite ser indutor.
- Sempre que possível, ingira alimentos frescos ou congelados e orgânicos.
- Evite alimentos enlatados, empacotados ou semiprontos.
- Alguns sintomas podem piorar antes de melhorar, mas mesmo assim mantenha a dieta. Depois de duas semanas, consulte o médico se não houver melhora – talvez o problema não seja alergia ou intolerância alimentar! Nesse caso, você pode excluí-las e explorar outras possibilidades.

DIETA ADDENBROOKES: O QUE É PERMITIDO E O QUE É PROIBIDO

Alimento	Pode comer	Não coma
Carne	Carne fresca	Carnes conservadas, bacon, salsicha
Peixe	Peixe branco, peixe oleoso	Peixe defumado, marisco
Vegetais	Verduras, legumes, tomates, leguminosas, feijões, ervilha, lentilha	Batatas, cebola, milho verde
Frutas	Maçã, pêra, bananas, frutas não cítricas	Frutas cítricas
Cereais	Arroz, arroz moído, farinha de arroz, flocos de arroz, bolos de arroz, tapioca, sagu, milheto, trigo-sarraceno	Trigo (incluindo pão, bolos, biscoitos, massas), centeio (pão), aveia, cevada, milho (incluindo farinha, espiga, mistura para creme/molho, pó para pudim), cereais matinais (com exceção dos flocos de arroz)
Óleos de cozinha	Girassol, açafroa, soja e azeite de oliva	Óleo de milho ou "vegetal"

Alimento	Pode comer	Não coma
Laticínios	Leite de soja, leite, iogurte ou queijo de cabra ou de ovelha	Leite de vaca (incluindo leite em pó, soro do leite, caseína, lactose), creme, manteiga, iogurte ou queijo
Bebidas	Água pura, sucos (frescos) de maçã, abacaxi e tomate, bebida alcoólica, chás de ervas	Chá, café, sucos de frutas, sucos de frutas cítricas
Outros	Sal marinho, ervas, especiarias com moderação, açúcar, mel	Chocolate, oleaginosos, vinagre, fermento e extratos de levedura (Vegemite, Marmite), conservantes

Exemplos de cardápio

- Café da manhã: mingau de trigo-mourisco com frutas secas ou flocos de arroz e leite de soja, suco de maçã, bolos de arroz
- Almoço: arroz, carne/peixe, salada/legumes e verduras, fruta ou pudim de leite de soja
- Jantar: carne/peixe, salada/legumes e verduras, fruta ou iogurte de leite de cabra

Reintrodução de alimento Esta é a fase em que as reações à comida podem ocorrer, e *não se deve tentar reintroduzir alimentos sem supervisão médica*. A maioria das reações reproduz os sintomas originais da pessoa, tais como enxaqueca ou problemas abdominais, mas reações severas também podem ocorrer.

Eis o que você deve fazer. Quando os sintomas tiverem desaparecido, reintroduza os alimentos banidos um a um, na ordem listada a seguir. Mantenha o seu diário de alimentos e sintomas. Experimente cada alimento por um dia ou dois e, se os sintomas não voltarem, passe para o seguinte. Se voltarem, pare de ingerir aquele alimento e espere pelo menos dois ou três dias antes de experimentar outro, pois os sintomas podem demorar um pouco para desaparecer.

Os alimentos devem ser reintroduzidos na ordem a seguir, num regime bastante estrito. Você não vai querer desfazer todo o trabalho que já realizou. Depois de dois dias sem reação, já pode incluir esses alimentos em qualquer refeição:

1. Água de torneira
2. Batatas
3. Leite de vaca
4. Fermento (use três pastilhas de lêvedo de cerveja ou duas colheres de chá de fermento para pão diluídos em água)
5. Chá
6. Centeio – desde que o teste da levedura tenha sido negativo (pão ou torrada de centeio, verificando se não há trigo na composição)
7. Manteiga
8. Cebola
9. Ovos
10. Aveia
11. Café
12. Chocolate (puro)
13. Cevada (acrescente cevadinha à sopa ou ensopado)
14. Frutas cítricas
15. Milho (farinha ou espiga)
16. Queijo de leite de vaca
17. Vinho branco
18. Mariscos
19. Iogurte de leite de vaca (natural, sem flavorizantes)
20. Vinagre
21. Trigo (primeiro farelo ou flocos de trigo)
22. Oleaginosos
23. Conservantes (tais como os encontrados em sucos de frutas, alimentos enlatados, salsichas, peixe defumado e assim por diante) – muito embora eu geralmente defenda uma dieta à base de alimentos frescos, pode ser útil descobrir através desse processo de reintrodução se os conservantes afetam você de algum modo. Glutamato monossódico e sacarina devem vir por último – apesar de eu insistir para que você não se dê ao trabalho de mantê-los em sua dieta.

ALERGIAS E INTOLERÂNCIAS

- *Busque ajuda profissional se você suspeitar de uma alergia ou intolerância alimentar. Não faça o próprio diagnóstico nem prescreva o próprio tratamento*
- A maioria das pessoas sabe se é genuinamente alérgica a alguma coisa. Uma intolerância é mais difícil de definir e diagnosticar
- Um grande número de sintomas pode estar ligado à intolerância
- Manter um diário de sintomas o ajudará a identificar problemas e seus indutores

CAPÍTULO **7**

A dieta do Método McManners

A esta altura você já deve ter adivinhado que eu não acredito em modismos em relação a dietas e não vou convencê-lo a adotar uma. Em vez disso, eu incentivo a variedade e a qualidade da comida dos meus pacientes e acredito que, em se tratando de dietas para a boa saúde, não existe "uma que sirva para todos". Assim sendo, você talvez esteja se perguntando, como posso defender a dieta do método McManners? Não estarei prestes a conduzi-lo exatamente para um tipo de regime que você já viu uma centena de vezes? Espero que não. O que quero é proporcionar-lhe meios para criar a sua própria dieta ótima.

Para explicar como cheguei a esse aconselhamento dietético, apresento a seguir uma breve lição de história da nutrição.

Muitos acreditam que a transição dietética a que nos submetemos nos últimos duzentos anos é a culpada pelos problemas de saúde do moderno Ocidente. A teoria é que os métodos modernos de agropecuária e de produção de alimentos reduziram o teor de fibras da maioria das dietas, ao mesmo tempo em que introduziram mais proteína, açúcar e sal refinados, gordura e aditivos e contaminantes artificiais do que os que estavam disponíveis para os nossos ancestrais nos tempos pré-industriais.

Outros especialistas, entre os quais me incluo, recuam ainda mais no passado, culpando mudanças ocorridas 10.000 anos atrás, na era neolítica, quando as comunidades que se reuniam para caçar começaram a se assentar e a desenvolver métodos agrícolas. De acordo com essa teoria, o aparelho digestivo humano evoluiu ao longo de milhões de anos para fazer frente à dieta à base de carne de caça, que mudou muito lentamente com o passar do tempo. Mas, desde a era neolítica, o ritmo acelerado das mudanças na agricultura, no processamento de alimentos e na tecnologia alterou a nossa dieta numa velocidade demasiado grande para que o processo evolutivo acompanhasse – e agora seguimos uma dieta que não fomos realmente projetados para digerir e usar com facilidade.

Ambas as teorias implicam que, em certo momento, a humanidade viveu uma era de ouro nutricional, ingerindo uma dieta ideal que assegurava saúde ótima, e que os seres humanos modernos caíram em desgraça, ao menos na cozinha. A verdade, é claro, é muito mais complexa. De maneira geral, nós somos muito mais saudáveis e vivemos mais atualmente do que os nossos ancestrais da Idade da Pedra ou dos tempos pré-industriais e, de muitas formas, a dieta habitual dos dias de hoje pode ser muito superior à deles. Mas também há muito mais que podemos aprender com a maneira como os nossos antepassados comiam quando tentamos determinar um bom modelo para uma dieta saudável, porque, em seu auge, eles partilhavam inúmeras características importantes:

- **Menos carne**: as opiniões diferem quanto à predominância de carne na dieta da Idade da Pedra, mas parece provável que esse fosse um artigo escasso na maior parte do tempo. O importante é que, quando se comia carne, essa era proveniente de animais selvagens – caça, que em geral é considerada melhor para a saúde.
- **Mais peixe e frutos do mar**: à medida que as pessoas se estabeleciam perto da água, peixes e mariscos passaram a constituir fontes muito comuns de proteína.
- **Alimento não processado**: a inexistência do processamento e da industrialização de que dispomos hoje implicava a presença bem maior de fibras na dieta – os alimentos integrais predominavam e açúcar e sal eram muito raros. Antes da introdução do açúcar refinado da cana, por exemplo, o único adoçante disponível para os europeus era o mel – e esse era um luxo raro.
- **Alimentos não contaminados**: os métodos agropecuários antigos eram o que chamaríamos de orgânicos, uma vez que os fertilizantes artificiais e pesticidas ainda não existiam.
- **Alimentos frescos**: a falta de métodos de refrigeração e conservação implicava que um percentual bem maior da dieta tinha de ser composto de alimentos da estação, embora isso implicasse carência de alimentos frescos em algumas épocas do ano.
- **Combinação com fatores do estilo de vida**: as pessoas eram em geral mais ativas fisicamente e não eram expostas aos poluentes tóxicos de hoje.

JEJUM PARA A SAÚDE

Os nossos ancestrais provavelmente não comiam abundantemente todos os dias e eram mais saudáveis por causa disso. Algumas vezes, quando matavam um cervo ou outro animal grande, comiam bastante carne durante uns dois dias (antes que a carcaça apodrecesse). Em outras ocasiões, principalmente quando saíam para caçar, despendiam grande quantidade de energia sem ingerir qualquer alimento. A fisiologia humana evoluiu para enfrentar – e nele se desenvolver – esse padrão de consumo de alimentos, mas hoje nós comemos mais do que o suficiente em praticamente todas as refeições.

Embora normalmente defenda comer com regularidade, sem pular refeições, eu também estou consciente de que o jejum – total ou parcial – pode energizar o corpo e ajudá-lo a evitar doenças. Em geral recomendo um jejum parcial – por exemplo: um dia comendo só frutas no café da manhã, frutas ou legumes e verduras no almoço e legumes e verduras no jantar, ingerindo bastante água ou suco ao longo do dia. Por vezes também incentivo um final de semana, ou um período de três dias, de jejum parcial, durante os quais no primeiro dia só se bebem sucos de frutas e de vegetais diversos (mas em abundância, sempre diluindo o sumo em igual quantidade de água), acrescentando-se legumes cozidos no vapor no segundo e sementes e grãos no terceiro dia.

Para evitar a dor de cabeça que ocorre na desintoxicação, prepare-se para o jejum comendo alimentos leves e saudáveis nos dias que antecedem o jejum e evite café, cigarro e outros estimulantes. Não coma nada pesado na "última refeição do dia". (Lembro-me de uma vez em que, quando eu estava numa clínica naturopática, vi uma mulher devorar uma barra de chocolate enorme, "tamanho família", diante do portão da clínica, antes de cruzá-lo. Não é a melhor forma de se começar um tratamento desse tipo!) Durante o seu jejum parcial, procure não jantar fora – em restaurante ou casa de amigos –, porque o jejum não combina com reuniões festivas em torno de uma mesa. Se você tem um companheiro, tentem jejuar juntos. Apesar de constituir uma atividade bastante natural, qualquer grau de jejum deve ser tratado com cuidado. Você tem de ir com calma, pois terá menos energia do que o habitual. Mantenha-se aquecido, faça exercícios leves como caminhadas e tome banhos relaxantes. E beba muita água – no mínimo dois litros por dia.

O melhor dos dois mundos: "pescovegetarianismo"

O meu modelo predileto para uma dieta diária saudável é a que leva em consideração as regras gerais definidas acima. Tecnicamente, podemos chamá-la de "pescovegetariana" – uma dieta predominantemente vegetariana que admite peixes e outros produtos do mar como fontes de proteína e outros importantes nutrientes (principalmente zinco e AGE, dos quais muitas pessoas são deficientes). Dê preferência aos peixes oleosos, variedade rica em AGE, em especial truta, arenque, sardinha e salmão selvagem ou orgânico.

A maior parte de uma dieta pescovegetariana é constituída por fontes de carboidratos complexos básicos: lentilha, feijão, semolina, arroz marrom, milheto, quinoa, massas e pães integrais, junto com vários tipos de frutas, verduras e legumes frescos, além de uma boa variedade de frutos oleaginosos e sementes. A maioria das refeições deve ser essencialmente, embora não submissamente, vegetariana – a menos que você seja vegetariano por razões éticas, é claro. Lembre-se de que o princípio norteador é a variedade.

Os peixes podem figurar diversas vezes no cardápio – talvez cavalinha com salada no almoço ou um peixe qualquer refogado para o jantar –, mas eu insisto: é o espírito geral da dieta que conta, não os detalhes. Flexibilidade é a chave e você deve ficar à vontade para dar umas escapadas de vez em quando. Tome um sorvete ou peça uma pizza uma vez ou outra; coma o que for que seus amigos servirem num jantar, participe de um churrasco ocasional. Contanto que a sua dieta geral seja pescovegetariana, você estará construindo sólidas reservas nutricionais e vitais e o seu sistema não será prejudicado com eventuais refeições menos saudáveis (assim você evitará aborrecer os amigos, deixando de lhes criar dificuldades para montar o cardápio da festa).

O principal benefício de uma dieta pescovegetariana é o fato de ser saborosa, prazerosa e fácil – além de, é lógico, incrivelmente saudável, sem um pingo de exagero nesses elogios. Essa dieta propicia um bom equilíbrio entre os grupos alimentares, o que se coaduna com as diretrizes oficiais da pirâmide alimentar. Tem baixo teor de gordura saturada e de açúcar e sal, é rica em fibras, tem todas as vitaminas, sais minerais, antioxidantes e AGE, além de fornecer todos os aminoácidos essenciais. É bastante provável que a dieta histórica da humanidade tenha sido predominantemente pescovegetariana tanto na era pré-industrial quanto na Idade da Pedra.

CRIANÇAS E VEGETARIANISMO

Para adotar uma dieta vegetariana ou predominantemente vegetariana com as crianças é preciso um cuidado especial. Procure orientação com o seu médico ou nutricionista ou entre em contato com um grupo como o da Sociedade Vegetariana, que pode aconselhá-lo sobre a questão.

Acostumar-se com uma dieta nova leva tempo. Você pode facilitar introduzindo-a aos poucos – com uma refeição pescovegetariana por dia. Reserve algum tempo para experimentar receitas e ingredientes novos e não se deixe abater pelas regras. Como Sócrates disse: "Tudo com moderação. Nada em excesso." Em outras palavras, evite estilos de vida radicais.

SÃO ESSENCIAIS NA COZINHA

A cozinha saudável não requer uma porção de utensílios caros. As três peças-chave da minha cozinha são:

- Uma peneira ou cesto grande de aço inoxidável para cozinhar no vapor peixes, vegetais e semolina
- Uma panela para *sauté* – na verdade, trata-se de uma frigideira de aço inoxidável com tampa; ideal para preparar *ratatouille* e pratos como *dahl* e refogados de leguminosas ou de feijão
- Uma travessa de barro para peixe, carne e caça

Eu também aconselho a investir em panelas de aço inoxidável e travessas de cerâmica refratária, para não correr o risco de introduzir alumínio – metal pesado e tóxico – na sua comida.

Bons hábitos digestivos

Como eu disse antes, o importante não é só o que você come, mas como come. Os naturopatas pioneiros na Europa do século XIV e começo do século XX puseram muita ênfase em comer bem e na necessidade de mudar os hábitos dos pacientes. Às vezes isso era levado a níveis cômicos – o dr. Franz Mayr, que concebeu a assim chamada Terapia Mayr na Áustria, defendia a tese de que a mastigação é o caminho para a felicidade interna, insistindo que "apenas as coisas que têm gosto melhor depois de mastigadas 50 vezes são boas para você". Por exagerado que pareça, havia um bocado de verdade em seu conselho. Examinemos alguns dos princípios da alimentação saudável.

- **Coma regularmente**. A regularidade é vital para o saudável funcionamento fisiológico, que pode afetar tudo, desde o humor até a inteligência. As crianças que tomam o café da manhã, por exemplo, apresentam um desempenho na escola melhor do que o daquelas que não o fazem. Jamais pule refeições (exceto quando estiver jejuando, como vimos na p. 95).
- **Tome o café da manhã como um rei, almoce como um príncipe e jante como um mendigo**. Esse ditado – um dos meus prediletos – nos adverte que a maioria das pessoas faz suas refeições ao contrário (em termos de substancialidade). O começo do dia é o momento em que você precisa de uma boa plataforma de lançamento de energia e nutrientes, com um segundo impulso na hora do almoço. Ainda assim, as pessoas fazem sua refeição mais substancial à noite, pouco antes de relaxar e dormir. Como alguém uma vez observou: "O maquinista não abastece sua locomotiva antes de recolhê-la à noite ao galpão." O final do dia é quando o seu metabolismo está desacelerando. A sua digestão é menos eficiente e calorias em excesso têm maior probabilidade de se converterem em gordura, enquanto a falta de atividade física acarretará menor ajuda aos intestinos para empurrar os alimentos pelo trato digestivo. Grandes refeições pouco antes de se deitar também podem interromper o seu padrão de sono.
- **Coma com maior freqüência**. Se for difícil organizar as suas refeições de modo que o seu café da manhã seja mais substancial do que o jantar, tente dividir a sua ingestão de alimentos em refeições menores e mais freqüentes – de três em três horas, mais ou menos.
- **Coma mais devagar**. Comer correndo ou sob stress não faz nenhum bem ao seu aparelho digestivo. A hora da refeição tem de ser calma. E assim você

degustará melhor o alimento. Tome providências positivas para relaxar, mesmo que não disponha de muito tempo. Sente-se para comer e procure não comer no escritório – é bom mudar de cenário.

- **Mastigue bem a comida**. O dr. Mayr pode ter exagerado um pouquinho no que diz respeito à mastigação, mas ela *é* uma parte vital do processo digestivo. Sem a trituração mecânica do alimento, principalmente dos vegetais fibrosos que compõem uma parte expressiva da alimentação saudável, o resto da sua digestão estará trabalhando em desvantagem. Mastigar também ajuda a misturar o alimento com bastante saliva, que contém a enzima digestiva amilase, dando assim o pontapé inicial na digestão de carboidratos. Então, não engula a comida em grandes bocados (o que também o faz engolir ar, além de impedir uma digestão completa).
- **Pare quando satisfeito**. Segundo o naturopata austríaco Erich Rauch, um antigo médico egípcio observou: "A maioria das pessoas come em demasia. Elas prosperam com um quarto do que comem e os médicos, com os outros três quartos." Hoje, muita gente ainda come mais do que precisa, ignorando o sinal mais simples e básico que lhe diz quando parar: o momento da saciedade. Faça disso a regra de ouro da sua alimentação – pare quando estiver satisfeito. Evite preparar mais comida do que o necessário e não coma tudo só para não deixar comida no prato.
- **Melhore o funcionamento dos seus intestinos**. Comer mais fibra é a melhor maneira de fazer isso, mas você também pode beber bastante água (veja abaixo), procurar ir ao banheiro nos mesmos horários todos os dias e jamais ignorar um sinal de que está na hora de visitar o toalete. Fazer força é ruim – provavelmente significa que você precisa comer mais fibra e beber mais água. Mastigar bem e comer mais devagar também ajudam.
- **Água, água, água**. A água é essencial para a vida, para a saúde, boa digestão, pele limpa e aparência geral saudável. Procure ingerir mais ou menos dois litros por dia (mais se você morar num local de clima quente ou se fizer exercícios mais pesados). Você pode achar difícil aumentar a sua ingestão de líquidos num primeiro momento, mas vale a pena o esforço. A sua urina deve ser clara e inodora – caso contrário, você não está bebendo água o suficiente.

PARA SE ADAPTAR AO NOVO REGIME

- Tome sempre café da manhã. Se não o fizer, acabará comendo mais depois.
- Planeje suas refeições com antecedência, de modo a ter idéias de receitas/cardápio para uma semana à frente. Isso o ajudará na hora de fazer as compras para a sua nova dieta e diminuirá as chances de retroceder para os velhos hábitos em virtude da falta dos ingredientes adequados.
- Cuide para ter os alimentos certos em casa, ou a probabilidade de ingerir os errados será maior. Se você não comprar bolachas, sorvete e coisas assim, não sofrerá qualquer tentação de incluí-los nas suas refeições.
- Se sentir fome entre as refeições, você pode fazer um lanche – desde que seja nutritivo como, por exemplo, iogurte de baixa caloria, fruta, sementes ou cereal.
- Nunca faça compras em supermercado quando estiver com fome.
- Faça lista de compras e atenha-se a ela.
- Se comer fora, explore diferentes estilos culinários e use as refeições como fonte de inspiração para a sua cozinha.
- Pense sobre o que o levou a mudar os hábitos alimentares. Uma dieta saudável aumentará as suas chances de gozar de boa saúde agora e no futuro, além de melhorar a sua aparência e aumentar os seus níveis de energia.
- Lembre-se: "Tudo com moderação". Em outras palavras, coma chocolate e beba cerveja de vez em quando, se sentir vontade – mas não exagere. E não coma feijão-de-lima se não gostar – há inúmeras outras opções que certamente lhe agradarão.
- Seja aventureiro. Explore novas tradições culinárias. Eu já sugeri a culinária mediterrânea e a do Oriente Médio, que são tão saborosas quanto saudáveis. A cozinha japonesa também é rica em pratos pouco calóricos à base de vegetais e peixes apetitosos (*sushi*, por exemplo); e a cozinha sul-americana reúne grãos pouco comuns como milheto e quinoa. Existem livros que dão receitas praticamente do mundo inteiro, então visite as livrarias, escolha e use as receitas como inspiração para as suas variações e invenções.
- Adote o hábito da alimentação saudável. Muitas técnicas da alimentação saudável parecem difíceis a princípio, mas só porque nos acostumamos a práticas não saudáveis. Na verdade, cuscuz marroquino e ensopado de carne de caça são tão simples de preparar quanto feijão ou moqueca de peixe; cozinhar legumes no vapor é tão fácil quanto fritá-los. E você se habituará depressa a uma quantidade menor de sal na sua comida.

- Seja criativo na hora de comprar os ingredientes e de cozinhar. Pense sempre num modo para variar os pratos e substituir os alimentos menos saudáveis pelos mais saudáveis e igualmente saborosos, em vez de se sentir privado de "petiscos" que você está "proibido" de comer.

Faça dar certo

A maioria das pessoas acha útil apegar-se a algum tipo de rotina. Principalmente durante o processo de adaptação ao novo estilo alimentar, pode ser útil consultar uma lista de refeições principais saudáveis, que você pode mudar a cada 10 dias mais ou menos. Experimente o cardápio abaixo ou crie um que lhe seja mais adequado:

1. *Ratatouille*: verduras e legumes mediterrâneos em pedaços – pimentão, abobrinha, berinjela, tomate, cebola, alho – cozinhe em pouca água e deixe dourar no azeite; sirva com trigo para quibe.
2. *Paella*: refogue no azeite pedaços pequenos de frango caipira/orgânico com peixe, mariscos, cebola, pimentão e ervilhas; acrescente arroz integral ou selvagem temperado com alho, açafrão e pimenta malagueta e caldo de galinha ou de vegetais e deixe cozinhar sem mexer até o arroz ficar cozido.
3. *Salmão*: ponha simplesmente para grelhar e sirva guarnecido de lentilhas de Puy (aquela bem miúda e esverdeada) com espinafre fresco cozido até murchar, temperado com limão.
4. *Peixe com grão-de-bico*: pescada grelhada ou cozida no vapor e servida com grão-de-bico cozido em molho de tomate (cozinhe o grão-de-bico ou use o enlatado, não esquecendo de escorrê-lo, e acrescente molho de tomate feito em casa, temperado a gosto com ervas ou condimentos tais como cominho e gengibre).
5. *Carne silvestre*: carne assada de cervo, de perdiz, faisão ou javali, servida com *dahl* – um "mingau" grosso feito de lentilha laranja (também conhecida como "lentilha vermelha partida") com cebola e condimentos.
6. *Vegetais refogados*: refogue uma variedade bem colorida de legumes e verduras (experimente cenoura, repolho chinês, cebolinha, gengibre fresco,

feijão francês, pimentão vermelho, complementando com um bom punhado de folhas de espinafre, deixando apenas aferventar); sirva com arroz.

7. *Sardinha (em lata ou frescas e grelhadas)*: sirva com cuscuz marroquino ou tabule (semolina misturada com pimentão, cebola, nozes, tâmaras e ervas, tudo bem picado e servido frio) e salada.

8. *Couve-flor ao forno com queijo cheddar*: sirva com pescada grelhada e batata assada.

9. *Cozido de vegetais e leguminosas*: escolha tubérculos e cozinhe-os lentamente numa caçarola com tomates e condimentos; depois acrescente um punhado de grão-de-bico e feijão já cozidos e sirva com pão integral, arroz integral ou macarrão integral.

10. *Cavalinha*: ponha para grelhar e sirva com arroz e legumes refogados ou salada.

O almoço, para quem trabalha fora, é sempre um problema. Mas você não precisa depender do sanduíche da lanchonete da esquina! Eu trabalho em Londres duas vezes por semana e levo o meu almoço de casa – geralmente frutas que compro na estação de trem, sementes, bolo de aveia, iogurte e às vezes até mesmo batata assada fria, com algum recheio, ou uma fatia de peixe frio e pedaços de abacate com limão, que levo num pote *Tupperware*. *Falafel* frio com salada verde e tomate maduro, ou uma salada de macarrão integral com azeite, um ovo cozido duro e vários legumes crus picados, tudo isso é fácil de transportar, além de muito nutritivo. E se você ficar sem tempo ou esquecer de preparar o lanche, agora já existem vários restaurantes e lanchonetes que "entenderam a mensagem" e oferecem excelentes saladas, pão de centeio ou integral e recheios saudáveis para a popular batata assada.

Acho que você já dispõe de dados suficientes para lhe servirem de guia, mas algumas pessoas acham útil obter informações mais detalhadas quando iniciam uma dieta nova. Eu geralmente forneço aos pacientes que me pedem uma folha de sugestões de cardápio com os alimentos permitidos. Eis abaixo uma orientação minuciosa com tudo o que você precisa saber para criar uma dieta básica, que lhe possibilite manter uma alimentação saudável e perder peso.

A dieta para uma alimentação saudável e para a perda de peso

A dieta pescovegetariana tem por objetivo reduzir a ingestão de calorias, aumentar a ingestão de micronutrientes e evitar alimentos não saudáveis.

Opções para o café da manhã

- Um copo de suco, uma fruta e dois biscoitos de aveia integral.
- Iogurte e flocos de milheto com uma fruta.
- Torrada de pão integral guarnecida com tomate grelhado e azeite, ou alguns grãos de feijão assado, ou um ovo cozido ou mexido, ou ainda 60 gramas de cogumelo.
- A minha opção favorita: mingau – deixe de molho na noite anterior meia xícara de aveia orgânica em uma xícara de leite semidesnatado ou de soja e esquente de manhã. Você pode acrescentar frutas ou sementes – o que lhe der vontade. Esse mingau realmente satisfaz e deixa você sem fome até a hora do almoço.

Opções para o almoço

- Uma batata assada grande recheada com queijo de baixa caloria, milho verde ou atum misturado com cebola, pimentão ou azeitona, com legumes refogados ou salada.
- Uma salada grande, só verde ou com arroz frio, com 85 gramas de truta, cavalinha ou outro peixe oleoso. Use um molho preparado com uma colher de sopa de azeite de oliva prensado a frio e uma boa pitada de ervas frescas ou secas.
- Uma tigela grande de sopa de vegetais, de preferência feita em casa, com um pedaço de pão integral (tente pães de grãos diferentes – aveia e centeio são excelentes).
- Um sanduíche de ovo, queijo, peixe ou abacate e bastante salada – experimente várias combinações de tomate, alface, cenoura cortada em tiras finas, broto de feijão e pepino – e pinhão.
- Torradas grossas de pão integral umedecidas com azeite de oliva e cobertas com azeitonas e tomates secos.
- *Ratatouille* (veja p. 101).

Opções para o jantar

- Filé de peixe – salmão, linguado ou uma truta inteira –, acompanhado por muitas verduras ou uma salada e, opcionalmente, de 110 a 170 gramas (peso depois de cozido) de macarrão integral, de arroz integral ou selvagem, milheto ou quinoa.
- Refogado ou caçarola de legumes com um pouco de óleo, com arroz integral, semolina ou trigo para quibe.
- Tofu temperado (ou filé de peixe oleoso, como citado acima) servido com lentilha ao *curry*.

Opções para lanches

- Biscoitos de aveia integral, azeitonas, frutos oleaginosos e sementes, legumes ao vinagrete, iogurte, metade de um abacate, homus.

Alimentos permitidos e instruções de preparo

- **Peixes**: devem ser grelhados, assados ou cozidos no vapor. Eu ponho o meu no forno, numa panela de aço inoxidável com um pouco de água para não grudar.
- **Frituras**: de preferência, nenhuma, ou com um mínimo de óleo.
- **Óleos e gordura**: use pequenas quantidades de óleos puramente vegetais, de preferência prensados a frio.
- **Pão**: prefira o integral – experimente todas as variedades de grãos.
- **Massa e arroz**: tente usar macarrão integral ou os novos tipos feitos à base de arroz, milho ou outros grãos; arroz integral ou selvagem.
- **Frutas**: coma no mínimo três frutas por dia, de preferência frescas. Quanto às frutas enlatadas, prefira as que vêm com suco sem açúcar; e limite a quantidade de frutas secas que você ingere.
- **Legumes e verduras**: use verduras e legumes frescos, cozidos num mínimo de água ou no vapor. Não acrescente sal – é difícil mudar velhos hábitos, mas você precisa livrar-se desse. A comida sem sal reeducará o seu paladar, permitindo-lhe perceber os sabores sutis dos alimentos.

- **Ovo** (grande fonte de proteína, lecitina – vital para o cérebro – e sais minerais, além de ácidos graxos ômega-3 em variedades de galinhas que recebem alimentação especial): cozido, *pochê* ou mexido. Omelete também é excelente... e de preparo rápido.
- **Leite, queijo e iogurte**: use as variedades de baixas calorias (tais como leite desnatado e queijo tipo Gouda). Prefira os bio-iogurtes vivos, feitos com culturas de acidófilos para garantir uma flora intestinal saudável.

DIETA DO MÉTODO MCMANNERS

- Prefira cardápios pescovegetarianos
- Seja aventureiro na cozinha
- Desfrute a sua comida
- Não pule refeições, mas pense em fazer um jejum parcial de vez em quando – uma dieta leve à base de sucos, legumes e verduras por um dia ou dois
- Preste atenção à sua maneira de comer
- Faça da alimentação saudável um desafio criativo

CAPÍTULO **8**

Vida saudável

June, integrante do meu grupo de pacientes regulares, veio ver-me depois de um intervalo de alguns meses. Tinha passado mais ou menos bem – não havia nada de obviamente errado com ela. Mas sentia-se cansada, letárgica, com vagas dores de cabeça que pareciam atacá-la mais em casa e também desde que o outono começara. Vários pacientes chegam com uma ampla variedade de sintomas indefinidos. Aliás, os médicos dos ambulatórios dos hospitais parecem fazer questão de enviá-los para mim para uma avaliação em profundidade de todos os fatores que possam estar envolvidos no que efetivamente lhes esteja ocorrendo.

Muitas dessas pessoas já passaram por extensa investigação para excluir a possibilidade de doenças importantes. Os resultados podem até ser todos negativos, mas os pacientes continuam a se sentir mal. Entretanto, não é preciso mágica para descobrir o que realmente está acontecendo. É preciso um exame do quadro mais amplo: o meio ambiente em que a pessoa mora e trabalha.

Eu começo com a elaboração de um histórico detalhado do contato da pessoa com seu meio ambiente e de tudo a que ela possa estar exposta, como poeira e substâncias químicas. Em conjunto, analisamos fatores como:

- o emprego
- . o local de trabalho
- se mora em rua movimentada
- se mora em apartamento abaixo do nível da rua
- o padrão dos sintomas e se existe alguma relação com possível carga tóxica ou exposição a substâncias químicas.

Eu examinei June e fiz algumas investigações que, entretanto, se revelaram infrutíferas, não nos dando nenhuma pista. Conversamos exaustivamente sobre os diversos aspectos do ambiente do local de trabalho e da residência. No final eu lhe pedi para verificar e fazer manutenção nas instalações de gás – providência que deve ser tomada uma vez por ano em todas as casas.

Na consulta seguinte, June me contou que o técnico constatou que o aquecedor central estava com vazamento de monóxido de carbono. O aquecedor foi consertado e seus sintomas desapareceram. Ela me agradeceu e eu fiquei muito contente com o fato de o problema ter sido identificado. Monóxido de carbono é um problema escondido em muitas casas e pode ser letal. Tem havido alguma publicidade a esse respeito, mas nem de longe o suficiente para conscientizar a população sobre esse tremendo risco dentro de casa.

Assim, além de visitar o médico periodicamente, faça também um *check-up* da sua casa, para ter certeza de morar num meio ambiente saudável para você e para sua família. Na prática, um lar saudável é tão importante quanto a alimentação saudável – já que são, no final das contas, os dois elementos da saúde bioquímica.

Lucy me procurou em razão de dor e distensão abdominais e fadiga após as refeições – sinais de SII. Ela disse que na verdade se sentia melhor quando não comia. Levava uma vida extremamente ocupada como DJ, esposa e mãe e já havia promovido mudanças em sua agenda incrivelmente cheia a fim de manter certa regularidade nos seus horários – entretanto, seus problemas abdominais persistiam. Para piorar a situação, ela também sofria de rinite – nariz escorrendo constantemente, como uma febre do feno que dura o ano inteiro – e seu sono (para não mencionar o do marido!) era perturbado pelo ronco.

Eu lhe pedi para seguir uma dieta naturopática e para fazer mudanças sob a minha orientação para tornar a casa saudável – o que implica evitar ácaros da poeira e eliminar da casa as substâncias químicas contidas em produtos de limpeza, aerossóis, compostos de cloro e outros do gênero. Os efeitos foram imensamente benéficos. Primeiro, os níveis de energia de Lucy subiram: uma renovada vitalidade é sempre bem-vinda e constitui um bom sinal de que as coisas em geral estão melhorando. Melhor ainda, sua SII sarou completamente e a rinite também. Ela se sentiu tão bem, na verdade, com sua energia restaurada, que vai ter outro bebê!

A história de Lucy ilustra o fato de que é vital prestar atenção ao ambiente interno, principalmente à dieta, e ao ambiente externo: nesse caso, a exposição a substâncias químicas e alergênicos presentes na casa.

Se você acha que existem áreas preocupantes na sua casa, não se desespere. Quase sempre há alguma solução para o problema, mas as alterações que você talvez tenha de fazer podem ir das mais simples até as mais radicais. Numa ponta estão providências como tampar a panela ao ferver água, para limitar a condensação e o surgimento de bolor. Na outra, transformações drásticas no estilo de vida, tais como mudar de casa (e até de bairro) ou de emprego. Até onde será necessário ir é algo que depende, evidentemente, do quanto a situação afeta a sua saúde.

OBSERVE OS LUGARES ONDE VOCÊ MORA E TRABALHA

- Você mora numa rua movimentada? Descreva o nível de gases gerados pelo trânsito na sua área:

  Pesado   Moderado   Leve

- Verifique a existência de algum destes itens nos arredores da sua casa: central elétrica, incinerador, fábricas/usinas, depósito de lixo, estação de trem/porto, plantações, pulverização de plantação, florestas, áreas úmidas ou pantanosas (leito de rio/lagoa, valas, vales e assim por diante).
- Quais dos seguintes itens estão presentes na sua casa/local de trabalho: janela com vidro duplo, aquecimento central, carpetes de parede a parede, carpetes de pêlo alto, janelas com esquadrias metálicas, chuveiro sem ventilação, máquina de lavar/secadora sem exaustor, móveis de MDF?
- Tem animais domésticos (gatos, cachorros, roedores ou pássaros)? Eles vivem dentro de casa ou fora? Têm permissão para entrar nos quartos?
- A sua casa é úmida? Se for, o que você faz para resolver o problema?
- Com que freqüência você passa o aspirador de pó na sua casa e que tipo de aspirador é o seu? (O seu aparelho é equipado com filtro HEPA, recomendado para os alérgicos?) Com que freqüência você lava os edredons e os tecidos de decoração e em que temperatura? Para eliminar bolor você limpa regularmente banheiros, geladeira, janelas e assim por diante?
- Tem fogão ou outro eletrodoméstico a gás?
- Usa desodorizantes para o ar ou em tapetes/carpetes, desodorantes, perfumes, polidores, água sanitária, produtos de limpeza, fotocopiadoras ou impressoras? Tem algum dos seguintes itens em sua casa/local de trabalho: novos materiais sintéticos

> de construção, paredes recém-pintadas ou tratadas quimicamente, paredes com miolo de material isolante, telhas no teto?
>
> - Há algum fumante na sua casa?
> - Existe alguma estação comutadora, ou poste elétrico, linha de alta voltagem ou torre de telefonia celular numa distância de até 400 metros da sua casa? Você usa telefone celular? Já pesquisou nos *websites* dos fabricantes de telefones para descobrir qual marca ou modelo oferece o menor nível de emissão?

A sensibilidade a fatores ambientais como esses pode variar imensamente. Já tratei de casos de sensibilidade a substâncias químicas tão extrema que os pacientes tinham dificuldade até de manter o emprego, ou sofriam de uma rinite permanente tão severa que jamais conseguiam dormir decentemente uma noite inteira. As pessoas afligidas por esse tipo de problema vivem quase sempre desesperadas para recuperar algum nível de normalidade em sua saúde e se mostram dispostas a tomar medidas drásticas. Entretanto, para muita gente, a nocividade da poluição e dos alergênicos pode não se traduzir em problemas específicos. Seu impacto sobre a saúde está mais ligado às suas repercussões na carga geral tóxica e alérgica e o efeito cumulativo das influências ambientais sobre os indivíduos.

Neste capítulo, eu lhe mostrarei como diminuir essa carga e aliviar um pouco da pressão sobre o seu sistema. Mudanças radicais de vida podem não ser práticas, mas pequenas mudanças podem exercer um efeito cumulativo. Ao ajudar o seu sistema imunológico, você reduzirá o vazamento das suas reservas e poderá começar a ampliá-las, para contrabalançar as forças que desequilibram o seu triângulo de saúde.

■ O trânsito na rua que você mora é muito ruim?

Obviamente os gases dos carros e a poluição costumam ser bem piores nas áreas urbanas do que na zona rural – e piores em algumas cidades do que em outras. Os gases do óleo diesel são provavelmente o tipo mais perigoso de poluição causada pelo trânsito, pois contêm diesel particulado – partículas tóxicas que podem penetrar fundo nos pulmões. Mas os gases da gasolina e emissões dos carros contribuem para a elevação dos níveis de poluição do ar, o que tem sido associado ao aumento da incidência de asma. Mude-se para um quarto nos fundos ou use um purificador de ar.

No seu bairro existem outras fontes de poluição?

Centrais elétricas, depósitos de lixo ou incineradores poluem o ar (tais como emissões de dióxido de enxofre e partículas fuliginosas), o que pode ser particularmente ruim em áreas com pouca circulação de ar, como regiões baixas, vales estreitos ou lugares cercados de montanhas. Também podem afetar os reservatórios de água. Um relatório recente revelou uma presença significativa de contaminação química nos peixes perto da residência real de Balmoral. Outras fontes potenciais de poluição podem ser menos óbvias – se você mora perto de um porto, por exemplo, pode correr o risco de exposição a altos índices de emissão de diesel dos navios.

Os moradores das zonas rurais nem sempre estão em melhor situação, em termos de poluição. A pulverização extensiva das áreas agrícolas tem sido associada a muitos problemas de saúde, enquanto a contaminação dos alimentos e das águas subterrâneas por fertilizantes e pesticidas constitui um risco que todos nós corremos. Há muita pulverização na sua região? Você pode verificar a qualidade da sua água junto à empresa responsável, que tem o dever de informar ao consumidor, todos os meses, se os componentes químicos presentes na água se encontram dentro dos limites permitidos.

Os alergênicos vêm de fontes tanto naturais quanto artificiais. A rinite sazonal – também conhecida como febre do feno – é freqüentemente associada ao pólen de uma planta em particular. Os alergistas podem usar "calendários do pólen" para determinar qual deles é o provável indutor da febre do feno do paciente. No Reino Unido, nos meses de maio, junho e julho, o pólen da grama é o indutor mais comum de febre do feno, enquanto nos EUA o principal é o pólen de uma erva daninha do gênero *Ambrosia*, que eclode no final do verão. Três tipos de pólen normalmente causam problemas em fevereiro ou março.

Os esporos do bolor são bem menos conhecidos como alergênicos, mas podem agir como indutores em níveis superiores aos do pólen. Mesmo no auge da estação de pólen da grama, existem 50 vezes mais esporos do bolor no ar do que pólen, agravando imensamente a carga alergênica ou o ataque ao nosso sistema imunológico. O calor e a umidade aceleram o crescimento do bolor e os esporos predominam no final do verão e outono e em áreas cobertas, arborizadas e/ou úmidas, adegas e porões (veja abaixo). Os esporos podem causar os mesmos tipos de problema de saúde deflagrados pelo pólen.

A sua casa é uma fonte interna de poluição?

Asma e outros problemas respiratórios são cada vez mais comuns, mas a culpa não deve ser atribuída apenas aos poluentes externos. A incidência de asma pode ser maior nas regiões rurais do que nas urbanas, enquanto a de febre do feno vem-se agravando nessas últimas, a despeito da queda geral dos índices de pólen no ar nas cidades – indício de problema de poluição interna e da interação entre substâncias químicas e alergênicos.

A poluição interna é composta por duas categorias principais: fontes naturais tais como poeira misturada com excrementos de ácaro e também bolor, que podem ser grandes alergênicos, e poluição química, que pode ser tóxica (ver p. 123). A sua casa pode ter características que aumentam a sua exposição aos dois tipos de poluição.

Economia de energia, perda de saúde

Durante a crise do petróleo dos anos 1970, a fim de reduzir a conta de combustível usado no aquecimento da casa, muita gente adotou medidas para economizar energia, tais como vidro duplo e vedação da janela para se proteger do vento. Muitas dessas medidas agora se tornaram padrão na maioria dos imóveis novos como parte do movimento rumo à eficiência de energia. Mas será que contas mais baixas para pagar são motivo suficiente para a criação de condições que podem constituir um risco real para a saúde?

Vedar as janelas e paredes das casas dessa maneira as torna mais quentes, menos ventiladas e mais úmidas – fatores que favorecem o aumento de poeira com ácaros e bolor, dois dos maiores indutores de alergia. Basta ver a condensação da nossa respiração em janelas vedadas de manhã cedo para entender o quanto elas aumentam a umidade. Os altos níveis de poeira na casa têm sido associados a doenças respiratórias e certamente aumentam a carga tóxica e indutora de alergias dos seus moradores.

Os ácaros do pó doméstico são minúsculos aracnídeos parecidos com piolho que se alimentam de escamas de pele humana. Eles prosperam no calor e na umidade e principalmente em carpetes grossos, forrações de tecido e colchas e edredons que tantos hoje preferem. Excrementos de ácaros, juntamente com partes de insetos mortos, são fortes alergênicos.

As mesmas condições que favorecem os ácaros também propiciam o crescimento de bolor, principalmente em ambientes pouco ventilados, onde as pessoas tomam inúmeras duchas, cozinham com a panela destampada, têm esquadria metálica nas janelas, fatores que estimulam a condensação, ou usam ar condicionado, máquinas de lavar e de secar sem o devido exaustor. O bolor preto aspergilo comum que cresce nos banheiros e na borracha de vedação dos refrigeradores produz esporos que, além de tóxicos, são alergênicos e carcinógenos. Na verdade, uma assustadora série de organismos patogênicos cresce em cortinas de chuveiro, de modo que o ideal é lavá-las com água quente uma vez por semana.

Os porões, por serem geralmente mais úmidos do que o resto da casa, também constituem um solo fértil para o bolor. Não tenha banheiro no porão, se puder, e pense seriamente sobre o lugar onde as crianças dormem. Uma paciente minha desenvolveu uma rinite crônica depois de se mudar para o lindo apartamento num prédio "de luxo" – na verdade, um casarão adaptado para prédio de apartamentos – que seus pais lhe deram de presente, que fora anunciado como localizado no andar "térreo inferior". Essa era a expressão empregada pelos corretores para dizer "apartamento no porão" e, apesar de ser de fato muito bonito, tinha um cheiro de mofo e umidade que a minha paciente sempre percebia quando voltava de um fim de semana fora. Os sintomas desapareceram quando ela se mudou de lá. Se não lhe fosse possível mudar-se, a solução teria sido comprar um desumidificador, aparelho que retira água do ar, desestimulando o crescimento de bolor (veja na p. 116 orientações para enfrentar problemas de poeira, ácaros e bolor).

■ Você tem animais domésticos – e eles vivem dentro da casa?

Muitos animais – incluindo gatos, cachorros, hamsters, gerbilos, cavalos, ratos e camundongos – podem induzir ou exacerbar alergias. Dentre os indutores incluem-se urina, escamas de pele e pêlos ou partículas de saliva de gato (os gatos se limpam com a língua – a saliva seca e se deposita na forma de pequenos flocos ou fragmentos, produzindo um dos alergênicos domésticos mais penetrantes e persistentes). Há casos de pessoas em que o simples fato de entrar numa sala onde um gato dormiu pode provocar espirros, coceira nos olhos e crises de asma. Recentemente vi uma senhora que desenvolveu uma comichão no pescoço e antebraços depois de limpar um carpete no apartamento que acabara de alugar. O segredo estava na história do imóvel. O inquilino anterior costumava deixar o gato entrar no apartamento e, mesmo isso tendo ocorrido meses antes, ela ainda era seriamente afetada.

Os animais de estimação produzem "centrais" indutoras de alergia na casa onde vivem ou brincam. Se deixar os animais entrarem no seu quarto e outras áreas de convivência, você aumentará significativamente a sua carga de alergênicos. Esses animais nos fazem um grande bem e podem ser companhias maravilhosas, principalmente para as pessoas idosas ou que vivem sozinhas, mas permitir que um gato ou cachorro corra livremente pela casa não é a melhor opção para algumas pessoas susceptíveis.

■ A sua casa é muito úmida? Como você enfrenta o problema?

Nós já vimos o quanto a umidade e a falta de ventilação podem estimular a proliferação de ácaros e de bolor. Agora vamos examinar o modo como você combate o demônio da umidade na sua casa – bem como as coisinhas nojentas que crescem com a ajuda dele.

A umidade é o flagelo do alérgico e o inimigo de todos aqueles que querem tornar sua casa o mais saudável possível. Como vimos, os ácaros e o bolor domésticos dependem da umidade para crescimento e reprodução, enquanto os baixos níveis de umidade retardam o crescimento do bolor e detêm a proliferação dos ácaros.

Nenhum de nós escapa da umidade. Lembre-se, nós somos constituídos na maior parte por água, então é inevitável que a nossa habitação sofra os efeitos disso. Cada um de nós libera mais de um litro de água por dia, no mínimo, incluindo meio litro por noite no quarto – a maior parte no travesseiro e no colchão, onde os ácaros adoram reunir-se. Mais umidade advém dos atos de cozinhar e de se lavar (principalmente no chuveiro). Há também toda a umidade externa que tenta entrar pelo chão, pelo telhado e pelas paredes, via precipitação e umidade atmosférica, bem como a umidade do solo.

Existem quatro estratégias principais para reduzir os níveis de umidade na sua casa:

1. prevenir seu aparecimento
2. cuidar da sua eliminação uma vez que tenha aparecido
3. reduzir a condensação
4. eliminar artificialmente a umidade da atmosfera

Para acabar com a umidade

1. **Prevenção** – provavelmente a melhor forma de se evitar a umidade é prevenir, em vez de remediar.

- Se você está de mudança, procure uma casa em local seco. Evite as situadas *muito* perto da água, em vales profundos ou outras áreas fechadas ou cercadas por árvores. Verifique com as autoridades locais se a área está sujeita a enchentes.

- Cuide dos problemas estruturais. Vazamento de canos, umidade que sobe em razão de impermeabilização inadequada das fundações, telhados com rombos e coisas do gênero podem deixar a água entrar na sua casa. Corrija os defeitos estruturais e invista numa boa impermeabilização, mas tente evitar soluções baseadas em substâncias químicas potencialmente causadoras de alergia. As alternativas incluem encanamento eletrosmótico à prova de umidade ou manilhas de cerâmica. Também tenha cuidado com a maneira como você trata a umidade ascensional ou a decomposição da madeira pela ação dos fungos – os pesticidas sintéticos podem causar um número de problemas maior do que o daqueles que resolvem e as emissões de seus componentes nocivos podem permanecer no ar durante anos. Use tratamentos à base de boratos solúveis em água.

- Elimine as fontes cotidianas de umidade. Pense nas atividades domésticas que causam umidade. Coloque tampa nos bules, panelas e chaleiras de água fervendo; se possível, tome banho de banheira, em vez de chuveiro; mantenha fechada a porta de banheiros e cozinha durante o banho e enquanto estiver cozinhando e certifique-se de ter ventilação adequada (eu sempre abro a janela ligeiramente); seque a sua roupa do lado de fora ou em secadora com exaustão para fora da casa. Lembre-se que os aquecedores a gás criam umidade.

2. Ventilação – a ventilação é outro fator vital. Uma casa mal ventilada, com sistema de vedação, janela de vidro duplo e tudo o mais que as casas modernas oferecem, constitui, como vimos, uma fonte de umidade. E a falta de ventilação não se limita a exacerbar a umidade, mas também impede o escape de gases e vapores das substâncias químicas, de modo que é mais provável que esses se acumulem no ambiente. Veja aqui como você pode deixar entrar um pouco de ar para dispersar a umidade:

- Deixe as janelas abertas ou entreabertas onde possível, principalmente no seu quarto à noite e no banheiro ou cozinha enquanto tomar banho ou cozinhar. Obviamente essa regra não se aplica se o ar de fora causar problemas piores do que os provocados pelo ar de dentro – digamos, durante o verão para os que sofrem febre do feno ou então para os que moram em ruas movimentadas.

- Instale exaustores no banheiro e na cozinha, mas lembre-se de que é preciso haver uma entrada de ar em algum lugar, como uma janela aberta, ou o aparelho não funcionará adequadamente.
- Instale sistemas de ventilação nas janelas, de modo que o ar úmido escape continuamente.

3. **Elimine a condensação** – a condensação é um problema imenso em algumas casas. Veja aqui como resolvê-lo.

- Onde quer que o ar úmido encontre uma superfície fria, a umidade se condensará, criando condições que o bolor adora. Identifique os pontos úmidos na sua casa e mantenha essas áreas tão quentes e secas quanto possível.
- Enxugue a condensação das janelas ou paredes de tijolos com um pano e depois seque pelo lado de fora.
- Não use colchão com forro plástico. A umidade se condensará por baixo do plástico.

4. **Desumidificação, quando necessária** – às vezes alguns cômodos da casa, como por exemplo o porão, demandam um esforço extra para não ficarem com ar de floresta tropical. Os desumidificadores podem resolver a questão.

- Mantenha quente a atmosfera dos cômodos úmidos e certifique-se de que a ventilação é a mais eficaz possível.
- Use o desumidificador – existem aparelhos potentes para as pessoas mais sensíveis à umidade, que podem desenvolver rinite ou dores de cabeça em lugares como o porão.

■ O seu sistema de limpeza é eficaz no combate a ácaros e bolor?

Você não precisa reformar a casa ou jogar fora todos os seus tapetes e janelas de vidro duplo para combater a poeira e os ácaros. Felizmente, existem outras maneiras de resolver o problema e aliviar a sua carga tóxica ou de alergênicos. Será necessário passar o aspirador de pó regularmente e com o equipamento certo – o ideal é um aparelho que tenha o filtro HEPA, que remove partículas finas. E você precisará complementar a limpeza com medidas mais severas, tais como lavar edredons com água quente e esfregar os lugares preferidos do bolor, tais como chuveiros e azulejos do banheiro.

Como regra geral, quanto mais empoeirada a casa, maior a probabilidade de ácaros – os quais, como vimos, se alimentam de escamas de pele (que estão entre os principais componentes da poeira doméstica) de seres humanos e de animais, de forma que qualquer lugar ou qualquer coisa que tenha muito contato com pessoas ou animais de estimação tem grande probabilidade de ser um ponto de ácaros. Abaixo, sugestões de como acabar com eles.

Como derrotar os ácaros

Você pode combater os ácaros de três maneiras:

1. impedindo-os de se multiplicar
2. atacando-os diretamente
3. removendo os ácaros e seus restos, que são alergênicos.

1. **Prevenção** – como sempre, é melhor prevenir do que remediar. Veja como tirá-los do caminho logo de início.

   - Reduza os níveis de umidade da casa como descrito acima, incluindo uma boa ventilação, principalmente no banheiro.
   - Mantenha os ácaros longe da cama. Cubra os travesseiros e o edredom com forração "antiácaro" – essa forração deve ter minúsculos orifícios que permitam a saída da umidade, mas que impeçam a saída e a entrada de ácaros e seus excrementos. Edredons e travesseiros com recheio de material hipoalergênico também são um bom investimento. Areje a sua cama todos os dias – de preferência deixando entrar a luz do sol, para mantê-la seca. Se você usa o mesmo colchão há muitos anos, pense em trocá-lo.
   - Camas com espaldar acolchoado constituem um excelente lar para ácaros. Você ficará em melhor situação com espaldar de madeira ou metal.

- Os ácaros adoram tapetes e carpetes – quanto mais grossos, melhor. Pense em trocar carpete por assoalho de madeira ou cerâmica, mas tenha cuidado com materiais tratados ou sintéticos, que podem emitir gases nocivos. Use tapetes de algodão lavável com forro ventilado para suavizar a dureza do piso.
- Quanto mais atravancada a casa, mais difícil de limpá-la e mais poeira se erguerá. Evite colocar coisas demais no seu quarto e no das crianças – por exemplo, não ponha nada debaixo das camas e não guarde livros e brinquedos de pelúcia no quarto. Use cortinas laváveis em vez de persianas.
- Mantenha os animais de estimação fora dos quartos e, se possível, do resto do interior da casa também.

2. **Ataque** – se os ácaros já se espalharam pela sua casa e você já se ressente dos efeitos, será preciso atacá-los diretamente. As criaturas são vigorosas e sabidamente difíceis de matar (razão por que a prevenção é tão importante), mas existem algumas medidas que você pode tomar.

- Altas temperaturas (acima de 66°C) podem matar os ácaros. Lave a roupa de cama, travesseiros, tapetes, cortinas e principalmente os bonecos de pelúcia das crianças e os forros do local onde os animais de estimação dormem, com água em alta temperatura.
- Os ácaros também não gostam de baixas temperaturas – um bom truque é congelar travesseiros e brinquedos de pelúcia (primeiro, coloque-os dentro de um saco plástico) antes de lavá-los.
- Existem diversos acaricidas no mercado, mas os testes mostram que não funcionam muito bem, enquanto as substâncias químicas tóxicas que contêm podem causar problemas para pessoas sensíveis.
- O tratamento com ácido tânico pode deixar os excrementos de ácaros menos irritantes (por "neutralizar" as suas proteínas) e pode ser aplicado em tapetes, carpetes e forração de paredes. Se necessário, repita o tratamento a cada dois ou três meses. O ácido tânico seca, virando um pó fino, que o aspirador de pó elimina.
- Para tratar tapetes, carpetes e forração de paredes, você pode comprar ou alugar higienizadores a vapor ou chamar um profissional para tratamento com nitrogênio líquido, que congela e mata os ácaros, mas não

causa danos à mobília. Não deixe de continuar usando vigorosamente o aspirador de pó.

3. **Remoção** – a remoção manual dos ácaros e de seu material fecal realmente ajuda. Veja como.

- Tire o pó com pano úmido – os espanadores simplesmente jogam a poeira no ar, agravando os sintomas alérgicos.
- Use o aspirador de pó regularmente – várias vezes por semana – mas não use um aparelho comum, porque seu filtro em geral deixa os excrementos escaparem, recolocando-os em circulação no ar. Você precisa de um aspirador hipoalergênico com sacos coletores certificados e filtros especiais HEPA.
- Apare regularmente – do lado de fora da casa – os pêlos dos animais de estimação, livrando-se das caspas que eles abrigam. Experimente usar um acessório do aspirador que sugue os pêlos que caírem no chão durante o corte.
- Os filtros de ar podem remover alergênicos em circulação no ar, mas aqui também você precisa certificar-se de ter um filtro potente ou ele não "prenderá os bandidos". Procure filtros HEPA (*High Efficiency Purification Air* – sigla que significa Filtragem do Ar de Alta Eficiência), que utilizam diminutas fibras de vidro com menos de um milésimo de milímetro de espessura para capturar até mesmo as menores partículas de poeira. Tipos alternativos, como os filtros eletrostáticos ou os ionizadores não ajudam muito com partículas indutoras de alergia.

Como controlar o bolor

Como você já entendeu, a melhor forma de impedir o crescimento de bolor é reduzir os níveis de umidade da casa e evitar a condensação. Experimente os métodos abaixo para reduzir o bolor:

- Não deixe a comida embolorar – preste bastante atenção às frutas em particular. Quando eu noto qualquer sinal de bolor, mais do que depressa jogo a fruta no monte de adubo!

- O bolor adora a terra úmida dos vasos de planta. Evite ter vasos dentro de casa ou cubra a terra com uma camada de seixos ou de areia e coloque água apenas no fundo.
- Preste bastante atenção aos lugares prediletos do bolor tais como a borracha de vedação da geladeira, a cortina do chuveiro e o rejuntamento dos ladrilhos do banheiro. A coloração preta nessas áreas é mofo. Limpe esses pontos regularmente, mas use tratamentos simples, que não provoquem sensibilidade química – bicarbonato de sódio e bórax são duas opções. O bórax também serve como um excelente aerossol para retardar o crescimento de bolor nas áreas problemáticas. Lave regularmente as cortinas do banheiro com água quente e deixe-as apanhar bastante ar, para que sequem entre banhos. A parte inferior das cortinas é particularmente apreciada pelo bolor.
- Siga as mesmas precauções do combate aos ácaros – use aspiradores de pó de alta qualidade e filtros de ar.
- Afora a poeira e a umidade, outra grande fonte de poluição interna são as substâncias químicas tóxicas. Abaixo discutirei seus diferentes tipos – e, infelizmente, existem muitos – antes de explicar o que você pode fazer para manter um ambiente relativamente isento dessas substâncias tanto em casa quanto no trabalho, começando na p. 123.

■ Você está exposto a gases tóxicos?

Algumas substâncias químicas tóxicas emanam de fogões, aquecedores e materiais comuns de todas as casas. Fogões a gás, por exemplo, produzem altos níveis de dióxido de nitrogênio – de acordo com alguns estudos, mais altos do que os encontrados na poluição provocada pelo pior trânsito –, que, acredita-se, desempenha um papel importante na sensibilização de pessoas a outros poluentes transportados pelo ar. Outros eletrodomésticos a gás, como aquecedores antigos, podem deixar vazar altos níveis do tóxico monóxido de carbono, como já vimos.

Materiais isolantes entre duas "camadas" de parede, bem como carpetes, quadros, mobília e tijolos, liberam vapores químicos num fenômeno conhecido como "fluxo evasivo" – quando as moléculas das substâncias químicas escapam na atmosfera sob a forma de gás. Embora as quantidades liberadas sejam minúsculos coquetéis de traços de gases, podem representar um sério risco para a saúde quando agem em conjunto. Na verdade, um fogão a gás sozinho pode liberar tanto dióxido nitroso quanto o que você encontraria se ficasse entre as duas pistas de uma rodovia. Algumas pessoas são sensíveis a isso, outras são menos. Pessoalmente, eu adoeço e tenho dor de cabeça perto de gás.

■ Você está exposto a compostos orgânicos voláteis?

O outro principal tipo de poluição química que a sua casa provavelmente abriga são os compostos orgânicos voláteis (COV) encontrados em toda a sorte de substâncias comuns presentes nas casas – agentes de limpeza, polidores, desodorantes, antiperspirantes, desodorizantes para o ar, perfumes, detergentes, tratamentos à prova d'água, toner e tinta de impressoras/fotocopiadoras, material de decoração e algumas madeiras processadas, fibras plásticas e colas.

Mesmo simples traços de COV podem provocar sintomas em pessoas sensíveis. Seus efeitos no restante de nós não são apropriadamente compreendidos, mas quase certamente aumentam a nossa carga tóxica. E, ao longo dos últimos cinqüenta anos, tem havido um enorme aumento do número de poluentes químicos a que estamos expostos. Os níveis de COV podem ser 15 vezes mais elevados nas casas com menos de três anos de construção, em comparação com as casas que têm de três a dezoito anos; e mais de 800 compostos orgânicos voláteis foram detectados quando se analisou a qualidade do ar dentro de quatro edifícios dos EUA num estudo (veja no quadro um exemplo extremo desse problema e o que um homem teve de fazer para resolvê-lo). Muitos desses são xenobióticos – compostos inteiramente sintéticos que não ocorrem de modo natural e seguramente não são encontrados em nós – e é preciso limpá-los do nosso corpo. Esse processo exaure enzimas de vital importância, tornando necessário, para reequilibrá-los dentro do organismo, a inclusão de um alto percentual de micronutrientes na nossa dieta.

"O MEU APARTAMENTO NOVO ESTÁ ME DANDO DOR DE CABEÇA!"

Nick era um jovem banqueiro de investimentos – um rapaz objetivo e sensato, do tipo que geralmente não dispõe de tempo para pequenos achaques e que acredita que aqueles que se queixam de estafa deveriam "suar mais a camisa". Apesar disso, foi acometido justamente pelo conjunto de sintomas que ele normalmente desprezaria – vagas dores de cabeça, perda de concentração, "panes mentais", congestão nasal, dificuldade de respiração e letargia.

Ele se sentia particularmente mal pela manhã e estava preocupado com o seu desempenho no trabalho, uma vez que sua capacidade de concentração parecia prejudicada.

Investigações, exames de sangue e raios X do tórax, nada disso revelou qualquer problema, de modo que, depois de fazer um histórico minucioso e de conversar sobre a dieta e o seu estilo de vida, passamos a analisar os ambientes em que ele morava e trabalhava. Nick se mudara recentemente para um apartamento novo em folha num edifício completamente reformado no centro de Londres, o que o atirou bruscamente num ambiente doméstico rico em materiais isolantes, fibras plásticas, colas solventes, tinta fresca e carpete recém-instalado – tudo isso fonte de compostos químicos voláteis.

Pior ainda, a lerdeza dos construtores atrasou a mudança de Nick. Depois de vários meses se hospedando com amigos, ele estava desesperado para ter novamente o seu espaço e, desse modo, mudou-se assim que pôde – no auge do período de liberação de gases de todos os materiais, quando a quantidade de poluentes no ar era máxima. Esse é um problema comum para pessoas que se mudam nem bem os construtores e decoradores saem.

Com o problema diagnosticado e em razão do estado de saúde de Nick, sua única solução era deixar aquele apartamento. Felizmente, o acaso interveio e ele foi transferido para um posto além-mar por seis meses. Seus sintomas desapareceram enquanto esteve fora e, durante a sua ausência, o apartamento foi arejado e se livrou da maior parte dos alergênicos químicos. Foi uma sorte Nick ter tido a oportunidade de tomar essa providência drástica, porque em casos assim existe o risco de desenvolver tal sensibilidade que mesmo os níveis mais baixos de componentes químicos podem provocar os sintomas.

■ Alguém fuma na sua casa?

Praticamente todo o mundo sabe dos riscos para a saúde causados pelo fumo, seja passivo ou ativo. O que as pessoas em geral ignoram é que a fumaça de cigarro permanece nos tecidos e na mobília tanto das casas quanto dos escritórios e as 4.000 substâncias químicas que ela contém reemergem com o tempo e acrescentam um imundo coquetel de gases tóxicos e partículas cancerígenas à poluição interna.

■ Você está exposto à poluição eletromagnética?

A poluição eletromagnética (EM) constitui um tema controverso, mas eu já tratei de diversos pacientes que parecem sensíveis aos campos EM; e tive uma experiência pessoal numa casa em que morei. Quando nos mudamos para lá, todos perceberam que um determinado cômodo, que apelidamos de "sala lerda", parecia ter uma atmosfera que nos fazia sentir "dopados" ou "grogues". Depois descobrimos que a principal linha de força passava pela nossa casa, justamente do lado de fora dessa sala. Assim, morar ou trabalhar nas imediações de torres de telefonia ou de alta tensão ou qualquer outra fonte de campos EM pode perfeitamente sobrecarregar o nosso sistema.

Como resolver o problema das substâncias químicas tóxicas em casa e no trabalho

Há muitas coisas que se podem fazer para combater a poluição química em casa e no local de trabalho e nesta seção eu apresentarei várias sugestões sobre como reduzir as fontes de substâncias e vapores químicos. Esse é um meio ambiente sobre o qual você tem algum controle. Mas, em muitos casos, não há muito o que um indivíduo possa fazer para reduzir um pouco das formas mais óbvias de poluição. Com problemas como os poluentes do trânsito, da pulverização agroquímica, de incineradores de lixo ou de estações de força, o melhor a fazer é evitá-los. Isso pode significar uma mudança no seu itinerário para o trabalho, manter as janelas fechadas, alterar a rotina diária para fugir dos horários de pico ou mesmo mudar de casa. Usar máscara quando circular pelo meio de trânsito pesado dá alguma proteção (veja na p. 129 maiores informações sobre máscaras).

Evite fumaça de cigarro

Uma das maiores fontes de poluição nas casas e escritórios é o fumo. A fumaça de cigarro é uma potente mistura de substâncias químicas tóxicas, incluindo cianeto e amoníaco – e as bem-conhecidas e terríveis doenças associadas ao fumo variam de câncer no pulmão a enfisema. Além de permanecer no ar, a fumaça de cigarro também fica impregnada nas suas roupas e móveis durante dias, retornando lentamente para a atmosfera.

É claro que, se você fuma e valoriza a sua saúde – se não valorizasse, não estaria lendo este livro –, tem de largar o cigarro. Depois que parar de fumar, será necessário transformar a sua casa num espaço onde seja proibido fumar e criar o maior caso no trabalho se lá o cigarro ainda for permitido. Faça as suas visitas saberem ao chegar que, por mais que os estime, você tem dificuldade em conviver com a fumaça dentro de casa. Se for necessário, coloque uma plaquinha de "É proibido fumar". Sair também pode ser um problema, mas um número cada vez maior de restaurantes e bares está adotando políticas contra o cigarro, principalmente porque muitos países estão proibindo o fumo em locais públicos.

Perigo perfumado

Muitos produtos domésticos liberam direta ou indiretamente substâncias químicas no ar ou as introduzem no nosso corpo por outras vias. Alguns dos piores agressores são sem dúvida produtos sem os quais podemos perfeitamente passar, mas outros são artigos de uso cotidiano. Você pode adquirir alternativas "holísticas" para praticamente todos eles, às vezes até no próprio supermercado, mas não vou fingir que não há momentos em que isso representa um grande transtorno. Até onde está disposto a ir para cortar pela raiz os produtos problemáticos da sua casa é algo que depende do quanto você é sensível e do quanto essa sensibilidade o afeta.

Evite ao máximo... produtos que possam liberar vapores (em linguagem técnica – qualquer coisa "volátil") ou que tenham perfume. Quando podemos sentir o cheiro de um produto, isso significa que os receptores no nariz estão coletando minúsculos pacotes de mensagens das substâncias químicas liberadas pelo produto, de modo que qualquer coisa que tenha cheiro libera, por definição, vapores químicos. Normalmente, quanto mais forte o cheiro, maior a probabilidade de provocar uma reação sensível. Também evite produtos com substâncias químicas que possam penetrar na sua pele ou boca.

Eis uma lista do que você deve evitar:

- Todo o tipo de artigo de toalete perfumado, incluindo sabonete, talco, perfume, xampu, loção após barba, hidratantes, desodorantes/antiperspirantes, espumas e sais para banho. Os cremes dentais (principalmente gel) geralmente contêm diversos aditivos (tais como conservantes, adoçantes artificiais como aspartame e sacarina, e detergentes), que podem induzir reações. Boas alternativas que funcionam bem são aquelas baseadas em bicarbonato de sódio – você pode encontrá-las em lojas de alimentos naturais.
- Todos os aerossóis, incluindo os desodorizantes de ambientes, inseticidas ou desodorantes.

- Material de limpeza sintético ou perfumado, incluindo os de banheiro, cozinha, janela e fogão.
- Sabões em pó, condicionadores e amaciantes biológicos com cheiro forte.
- Produtos para limpeza/desodorização de tapetes/mobília, tais como aerossol ou produtos do tipo "pó-e-aspirador", sacos perfumados de aspirador de pó.
- Polidores (chão, mobília, etc.), vernizes, colas (incluindo as dos selos postais e de envelopes), tinta vinil. Cuide para que a casa onde se usem tais produtos seja adequadamente arejada.

A lista acima inclui inúmeros produtos que podem parecer indispensáveis na vida moderna, mas não se desespere – é possível limpar a casa, as roupas e a nós mesmos sem expor o nosso sistema a enormes cargas de substâncias tóxicas. Duas das principais substâncias que podemos usar como substitutas são bórax e bicarbonato de sódio, agentes simples e antiquados que muito raramente provocam reações.

Use sem preocupação... as substâncias e produtos abaixo são eficazes na sua higiene pessoal e na da sua casa, sem causar qualquer problema de saúde:

- Sabão vegetal sem perfume para uso na banheira, chuveiro e pia, e xampus de sabão puro das lojas de produtos naturais (as variedades do comércio convencional de sabões e xampus "puros", "naturais"/"herbais" ainda podem conter aditivos).
- As variedades "homeopáticas" ou "herbais" de creme dental ou, para uma higiene bucal realmente hipoalergênica, experimente misturar duas partes de bicarbonato de sódio com uma parte de sal marinho.
- Bórax ou bicarbonato de sódio para limpar pisos e superfícies de cozinha e banheiros.
- Bicarbonato de sódio em vez de limpador de forno. Gordura quente e bicarbonato de sódio reagem, formando um sabão cru. Polvilhando bicarbonato de sódio dentro do forno, você pode eliminar a necessidade de limpadores tóxicos – os salpicos de gordura se transformarão em sabão, que pode ser facilmente enxaguado. Melhor ainda, alguns fornos e fogões hoje existentes no mercado são autolimpantes e praticamente dispensam a nossa ajuda!
- Carbonato de sódio para vasos sanitários e ralos.

- Sabão em pó para lavar roupas sem aditivos ou, para os realmente sensíveis, sabão puro ou bicarbonato de sódio.
- Cera virgem para pisos.
- Purificador de ar com filtro de carvão ativado para "esfregar" e limpar o ar da sua casa. Você também pode adaptar filtros ou purificadores de água ao seu reservatório ou às torneiras para garantir o fornecimento de água mais pura (uma paciente minha, Emma, sofria coceiras terríveis quando tomava banho – até adaptar um purificador de água no chuveiro, que removia substâncias químicas causadoras de irritação).

Seguindo o exemplo da minha mãe e da minha avó, eu uso todos esses produtos – e eles funcionam mesmo.

A "dieta de exclusão" dos produtos de limpeza – Se você quer reduzir a sua exposição a substâncias químicas domésticas porque suspeita que alguma coisa esteja induzindo sintomas específicos, tais como dores de cabeça ou fadiga, mas não quer cortar todos os produtos de limpeza de uma vez, experimente uma "dieta de exclusão". Assim como no caso dos alimentos, esta dieta implica o corte do máximo possível de indutores em potencial e a sua reintrodução gradual.

Primeiro reúna todos os produtos suspeitos descritos acima e guarde-os na garagem ou, de preferência, fora da casa. Areje a casa ao máximo para dissipar vapores que porventura ainda estejam no ar. Se os sintomas melhorarem depois de duas ou três semanas, passe ao estágio seguinte. Caso contrário, ou você precisa ser mais rígido no afastamento dos produtos suspeitos ou os sintomas são causados por uma fonte externa (alguma coisa no trabalho ou a poluição do ar em geral).

Supondo que os sintomas melhoraram, reintroduza os produtos de que você mais sente falta, um por vez. Não comece borrifando-os pela casa inteira – experimente cheirar o produto primeiro, depois o aplique numa só dependência da casa, monitorizando as suas reações durante todo o tempo. Espere uma semana antes de reintroduzir outro produto.

O escritório ou local de trabalho é um meio ambiente sobre o qual você tem menor controle, mas o pessoal da limpeza costuma usar produtos químicos fortes, cheios de solventes, cloro, amoníaco e fenol. Não só esses produtos são mais fortes do que a sua versão doméstica, como também vêm concentrados para os faxineiros diluírem, o que pode não ser feito adequadamente. Se você desconfiar que o local de trabalho o esteja fazendo adoecer, peça ao seu gerente/chefe para examinar os produtos usados e considerar a possibilidade de mudar para produtos hipoalergênicos.

Uma paciente, Marie, sofria de dor de cabeça no trabalho, mas não em casa. Nós percebemos que a fotocopiadora do escritório era o agente indutor, uma vez que ela era claramente sensível aos COV (compostos orgânicos voláteis) liberados pela máquina. Depois que a copiadora foi levada para outra sala, as dores de cabeça de Marie cessaram.

PERIGOS EM CONSTRUÇÃO

Dentre as fontes estruturais de poluição química encontram-se todos os tipos de móveis e acessórios. Os piores agressores em geral são as tábuas compactas (encontradas em pisos, paredes e mobília) e tapetes novos, mas praticamente qualquer material sintético ou tratado pode causar problemas ou aumentar a sua carga tóxica. Eis algumas sugestões para evitar alguns dos problemas piores:

- As estratégias contra ácaros em revestimentos do piso – madeira, cortiça ou cerâmica – tendem a ser mais saudáveis. Contudo, muitos produtos de madeira são tratados antes da instalação. Você pode ou optar por madeira de lei – que requer tratamento mínimo, mas é cara e pode não ter certificação florestal – ou se preparar para deixar o piso novo arejando por um bom tempo. Procure evitar vernizes e polidores sintéticos – prefira cera ou óleo de linhaça.
- Evite usar chapas de partículas (aglomerado) em trabalhos de marcenaria ou em móveis.
- Se você pretende comprar tapete ou forração, não se esqueça de cheirá-lo antes de tudo. Quanto mais forte o cheiro, mais problemas pode causar. Uma sugestão prática é cortar um quadrado do material e colocá-lo num vaso tampado. Deixe o vaso num lugar quente por alguns dias e depois verifique o cheiro antes de resolver comprá-lo.
- Se você já tem carpete e o cheiro é forte, melhore a ventilação no local e pense em limpar o tapete com vapor. Um purificador de ar com carvão ativado pode ser útil. Como alternativa, experimente pendurá-lo no quintal ou área de serviço (bem arejados) por algum tempo.
- Evite tecidos sintéticos – prefira algodão, linho ou cânhamo.
- A decoração pode introduzir uma enorme carga de substâncias tóxicas na sua casa, todas de uma só vez. Decore durante o verão, quando a tinta, por exemplo, seca mais depressa, e cuide para que a sua casa seja bem ventilada. Uma boa idéia é ficar fora de casa durante esse período. Não use tinta vinil.

- Visite as lojas em busca de produtos menos poluentes, tais como verniz à base de água ou tintas sem solvente.
- Como eu já disse, fogões e aquecedores a gás liberam diversos vapores tóxicos. O modo mais simples de evitar esses problemas é mudar para aquecedores e fogão elétricos ou colocar o aquecedor a gás longe da área principal de convivência, em lugar ventilado. Se isso não for prático, cuide da manutenção e da ventilação dos seus aparelhos e chame um especialista no mínimo uma vez por ano para avaliar as emissões. O melhor lugar para um aquecedor a gás é fora de casa ou, se não for possível, numa dependência separada e muito bem ventilada. Se você suspeitar que um aparelho a gás esteja causando problemas à sua saúde, verifique bem antes de promover maiores alterações. Feche o fornecimento de gás por pelo menos dez dias e monitorize os seus sintomas.

Evite metais tóxicos

Embora alguns metais – como zinco, cobre e ferro – sejam importantes micronutrientes (veja Capítulo 5), eles podem ser perigosos para a sua saúde, principalmente se você permitir que se acumulem no seu organismo. Dentre os metais particularmente problemáticos destacam-se chumbo, mercúrio, cádmio e alumínio. Essas substâncias não devem estar presentes no organismo em níveis clinicamente tóxicos, para não causarem danos ao sistema. O que é conhecido como envenenamento subagudo (ou crônico), por exemplo, pode provocar problemas de aprendizagem e de comportamento, doenças renais, morte fetal e fadiga crônica. Você pode reduzir o seu risco à exposição de várias maneiras:

- Não fume e procure evitar cinzas e fumaça de fumantes. A cinza de cigarro, que constitui parte da fumaça, é rica em metais tóxicos.
- Evite panelas e utensílios de alumínio e cobre não revestido.
- Mande fazer uma checagem no sistema de encanamento para saber se está contaminado ou em mau estado. O chumbo se infiltra na água vindo de canos contaminados – da sua casa ou da rua.
- Se comprar frutas, legumes ou verduras em barracas instaladas em ruas movimentadas, é melhor lavá-las muito bem ou descascá-las, pois podem estar contaminadas com o chumbo da poluição do ar.

- Tire os sapatos quando entrar em casa e passe o aspirador com freqüência – todos nós trazemos agentes poluentes e contaminadores para casa em nossos sapatos, que os recolhem da sujeira da rua.
- Pense em usar máscaras ao andar de bicicleta ou caminhar perto de tráfego pesado. As máscaras de boa qualidade têm filtro de carvão ativado, substância de cor negra com bilhões de minúsculos orifícios que absorvem e eliminam toxinas. Com o tempo o filtro ficará cheio e será preciso trocar a máscara.
- Cuidado com bonecos e brinquedos de chumbo (como soldados ou estatuetas) e não os dê para as crianças.
- Se você tem um *hobby*, como por exemplo cerâmica, pode estar em risco de exposição a metais pesados. Consulte o órgão competente[1] sobre cada material que você usar. Trate-se com o mesmo cuidado com que se espera que um patrão cuide do empregado.
- Há cada vez mais evidências do possível perigo representado pelo uso permanente de tinturas químicas de cabelo – principalmente as mais escuras. A exposição a longo prazo pode estar associada a linfoma – um tipo de câncer que afeta as glândulas. Se você tinge o cabelo, procure usar tinturas que saem com água e siga as recomendações de saúde que surgirem.

---

1. No Brasil pode-se acessar o site do Ministério do Trabalho e Emprego (http://www.mte.gov.br) e procurar pelas Normas Regulamentadoras, no item de Legislação (N.T.).

PARTE **3**

Saúde física

CAPÍTULO **9**

Faça você mesmo o monitoramento do seu corpo

Nós examinamos de forma extensa e profunda a saúde bioquímica e os fatores que a influenciam, particularmente a nutrição e os nossos ambientes doméstico e de trabalho. Agora, voltando ao nosso triângulo da saúde, é tempo de olhar para o lado físico – o aspecto óbvio, visível, palpável de nosso bem-estar.

Comece por refletir a respeito da sua última consulta com o clínico geral. Você foi atendido apressadamente e teve tempo apenas de mencionar seus sintomas e receber uma receita? Ou sua visita foi parte de um plano integrado para controlar e preservar a saúde, durante a qual o seu médico discutiu as suas preocupações e opções tendo por base o seu monitoramento contínuo da própria saúde?

Talvez o segundo cenário pareça pouco realista, mas não deveria, porque espero que seja assim que meus próprios pacientes recordem as consultas que fizeram comigo.

Para cuidar do seu bem-estar físico, você tem de se manter bastante vigilante quanto a isso, sabendo quando deve visitar seu médico e o que lhe perguntar, a fim de obter o melhor da sua parceria médico–paciente.

ASSUMA O CONTROLE DA SUA SAÚDE

1. **Conheça o seu corpo.** Descobrir o que é e o que não é normal para o seu corpo lhe proporcionará a informação de que necessita para levar um problema ao seu clínico geral.

2. **Faça a sua lição de casa.** Mantenha um pequeno diário dos sintomas. Se você perceber alguma coisa nova ou diferente, não deixe de anotar, sem esquecer as datas – isso o ajudará a acompanhar o desenvolvimento de um problema. Antes da sua consulta, resuma os pontos principais.

3. **Faça as perguntas certas.** Leve uma pequena lista de perguntas para evitar que, no calor do momento durante a consulta, você se desvie do caminho certo e fique com uma sensação de completa ignorância sobre o tema. Se não entender alguma coisa, peça ao médico que a explique de outra maneira ou que indique um livro ou artigo sobre o assunto. E nunca tenha medo de fazer uma "pergunta boba" – não existem perguntas bobas quando se trata da sua saúde. Além disso, se a necessidade de saber alguma coisa o está deixando ansioso, é muito importante tranqüilizar-se.

4. **Seja assertivo em vez de agressivo.** Você talvez tenha roído as unhas, preocupado com a consulta. Mas os CG também podem ter ansiedade. Muitas das revistas dirigidas à classe médica oferecem agora orientação sobre "como enfrentar o paciente bem informado e exigente". Dispor de muitas informações às vezes proporciona uma sensação de poder. Mas o relacionamento médico-paciente será mais produtivo se você evitar uma teimosia desnecessária.

5. **Ajude o seu médico.** Anuncie: "eu tenho três perguntas", para que ele possa saber o que esperar. E, mesmo que tenha lido a respeito dos seus sintomas e faça uma idéia satisfatória do que poderiam indicar, procure não bombardear seu médico com diagnósticos obtidos em algum livro de medicina. Você pode acabar não aprendendo nada de novo se vier com todas as respostas prontas e a consulta se tornaria um desperdício de tempo e esforço. Se encontrou informações em revistas ou na Internet, mostre-as ao seu médico – e então ele poderá aconselhá-lo a respeito ou investigar mais em seu benefício.

Alguns dos capítulos seguintes têm a finalidade de lhe mostrar como monitorar sua própria saúde física. Eu lhe contarei algumas das coisas que examino com atenção em meus pacientes e o orientarei para que você possa observá-las em relação a si mesmo. Também falarei um pouco acerca do que elas podem significar, para que, se perceber algum sintoma preocupante, você tenha condições de procurar o médico já munido de algumas questões relevantes.

Devemos também investigar, além dos sintomas mais óbvios, os fatores que podem afetar a sua saúde física, tais como postura inadequada ou falta de exercícios

– e eu lhe darei algumas sugestões úteis de exercícios para remediar problemas nessas áreas.

E, finalmente, a Parte 3 também examinará o seu papel como paciente: os exames de saúde que você pode solicitar ou sugerir e o relacionamento com o seu médico de família. Você está desfrutando inteiramente das opções de que dispõe?

Esta seção cobrirá tópicos que você talvez não imaginasse que tenham relevância para a saúde física, mas a esta altura provavelmente já saiba que eu acredito que todos os aspectos da nossa vida estão interligados. Minha filosofia é que, quanto mais cuidamos de cada um dos aspectos da nossa vida, mais sintonizados e saudáveis nos tornamos.

CAPÍTULO **10**

Sinais e sintomas

Quando estou avaliando um paciente, os exames complexos de laboratório vêm depois da avaliação que faço com os olhos e as mãos. Se souber o que olhar, você pode descobrir um bocado sobre as reservas de saúde, estilo de vida, provável histórico familiar e predisposição da pessoa a certas doenças – basta ouvir o que ela conta e examinar-lhe a aparência em detalhe.

O segredo desse tipo de avaliação são os anos de treinamento e experiência e infelizmente não é algo que eu possa explicar num livro. Entretanto, nestes capítulos eu *posso* lhe dar orientação para uma auto-avaliação preliminar, que você pode fazer em casa simplesmente contemplando-se no espelho. Lembre-se de que a auto-avaliação deve ser apenas o primeiro passo: se desconfiar que tem sintomas de uma doença séria, procure o seu médico – e não inicie nem altere tratamentos sem a orientação dele.

COMO AVALIAR SEU ASPECTO E SINTOMAS

- O seu cabelo é oleoso, seco, rebelde ou prematuramente grisalho?
- Você tem prurido ou descamação no couro cabeludo?
- O seu rosto é inchado ou flácido?
- A pele da sua testa, das bochechas ou dos dois lados do nariz é oleosa ou descama?
- A sua pele é extremamente oleosa ou seca?

- Você tem pêlos em excesso no corpo ou no rosto?
- Você sofre de acne?
- Você tem rugas prematuras?
- Você tem círculos escuros debaixo dos olhos?
- Seus olhos são injetados de sangue ou salientes?
- Você sofre surtos recorrentes de herpes simples ou tem fissuras freqüentes nos cantos da boca?
- A sua gengiva costuma sangrar e sofre retração?
- A sua língua apresenta melanoglossia (língua negra), é seca ou tem fissuras? Ficou vermelha e dolorida?
- Você sofre feridas recorrentes na boca?
- Você tem inchaços no pescoço ou em glândulas?
- As suas unhas têm manchas brancas?
- A sua urina tem alguma das características a seguir: turva, espumosa, escura ou estranhamente colorida; sangrenta; cheiro desagradável; desconforto, ardência ou dor ao urinar?
- Para os homens: a sua urina sai num jato forte e contínuo, terminando bruscamente, ou num fluxo fraco e prolongado?

O que você pode perceber ao se olhar no espelho?

O aspecto da sua pele, cabelos, olhos e corpo é um guia para a sua saúde física. A sua aparência reflete o que e quanto você come, bebe e fuma, o seu meio ambiente físico e social, incluindo níveis de stress, padrões de sono e a sua idade fisiológica "real" (em comparação com a cronológica), fornecendo pistas de qualquer doença que o possa estar afetando, mesmo antes que se manifeste clinicamente, e até de enfermidades que o afetarão no futuro.

■ O seu cabelo é oleoso, seco, rebelde ou prematuramente grisalho?

Cabelos secos ou rebeldes podem ser um sinal de alerta de mau funcionamento da glândula tireóide, de outros distúrbios hormonais ou de uma dieta pobre. O cabelo grisalho pode ser normal no seu caso, mas também pode ser um sinal de desequilíbrio hormonal ou, se você for mulher, de flutuações hormonais durante o ciclo menstrual. O embranquecimento prematuro dos cabelos – por exemplo por volta dos vinte anos – às vezes é hereditário, mas também pode ser sinal de deficiência nutricional, como deficiência de proteínas ou de ferro. Uma doença chamada de anemia perniciosa, que prejudica a absorção de vitamina B12, também pode caracterizar-se pelo embranquecimento prematuro dos cabelos.

■ Você tem prurido ou descamação no couro cabeludo?

Prurido ou descamação no couro cabeludo pode indicar eczema, seja local, causada pelo contato direto com um irritador ou sistêmico (também conhecido como atópico), em que o contato com um alergênico provoca uma reação alérgica por todo o corpo. Também pode ser sinal de psoríase ou de infestação de piolho (geralmente em crianças em idade escolar). Caspa pode ser um sinal de alerta de candidíase ou de dermatite seborréica.

SEIS RAZÕES PARA PRURIDO NO COURO CABELUDO

1. **Caspa** Mais ou menos como a dermatite seborréica, a caspa é causada pelo crescimento exagerado de fungos, principalmente quando se está sob stress ou os hormônios estão em desequilíbrio. Reduza a atividade dos fungos com um tratamento à base de óleo de melaleuca (óleo essencial altamente germicida resultante da destilação das folhas da *melaleuca alternifolia*) ou de *mahonia*. Você pode encontrá-los – ou encomendá-los – em farmácias de manipulação e lojas de produtos naturais.

2. **Dermatite de contato** O couro cabeludo pode desenvolver essas irritações da pele e reação alérgica a substâncias químicas de xampus, condicionadores e tinturas. Mude de produtos a cada dois ou três meses, sempre enxágüe inteiramente os cabelos com água fria ou tépida e evite ao máximo produtos químicos.

3. **Psoríase no couro cabeludo** Sua ocorrência é mais provável se você já tiver predisposição a psoríase em outros lugares do corpo. A psoríase é uma doença em que as células da pele se multiplicam depressa demais, criando placas de lesões vermelhas e descamantes. Para remover as placas, use xampu à base de alcatrão de carvão

que o seu CG pode prescrever. Eu vejo muitos pacientes com psoríase e acho parti-cularmente gratificante controlar essa doença.

4. **Neurodermatite** Ocorre caracteristicamente na nuca e, se a pessoa coçar continua-mente, a pele dessa área ficará grossa, avermelhada e com mais comichão. Essa doen-ça em geral surge em períodos de particular ansiedade ou em pessoas que sofrem de ansiedade permanente. Tendo excluído qualquer outro problema do couro cabeludo, a melhor forma de tratar a neurodermatite é romper o círculo vicioso de coceira/coçar. As técnicas de redução da ansiedade e exercícios de relaxamento também ajudam.

5. **Impigem** Infecção fúngica do tipo anelídeo, a impigem afeta mais o couro cabelu-do das crianças que o dos adultos – e geralmente implica uma certa perda de cabe-los, também, num característico padrão de "anel". Você deve procurar o seu CG, que coletará material para confirmar a suspeita de diagnóstico. Vá logo, pois se trata de uma doença infecciosa.

6. **Piolho** Ironicamente, os piolhos adoram cabelos limpos. Veja como acabar com eles. Lave o cabelo e aplique o condicionador. Pentear cuidadosamente com uma escova ou pente fino, próprio para essa tarefa, pode ajudar a remover os insetos e seus ovos. Casos muito persistentes podem requerer tratamento com pesticida prepara-do pelo médico ou de farmácia, mas, se possível, isso deve ser evitado. Novamente recomendo não perder tempo, porque os piolhos se espalham como fogo na mata. Então, aja prontamente.

■ O seu rosto é inchado ou flácido?

Um rosto inchado ou flácido é normalmente sinal ou de doença ou de abusos – dormir tarde muitas noites, beber e fumar em demasia e manter uma alimentação de má qualidade. Também pode ser sinal de deficiência da atividade da glândula tireóide e às vezes de problemas renais, de modo que você deve discutir essas possibilidades com o seu médico.

■ Como é a pele da sua testa, faces e dos lados do nariz?

Descamação e/ou oleosidade na testa, nos lados do nariz e nas bochechas, aliados à caspa, podem ser sinal de eczema seborréico – uma forma oleosa fúngica de eczema. Às vezes o eczema seborréico está associado à intolerância alimentar.

> ### TODOS JUNTOS AGORA: PELE OLEOSA, ACNE, EXCESSO DE PÊLOS
>
> Androgênios como a testosterona podem causar mais do que pele oleosa. Também podem ser culpados pela acne e excesso de pêlos no corpo e no rosto. Esses problemas também podem indicar um distúrbio dos ovários ou das glândulas supra-renais, embora a acne seja, é claro, "normal" na puberdade. As mulheres com esses problemas costumam ter períodos irregulares e devem investigar a possibilidade de uma síndrome de ovário policístico.

■ A sua pele é oleosa ou seca?

Pele extremamente seca pode indicar desequilíbrio hormonal, por exemplo atividade tireoidiana deficiente (distúrbios da tireóide são surpreendentemente disseminados). Também pode indicar falta de lipídios e de alimentos ricos em ácidos graxos na sua dieta. Algumas pessoas têm mesmo a tendência a uma pele mais oleosa, como os adolescentes. Entretanto, se apareceu apenas recentemente, essa oleosidade pode indicar desequilíbrio hormonal – talvez um aumento de androgênios (hormônios masculinos). Isso pode ser verificado por meio de exames de sangue que medem os níveis hormonais, principalmente se houver outros sintomas como (no caso das mulheres) períodos irregulares ou excesso de pêlos faciais.

■ Você tem pêlos em excesso?

O hirsutismo – excesso de pêlos no corpo ou no rosto – pode simplesmente refletir o seu tipo constitucional ou hereditariedade. Mas, se não for uma característica familiar, pode ser sinal de problemas hormonais tais como síndrome de ovário policístico (que, se não for tratada, prejudica a fertilidade e pode implicar riscos de ataque cardíaco e diabete). Também existe a possibilidade de esse crescimento dos pêlos se dever a um tumor ovariano ou supra-renal, por isso marque o quanto antes uma consulta com o seu médico a fim de testar os seus níveis hormonais e descobrir a causa, antes de resolver fazer tratamentos caros para remoção dos pêlos. Se o problema não for sério, mas incomodar você, pesquise o preço de eletrólise ou depilação a *laser* – em algumas regiões do Reino Unido, por exemplo, é possível fazer o tratamento de graça. Se você mora em outro país, converse com o seu médico a esse respeito.

Você sofre de acne?

A acne também pode estar ligada a problemas provocados pelos níveis hormonais. Entretanto, é quase sempre sinal de maus hábitos alimentares e estilo de vida pouco saudável.

Você tem rugas prematuras?

Rugas e outros sinais de envelhecimento aparentemente prematuro podem mostrar que a sua idade fisiológica está ultrapassando a cronológica – fenômeno que discutiremos no Capítulo 20. Se tiver rugas incompatíveis com a sua idade, você pode estar sofrendo superexposição aos prejudiciais raios UV do sol, ou fumando ou bebendo demais e deixando de ingerir vitaminas, ácidos graxos essenciais e outros micronutrientes na sua dieta.

Você tem círculos escuros debaixo dos olhos?

Círculos escuros debaixo dos olhos são causados por infiltração de fluido dos minúsculos vasos capilares que circundam os olhos – uma espécie de "minicontusões". Podem estar ligados a alergias, mas são mais comumente resultado de sono insuficiente/interrompido (veja Capítulo 18), de fumar ou beber em demasia – todos os elementos de uma vida nada saudável.

"EU TENHO BOLSAS DEBAIXO DOS OLHOS!"

Sue, uma secretária na casa dos trinta anos, veio à minha procura em virtude de bolsas feias que surgiram sob os seus olhos. Já estavam ali havia algum tempo, mas no início ela não deu atenção ao fato, pois estava sobrecarregada de trabalho. Agora temia não conseguir livrar-se das tais bolsas, que a envelheciam. Para agravar a situação, sua febre do feno crônica parecia estar piorando, pois os sintomas a afligiam durante o ano inteiro e não apenas no verão.

Círculos escuros debaixo dos olhos podem ser um sintoma de alergia, de modo que parecia provável que as bolsas e a alergia estivessem intimamente ligadas e que piorassem devido a um fator comum. Nós discutimos o estilo de vida de Sue e logo constatei que ela exagerava nas duas pontas: saía para beber e ia a festas na maioria das noites da semana e, em conseqüência, dormia muito pouco. Eu salientei que não só isso estava quase certamente imprimindo sua marca na pele dela, mas também que o ambiente carregado de fumaça de cigarro, aliado a uma dieta pouco saudável e à falta de sono, também estava agravando a sua alergia.

Obviamente Sue não deixaria sua "vida divertida" da noite para o dia, mas de comum acordo criamos um plano para melhorar a sua dieta, aumentar as horas de sono e tentar mantê-la longe da fumaça. Seus sintomas alérgicos apresentaram alguma melhora, o mesmo acontecendo com as bolsas debaixo dos olhos. E, talvez o mais importante, Sue hoje sabe o que precisa fazer para melhorar a própria saúde e aspecto – agora a bola está com ela!

■ Seus olhos são injetados de sangue ou salientes?

Olhos salientes podem ser um sinal de doenças como hiperatividade tireoidiana e é preciso consultar o médico imediatamente. Olhos avermelhados ou injetados de sangue podem ser resultado de esforço visual (fitar uma tela ou página por longos períodos sem piscar o suficiente resseca os olhos), falta de sono, alergia ou infecção. Problemas reumáticos também podem afetar os olhos, provocando inflamação e vermelhidão.

■ Você sofre surtos recorrentes de herpes simples ou tem freqüentes fissuras nos cantos da boca?

Os surtos de herpes são causados por uma variedade de vírus de herpes de que muitas pessoas são portadoras. Na maior parte do tempo eles ficam em estado dormente, mas se o seu sistema imunológico enfraquecer ou for sobrecarregado, o vírus pode ser reativado e causar um surto de herpes. Se isso ocorrer com freqüência, é um forte indicador de que as suas reservas de saúde estão debilitadas e o seu sistema imunológico não está funcionando em sua plena capacidade.

As fissuras nos cantos da boca são conhecidas como estomatite angular, doença que pode ser um sinal de alerta de deficiência de ferro ou vitamina B, principalmente no caso daqueles que não seguem uma dieta boa em termos nutricionais, dos anêmicos e dos idosos.

■ A sua gengiva é saudável?

Gengiva que sangra é geralmente sintoma de gengivite – inflamação da gengiva ao redor dos dentes devida a placas e inflamação bacterianas. Mas também pode ser um sintoma sério (por exemplo, de problemas no sangue ou mesmo de escorbuto, causado por deficiência de vitamina C – embora felizmente hoje em dia isso seja raro). Procure o seu dentista ou médico o quanto antes para uma avaliação. Gengiva retraída pode ser sinal de envelhecimento, escovação em excesso ou de modo a machucar a gengiva, fumo e má nutrição.

■ Qual é o estado da sua língua?

Melanoglossia (língua negra) costuma ser sinal de má higienização bucal (muita gente não se dá conta da necessidade de se escovar não só os dentes, mas também a língua). Língua seca pode ser sintoma de problemas auto-imunológicos. Língua vermelha e com fissuras pode indicar deficiência de ferro ou vitamina B. Placas esbranquiçadas numa língua com fissuras pode ser sinal de infecção por fungos (tais como estomatite, causada por *candida albicans*). Qualquer problema na boca ou na língua que persista por várias semanas deve ser levado ao conhecimento do seu médico, porque infelizmente o câncer bucal é muito comum e o diagnóstico no início é essencial.

■ Você sofre feridas recorrentes na boca?

Úlceras recorrentes na boca podem simplesmente significar que alguns dos seus dentes necessitam de algum polimento ou que suas dentaduras não estão corretamente ajustadas. Mas feridas recorrentes ou que não saram em três semanas mais ou menos podem ser sinal de câncer bucal ou de problemas mais raros, como a doença de Behcet (DB) – procure o médico imediatamente.

■ Você tem inchaços no pescoço ou em glândulas?

A glândula tireóide fica no centro do pescoço, acima do pomo de Adão, e pode inchar – doença conhecida como bócio. Também podem ocorrer nódulos na glândula, provocando inchaço. O inchaço também pode ser causado por uma variedade de enfermidades. Algumas são brandas e autolimitadas, como infecção de garganta causada por vírus. Outras podem ser mais sérias e requerem investigação urgente – por exemplo, alguns tipos de câncer e tuberculose (TB).

■ As suas unhas têm manchas brancas?

Manchas brancas nas unhas podem ser sinal de deficiência de zinco, mas também podem resultar de trauma nas unhas, como alguma batida, de modo que você pode ter tendência a essas manchas se digitar muito ou fizer bastante trabalho manual. Se a causa for deficiência de zinco, as unhas devem melhorar em poucos meses se você acrescentar na sua dieta alimentos ricos em zinco (tais como aveia, frutos oleaginosos, ostras ou ovos) ou iniciar um tratamento à base de suplementação de zinco, se o seu médico prescrever. Essa é na verdade uma das deficiências mais comuns que encontro – e o zinco tem importância crucial para a sua saúde. Essa deficiência pode resultar em enfraquecimento imunológico e pode provocar problemas de pele, cicatrização lenta de feridas, problemas psiquiátricos, impotência, infertilidade e baixa libido, caspa, distúrbios de olfato e paladar, redução do apetite... na verdade, essa lista é impressionante o bastante para convencer a maioria das pessoas a levar a boa nutrição a sério!

■ A sua urinação é saudável?

Os rins filtram ativamente o sangue para remover o excesso de água e uma variedade de impurezas, de resíduos e toxinas – o resultado final é a urina. O médico pode avaliar a urina em seu próprio consultório, com o auxílio de um bastão de exame, em que o bastão plástico coberto com reagentes é mergulhado numa amostra de urina para verificar o pH, a presença de sangue (glóbulos vermelhos e brancos) e níveis de glicose, proteína, nitrito e bilirrubina (produto do catabolismo do sangue).

Alguns indícios de má saúde, entretanto, podem ser detectados simplesmente olhando a amostra de urina. Dentre os sinais de alerta que devemos procurar estão urina turva ou espumosa, resíduos visíveis, coloração estranha ou escura, sangue ou mau odor ou odor diferente. Desconforto, ardência ou dor na urinação são outras pistas. Sintomas como esses sugerem infecção do trato urinário (ITU) ou doença sexualmente transmitida (DST). (Não ignore isso – procure o seu médico ou clínica e, se a DST for diagnosticada, avise ao seu parceiro, que também deve procurar tratamento.) Se a sua urina costuma ser bastante concentrada, você provavelmente não está bebendo água suficiente. A urina das pessoas bem hidratadas é quase incolor. Elementos anormais na urina também podem indicar diabete (presença de glicose) ou problema renal (presença de proteína). A proteína pode causar o aspecto espumante.

■ Para os homens: a sua urina sai num jato forte e contínuo, terminando bruscamente?

O modo como a urina sai pode ser um bom indicador de saúde da próstata. Jato forte e contínuo, que cessa subitamente, é saudável. Jato hesitante (relutância da urina em sair), fluxo débil e que demora a terminar sugere problemas da próstata, principalmente em homens mais velhos. Peça ao seu médico que prescreva um exame.

A pedra angular da filosofia de Sócrates – "Conhece a ti mesmo" – não se aplica apenas ao conhecimento interior. Essa observação completa ao espelho é o segredo da boa saúde. Ser capaz de perceber quando algo pode estar errado porque não é normal *em você*, pode capacitá-lo a conseguir a ajuda necessária. No Capítulo 14 você encontrará os muitos exames especializados disponíveis.

CAPÍTULO **11**

Reação intestinal

Na Parte 2, você examinou a sua alimentação: o que estava ingerindo e como. Mas, como indiquei naquela altura, é igualmente importante transformar-se em detetive e examinar o que você está produzindo como resultado da sua dieta. Eu incentivo todos os meus pacientes a olhar o que deixaram no vaso sanitário e a discutir a freqüência e o padrão da evacuação. Neste nosso mundo tão ocupado, onde a maioria de nós não tem tempo para nada além do estritamente essencial, é fácil criar o hábito de ignorar o apelo natural de liberar o intestino. Isso, especialmente combinado com uma dieta de má qualidade, pode ter por conseqüência uma série de sintomas, dentre os quais dor de cabeça, letargia e problemas na pele, além das reações gastrointestinais, tais como vagas dores abdominais, que seriam de se esperar. Pense nas suas respostas às perguntas abaixo. No restante do capítulo nós veremos alguns dos problemas gastrointestinais mais comuns e como enfrentá-los.

> ### O ESTADO DOS SEUS INTESTINOS
>
> - A sua evacuação costuma apresentar alguma das características a seguir? Fezes informes ou líquidas; fezes com odor forte, muito escuras ou muito claras; grande quantidade de gases; gases fétidos; sensação de evacuação incompleta; prurido anal; dores de barriga súbitas; esforço para evacuar; fezes que deixam marcas no vaso sanitário; necessidade de grande quantidade de papel higiênico.
> - Aparece sangue ou secreção nas suas fezes ou no papel higiênico?
> - Houve alguma mudança nos seus hábitos intestinais ou na freqüência com que você vai ao banheiro?
> - Você tem quatro ou mais dos sintomas seguintes? Fadiga ou baixo nível de energia; dificuldade de concentração; pele seca/eczema; suscetibilidade a estomatites; gases em excesso; distensão abdominal; cansaço após as refeições; prurido anal.

■ Como é a sua evacuação?

Quando me formei em medicina, fui a uma palestra proferida por um membro da equipe do altamente respeitado dr. Denis Burkitt. Ele havia trabalhado na África com uma comunidade local e descobrira que os habituais problemas gastrointestinais tratados nos países do Ocidente raramente afetavam os povos locais. Câncer no intestino, hemorróida, cálculo biliar, diverticulite e apendicite eram raridade. Entretanto, esses são o núcleo do trabalho cotidiano de um cirurgião geral no Ocidente. Burkitt estudou as fezes daquelas pessoas em busca de pistas da sua saúde gastrointestinal e descobriu que eram, na maioria, macias, com pedaços de raízes vegetais e sementes. Enquanto nós, jovens médicos, assistíamos a uma sucessão de *slides* encantadores mostrando diferentes tipos de cocô, ele explicava que aquela dieta – que no Ocidente já havíamos abandonado havia um bom tempo – era responsável pela quase completa falta de complicações gastroenterológicas daquelas pessoas. Foi o trabalho do dr. Denis Burkitt que apresentou ao mundo médico a importância de uma dieta rica em fibras e que salientou os perigos da dieta ocidental, farta em proteínas, açúcar e carboidrato refinado.

"MAS A MINHA DIETA É NORMAL, NÃO É?"

James me procurou por indicação de um cirurgião. Fazia dez anos, desde os dezessete anos, ele ia ao banheiro até 14 vezes por dia e sofria com constrangedores problemas de gases e com distensão abdominal. James comia carne vermelha seis vezes e carne branca três vezes por semana. Não comia nada no café da manhã e o almoço era um sanduíche, ingerido às pressas enquanto andava ou trabalhava, a menos que saísse para um almoço de negócios, quando então comia filé. O jantar era errático e ele quase nunca comia frutas, verduras e legumes. Jamais comia peixe (peixe e vegetais lhe davam uma tremenda vontade de comer um Big Mac!), mas não dispensava grossas fatias de pão branco três a quatro vezes por dia. Quando um médico suspeita de disbiose intestinal, como suspeitei no caso dele, é possível pedir um exame de sangue para avaliar a fermentação do intestino, através dos níveis de etanol (álcool) que o intestino produz em reação a uma dosagem de açúcar. Isso nem sempre é necessário, mas é uma forma elegante de demonstrar o processo de fermentação e a produção de álcool no intestino.

Quando James fez o exame, o resultado revelou que ele estava produzindo 146 unidades de etanol, quando o nível "normal" que se espera é de até 22 unidades apenas! Tratava-se de um caso clássico de disbiose intestinal. Como tantos outros pacientes, James esperava que eu lhe receitasse um comprimido e tudo estaria resolvido. Claro que não seria assim, mas ele ficou feliz em aceitar o meu conselho para iniciar um novo regime alimentar e promover mudanças fundamentais em seu estilo de comprar, cozinhar e comer os alimentos – e hoje ele segue o meu programa para disbiose intestinal (veja abaixo). Mas tenha em mente que é vital não tentar curar sozinho os seus problemas intestinais. Sintomas como os de James devem ser investigados por um médico para garantir que não existe uma outra patologia, como doença inflamatória intestinal ou pólipos.

Então, qual deve ser o aspecto das fezes saudáveis? Devem ter o formato de salsicha, excretadas numa só peça com superfície lisa. Quando o esfíncter se fecha após a evacuação, uma extremidade da macia mas firme matéria fecal terminará numa ligeira ponta. Ela afundará na água porque não está carregada com gás e tem apenas um ligeiro odor característico – o odor demasiadamente forte pode indicar fermentação intestinal.

Um intestino saudável evacua o material fecal de maneira limpa, razão por que qualquer outra excreção perceptível da região anal indica problemas digestivos. Em outras palavras, se você tem de usar muito papel higiênico ou está deixando marcas no vaso, o seu aparelho digestivo não está funcionando adequadamente.

Ao contrário das fezes saudáveis, a evacuação não saudável é muito difícil (no caso de constipação), informe ou líquida, malcheirosa, de cor ou muito escura ou muito clara e acompanhada por grande quantidade de gases ou o odor fétido de gás. A sensação de esvaziamento incompleto dos intestinos, prurido anal, dor de barriga súbita ou esforço para expelir as fezes também são maus sinais.

■ Existem traços de sangue ou secreção?

Sangue nas fezes ou no papel depois de se limpar significa que o seu trato gastrointestinal está sangrando. Isso pode ter uma causa benigna, como hemorróida, ou pode ser um sintoma de algo sério como câncer. Procure o médico imediatamente, mesmo que já tenha recebido o diagnóstico de hemorróida – problemas sérios podem coexistir com os simples. Muco ou secreção presente nas fezes pode ser sintoma de síndrome do intestino irritável (SII), de infecção intestinal, diverticulite, doença inflamatória intestinal ou tumor.

■ Os seus hábitos de evacuação mudaram?

A regularidade da sua evacuação é mais importante do que a freqüência. Uma *mudança* na freqüência ou em outros aspectos da evacuação (como presença de sangue, muco, intestino solto ou evacuação freqüente) pode ser sintoma de problemas digestivos ou um sinal de alerta de câncer, particularmente entre os mais idosos. Relate qualquer mudança ao seu médico, que o examinará e considerará a possibilidade de requerer exames, que podem incluir:

- Colonoscopia (usando fibras óticas, uma completa inspeção interna do cólon)
- Enema de bário (uma técnica de imagem de raios X para inspeção do intestino)

COMO SÃO AS SUAS FEZES?

- Tipo 1: Blocos duros separados, como nozes ou excremento de bode
- Tipo 2: Com formato de salsicha, mas grumoso como se fosse um aglomerado de excrementos de bode
- Tipo 3: Como uma salsicha, lisa e macia
- Tipo 4: Pedaços moles com contornos definidos (passaram facilmente), podem aderir ao vaso sanitário
- Tipo 5: Pedaços com extremidades irregulares, uma massa fecal mole, capaz de flutuar
- Tipo 6: Líquida, sem partes sólidas; inteiramente líquida

Lembre-se, as fezes devem ser expelidas como um processo de relaxamento, proporcionando a sensação de esvaziamento completo. O esvaziamento incompleto é muito comum e indica a necessidade de ajustamento alimentar.

O QUE ISSO DIZ A SEU RESPEITO:

- Tipo 3: parabéns! Você tem uma evacuação perfeitamente normal. O ideal é que você tenha esse tipo de evacuação uma vez por dia, ou talvez duas.
- Tipos 1 e 2: são fezes anormalmente duras e sólidas, indicando constipação, e resultam de um processo excretório lento. A longo prazo, isso parece estar ligado a um risco maior de diverticulite e hemorróidas.
- Tipo 4: fezes mal formadas, gordurosas, aderentes, pastosas, que provavelmente refletem má alimentação.
- Tipos 5 e 6: fezes anormalmente soltas, indicando diarréia. Você e seu médico devem buscar a causa, se esse padrão persistir, principalmente se tiver havido mudança nos hábitos de evacuação ou no aspecto da matéria fecal.

■ Você tem sintomas de disbiose intestinal?

A disbiose intestinal afeta o delicadamente equilibrado ecossistema que existe nos intestinos humanos. Normalmente, mais de 500 espécies de bactéria coexistem no seu intestino baixo, alimentando-se uma das outras e de comida parcialmente digerida e produzindo grande variedade de elementos bioquímicos importantes dos quais o seu próprio sistema depende. Embora os números de cada espécie flutuem, no intestino saudável ou "eubiótico" há um equilíbrio completo.

Se esse equilíbrio for abalado, com algumas espécies de bactéria proliferando à custa de outras, o seu sistema se torna "disbiótico", o que pode provocar inúmeros sintomas. Individualmente os sintomas podem indicar qualquer das dúzias de causas, mas existe um padrão característico, ou constelação de sintomas, que indica disbiose.

As características centrais da constelação disbiótica são problemas intestinais como gases em excesso, distensão abdominal e cansaço após as refeições. As mulheres podem ser suscetíveis à candidíase. Algumas pessoas se sentem cansadas e com baixa energia. Se esses sintomas parecerem familiares, observe a sua alimentação diária. Pacientes que desenvolvem disbiose geralmente comem de modo errático, pulam refeições e consomem enormes quantidades de açúcar, seja refinado ou de fontes naturais como frutas, e ingerem grandes quantidades de alimentos fermentados, tais como Marmite,* chá, bebida alcoólica, queijo azul ou molho de soja.

O que fazer em caso de suspeita de disbiose? Eu costumo pedir um exame chamado perfil de fermentação intestinal. Entretanto, um passo simples para o diagnóstico que você mesmo pode dar consiste em cortar os alimentos mencionados acima e seguir algumas das sugestões de dieta discutidas abaixo. A melhora dos sintomas depois de seguir (por no mínimo três semanas) uma dieta de combate à disbiose é a melhor confirmação de que esse era mesmo o seu problema.

---

* Marmite é uma pasta feita de extrato de fermento, um subproduto do processo de fabricação da cerveja, muito usada no Reino Unido em pães, bolachas e torradas. (N.T.)

> ## "EU TENHO DISBIOSE INTESTINAL?"
>
> Mark, um produtor de TV de quarenta e poucos anos, foi ao meu consultório se queixando de eczema, prurido anal e fadiga geral. Seu CG tratara alguns dos seus sintomas com cremes fungicidas esteróides, mas tivera pouco sucesso em obter uma melhora prolongada ou em identificar o que causava os sintomas. Mark também já havia procurado ajuda com vários terapeutas alternativos, mas esses lhe prescreveram tratamentos e dietas que reduziam drasticamente o número de alimentos "permitidos" – e que surtiram pouco ou nenhum efeito. Pior, com isso ele demorou em obter um tratamento eficaz. Mark não era mais que uma sombra de si mesmo, havia perdido bastante peso e estava deprimido em virtude de sua doença e incapacidade de cumprir sua agenda habitualmente muito agitada.
>
> Essa constelação de sintomas tão díspares me levou a suspeitar de disbiose, mas, como é absolutamente vital considerar todo o leque de diagnósticos possíveis e eliminar os mais sérios primeiro, parti para o conjunto completo de exames laboratoriais convencionais. O exame de perfil de fermentação revelou que ele tinha de fato disbiose intestinal fúngica e bastou alterar a sua dieta e fazer recomendações para estimular o crescimento de uma flora intestinal saudável, restaurando o equilíbrio integral em seus intestinos, para aliviar os sintomas de Mark. Em um mês e pouco ele voltara a ser como antes, recobrando alegria e vitalidade.

Como tratar disbiose intestinal

O gerenciamento de maus hábitos de evacuação e da disbiose leva a maioria dos pacientes de volta para o reexame dos fundamentos. Freqüentemente eles são obrigados a treinar novamente os intestinos – reaprender os bons hábitos de evacuação que deviam ter naturalmente quando eram crianças pequenas. Também precisam "fazer uma boa faxina" em sua dieta (eu uso o programa de limpeza do intestino e a dieta de pouco açúcar e pouco fermento apresentada abaixo) e reequilibrar a flora intestinal com alimentos probióticos e, às vezes, suplementos de bactérias probióticas saudáveis.

Novo treino dos intestinos – tenha por objetivo ir ao banheiro depois do desjejum, todas as manhãs. Se os seus intestinos não funcionam com facilidade, sente-se com os pés apoiados num tamborete bem baixinho, a fim de erguer os joelhos e melhorar o seu centro de gravidade, estimulando assim o intestino a começar a movimentar seu conteúdo na direção certa. Qualquer esforço está terminantemente proibido. Em vez disso, para manter as coisas em movimento, experimente tomar um copo de água de gole em gole ou massagear a barriga no sentido horário (ilustração abaixo)

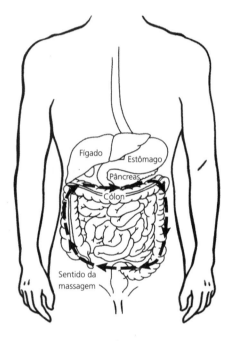

MASSAGEIE O SEU ESTÔMAGO NESSE SENTIDO

Programa de limpeza do intestino – Por dois ou três dias, no máximo, coma apenas os alimentos da lista abaixo:

- **Sucos de fruta** diluídos em meia garrafa de água mineral. Evite sucos feitos a partir de concentrados. Experimente suco de maçã, pêra, papaia, laranja e cereja preta.
- **Sucos vegetais** diluídos em um terço de garrafa de água mineral. Combine um de cada um dos seguintes grupos: a) suco de maçã ou de cenoura (110 gramas); b) suco de alface verde-escura, salsão ou pepino (170 gramas); c) suco de salsa, beterraba, repolho vermelho, espinafre (60 gramas).

Se não puder ou tiver dificuldade em preparar essa quantidade de sucos, compre garrafas de sucos prontos orgânicos em lojas de alimentos naturais.

- **Sopa Bieler, rica em minerais** (dois pratos fundos por dia). Para prepará-la, corte e cozinhe no vapor duas abobrinhas médias, 110 gramas de vagem e dois talos de salsão. Bata no liquidificador com um punhado de salsa ou coentro picado e com um pouco da água usada para cozinhar no vapor. Essa receita rende duas ou três porções.
- **Caldo alcalino** (2–3 pratos fundos por dia). Para prepará-lo, use um caldeirão de aço inoxidável. Coloque 1,5 litro de água, adicione duas batatas com casca lavadas e cortadas, 1 xícara de cenouras cortadas, 1 xícara de salsão cortado em cubos e 1 xícara de outra raiz vegetal, como nabo, cortada. Acrescente pimenta vermelha, manjericão, orégano e outros temperos a gosto. Tampe a panela e cozinhe em fogo brando até os vegetais amolecerem bem. Deixe cozinhar por mais meia hora e coe, bebendo apenas o caldo.
- **Chás de ervas**, mas nada de café, chá preto ou qualquer outra bebida que contenha cafeína.

Quando seguir um jejum parcial como esse, você deve repousar, limitar-se às "atividades domésticas" e praticar apenas exercícios leves como uma caminhada. Quem tiver algum problema de saúde não deve seguir restrições alimentares sem aprovação e supervisão do médico.

A dieta de combate à disbiose – Restabelecer o equilíbrio da flora intestinal implica prestar uma cuidadosa atenção à dieta por várias semanas, no mínimo. Eis uma lista do que se pode comer e beber para estimular o retorno de bactérias saudáveis e reduzir o crescimento excessivo de bactérias e fungos prejudiciais à saúde.

A dieta é misturada e variada e é permitido comer carne e peixe. Ela não exclui nenhum dos principais grupos alimentares. Varie ao máximo a sua dieta e faça um esforço real para encontrar e ingerir alimentos que você normalmente não come. Muitas pessoas raramente chegam perto de leguminosas e de milheto, por exemplo.

Eis os elementos da dieta:

- **Hortaliças** Coma hortaliças orgânicas frescas, cruas, cozidas no vapor ou na água ou ainda refogadas com pouco óleo. Acrescente alho à vontade, em razão de suas propriedades fungicidas: até dois dentes de alho cozido por dia é ótimo, além de alho cru em saladas ou guarnições vegetais.

- **Carne e peixe** Coma carne e peixe magros e orgânicos.
- **Grãos** Coma grãos integrais orgânicos – trigo, aveia, cevada, centeio, milheto, trigo-sarraceno, milho, macarrão, arroz, todos integrais. Não coma pão comum, feito com fermento – substitua-o por pão ázimo (*chappatis* – pão indiano feito com trigo sem levedura –, pão sírio ou libanês do tipo folha, pão feito com bicarbonato de sódio em vez de fermento – como o irlandês "*soda bread*" –, e bolachas de água e sal ou só de água).
- **Frutas** Por dia, coma no máximo duas frutas que tenham pouco açúcar, como pêra, maçã ou ameixa (você terá de comer mais legumes e verduras para compensar). Depois de quatro semanas, não coma mais do que três frutas orgânicas por dia.
- **Frutos oleaginosos e sementes** Você pode comer sementes de girassol, abóbora e gergelim. O ideal é que os oleaginosos tenham sido descascados recentemente – não coma nenhum oleaginoso descascado que tenha cheiro de mofo. Coco, noz, amêndoa e castanha de caju também são bons.
- **Leguminosas** Os diversos tipos de feijão, lentilha, grão-de-bico (inclusive homus), soja e derivados, tais como tofu ou queijo de soja.
- **Laticínios e ovos** Restrinja a ingestão de leite, que contém lactose, o açúcar do leite, e tente ingerir apenas produtos orgânicos. Iogurte "bio" vivo é a melhor opção de laticínio. O queijo *cottage* é bom e também convém ingerir ovos.
- **Óleos** Use apenas óleos não refinados, orgânicos, de girassol, ou açafroa, soja, gergelim, milho ou canola, ou azeite prensado a frio.
- **Bebidas** Beba água filtrada ou mineral. Chás de ervas como camomila, menta e gengibre são bons. Exclua suco de frutas por três semanas mais ou menos e dilua os sucos vegetais em água, na proporção 1:1.

Eis os alimentos e bebidas que você deve evitar:

- **Açúcar e carboidratos refinados** – esses estimulam bactérias nada bem-vindas. Fique atento aos seguintes itens: açúcar branco e mascavo, alimentos que contenham sucrose, frutose, glucose, dextrose, Karo ou maltose. Mel, melado, melaço, caramelo, xarope de bordo ou qualquer outro xarope. Bolos, biscoitos, tortas, massas assadas em geral. Tudo isso deve ser evitado, bem como pudins, sorvetes, chocolates e outros doces. Bebidas alcoólicas. Farinha branca, arroz branco e macarrão não integral. Leia as informações dos rótulos e evite alimentos processados que contenham açúcares.

- **Alimentos que contenham fermento** – é provável que você seja sensível a fermentos e qualquer tipo de bolor que a sua comida possa conter. Pães, rocamboles, pizzas. Bebidas alcoólicas (de novo) ou outros produtos fermentados, inclusive vinagre, picles, molho de soja ou missô. Queijos, soro de leite ou creme de leite azedo. Proteína vegetal hidrolisada ou produtos maltados. Alimentos fermentados, como Marmite, Vegemite (pasta salgada escura e gelatinosa, de origem australiana, usada como condimento para pratos variados) ou Bovril (extrato salgado de carne de vaca, que pode ser usado como base para sopas ou como condimento) ou outras misturas para molho. Alimentos que possam estar contaminados por bolor, incluindo oleaginosos com cheiro de mofo, cogumelos, uvas, frutas secas e casca de fruta.
- **Aditivos** – verifique sempre os ingredientes no rótulo dos alimentos. Evite fermento, açúcar, malte, vinagre, ácido cítrico (por exemplo, em bebidas ou em tomates enlatados), glutamato monossódico (também conhecido por flavorizante E621, encontrado em comida chinesa e também em inúmeros alimentos processados ou embalados). Também evite amendoim e pistache.
- **Bebidas** – corte o chá preto, café e bebidas espumantes e "vitaminas" artificiais.
- **Adoçantes** – cortar o açúcar lhe dará a oportunidade de reeducar o seu paladar, a fim de apreciar sabores mais sutis, enquanto os adoçantes simplesmente o farão continuar desejando um alto nível de doçura. É importante aprender bons hábitos com esta dieta e não voltar ao uso de açúcar.

PROBIÓTICOS – A FLORA AMIGÁVEL

O número de bactérias que temos no corpo é maior do que o número de pessoas que já viveram no planeta. E a maioria dessas bactérias se encontra no trato intestinal. Mas uma dieta à base de alimentos pesadamente processados pode limitar seriamente as boas bactérias "probióticas" ou a flora amigável que mantém o intestino saudável e previne o tipo de problemas – gases, fezes variáveis, fadiga e mesmo afecções da pele como eczema – que ocorrem quando se permite que as bactérias hostis proliferem. Muitos, muitos pacientes percebem que esses sintomas são acompanhados pelo que eu chamo de "neblina mental" – uma sensação de que o cérebro está obscurecido. Sem dúvida, a disbiose pode afetar a capacidade cognitiva.

A flora amigável inibe a multiplicação de bactérias nocivas e de bolor no intestino. Também ajuda a produzir vitaminas – então, essas bactérias mantêm uma relação "simbiótica" conosco: nós lhes fornecemos meio ambiente e fonte de alimentos e elas nos protegem da flora nociva e produzem nutrientes valiosos para nós. Certas coisas são conhecidas por agravar as bactérias ruins: os antibióticos são réus comuns, geralmente matando *todas* as bactérias, inclusive as espécies benéficas, cuja ausência incentiva as maléficas a recolonizar o intestino, só de vingança. Algumas mulheres perceberão que contraem candidíase depois de tomar antibióticos e muitos pacientes, enquanto tomavam esse tipo de remédio, podem ter sofrido problemas intestinais. (Entretanto, se seu médico lhe receitou antibiótico, você tem mesmo de tomá-lo!) Outro fator na proliferação de fungos é uma dieta rica em açúcares ou qualquer coisa fermentada (como vinagre, vinho, picles, pastas e patês, se ingeridos regularmente) – de modo que só devemos consumir esses itens de vez em quando.

Muito ocasionalmente eu recomendo o uso sistemático de um fungicida, como por exemplo Nistatina, para disbiose intestinal fúngica, mas prefiro, sempre que possível, prescrever tratamentos à base de probióticos naturais, juntamente com orientação dietética. Eu recomendo um suplemento contendo 4 milhões de lactobacilos vivos por cápsula. Também estimulo a ingestão de alho fresco, de preferência cru, que é excelente para combater fungos. Tempere a salada com alho socado e coma-a em seguida. Se você o socar e misturar com azeite de oliva, o alho fica muito mais palatável. Dentes de alho inteiros e crus podem provocar uma terrível azia, por isso não aconselho a comê-lo dessa forma.

Extrato de semente de toronja e bérberis (sob a forma de suplemento) também ajudam a reequilibrar o intestino.

É muito importante que você não se medique sozinho: procure um médico ou naturopata. E lembre-se de que tudo o que você toma deve ter justificativa e deve ser ingerido apenas por um tempo limitado. Eu sempre vejo pessoas que consomem uma lista enorme de ervas/suplementos sem saberem direito para quê. Não faça isso.

E QUANTO À CÂNDIDA?

A assim chamada "cândida" nos dá outro bom exemplo de como é importante entender a saúde humana em sua inteireza. Quando foi ao meu consultório pela primeira vez, Jo me perguntou, como faz tanta gente: "Será que eu não estou com cândida?" (diplomata sênior, Jo veio de seu posto no estrangeiro, numa visita a Londres). Como muitos dos meus pacientes, ela pensou em cândida porque estava com gases, distensão abdominal e candidíase vaginal. Mas nunca devemos tirar conclusões precipitadas sobre a nossa saúde. Todos os sintomas e mudanças no estado de saúde devem ser avaliados adequadamente (em consulta com o seu médico). Os sintomas associados à disbiose intestinal podem ter várias causas físicas – algumas sérias – e não convém adiar a investigação, enquanto se buscam enfoques complementares. Geralmente os dois tipos de tratamento podem ser feitos ao mesmo tempo.

Candida albicans é um fungo que aparece naturalmente no intestino humano ou na vagina e às vezes em dobras quentes e úmidas da pele – a chamada micose inguinal (que em inglês recebe o nome de "runner's crutch" – "virilha de corredor"). Muitas mulheres estão bastante familiarizadas com a irritação e o esbranquiçado corrimento provocados pela monolíase (em inglês, a monolíase, espécie de afta vaginal, é chamada também de *thrush*/melro, porque as colônias brancas de fungos que surgem nas paredes da vagina se parecem com as manchas existentes no peito dos melros). A cândida também pode proliferar em excesso no intestino, produzindo imensa variedade de sintomas da disbiose intestinal que já mencionei.

Se a cândida proliferar excessivamente, deve haver causas para isso que precisamos encontrar. Para candidíase recorrente, por exemplo, é necessário excluir a possibilidade de diabete, uma vez que tanto a candidíase quanto as infecções fúngicas em dobras da pele são mais comuns nos diabéticos. A anemia é outro indutor, junto com deficiência de ferro e outras causas mais sérias, que o médico investiga.

Como eu disse a Jo, existem alguns pontos que devemos lembrar em relação à disbiose intestinal e seu papel na saúde humana:

- Embora os mecanismos não sejam inteiramente compreendidos, uma flora intestinal saudável é benéfica para a saúde humana.
- Uma flora intestinal não saudável pode ser fúngica ou bacteriana.
- A disbiose fúngica é uma doença relativamente comum, apresentando sintomas como letargia, gases e distensão intestinal, cansaço após as refeições e, nos dois sexos, irritação perineal; e, nas mulheres, pode ser associada à candidíase vaginal.

Com a maioria das pessoas, a doença reflete seus hábitos alimentares e uma mudança na dieta é a solução.

Quando saiu para fazer compras antes de seguir para o aeroporto, Jo já entendia melhor todas as implicações do seu caso. Tratar sua candidíase era uma questão médica convencional simples, mas corrigir a disbiose intestinal era a única maneira de recuperar a saúde integral tanto da flora intestinal quanto do resto do corpo. Jo levou devidamente as minhas orientações dietéticas consigo e resolveu procurar um médico se seus sintomas não desaparecessem por completo.

Disbiose intestinal e SII são a mesma coisa?

Se recebeu um diagnóstico de síndrome do intestino irritável (SII), você agora deve estar pensando que disbiose intestinal fúngica pode ser a mesma doença. Contudo, a SII – que se caracteriza por hábitos irregulares de evacuação, que alternam diarréia e constipação, dor, distensão abdominal, etc. – uma *síndrome*, uma coleção de sintomas que podem ser causados por um grande número de fatores, não é uma doença em si, que se possa tratar isoladamente. É um transtorno funcional e as pessoas não deviam ser rotuladas como portadoras de SII até que se pudessem determinar as causas físicas.

A SII é, como vimos, muito comum. Um paciente me procurou apresentando os sintomas clássicos e com um histórico de SII que já durava muito tempo. Contador, sofria um stress que se prolongava pelo "ano fiscal" e ao qual ele atribuía as mudanças em seus hábitos de evacuação. Como sempre faço, escutei sua história e o examinei, verificando se não havia ocorrência recente de sangue ou secreção nas fezes; se acontecera alguma perda de peso ou se havia histórico familiar de câncer ou pólipo no intestino. Suspeitas levantadas, pedi imediatamente exames gastroenterológicos, pois receava que esses sintomas indicassem algo mais sério que a SII. Eu estava certa e meu paciente se internou num hospital, para submeter-se a uma cirurgia. Felizmente a intervenção foi feita a tempo. Tanto os médicos quanto os pacientes devem levar os sintomas intestinais muito a sério. Lembre-se que problemas funcionais podem coexistir com doenças graves. Jamais "ature" qualquer sintoma. Se não se sentir bem, a despeito de levar uma vida saudável, você deve voltar ao médico. De qualquer modo, a história desse paciente salienta o fato de que a SII é uma coleção de sintomas e que não se pode descartar uma patologia física.

A disbiose intestinal fúngica é um outro problema. É muito comum, uma vez que a tendência a ingerir carboidratos refinados, doces em geral (mesmo os que são vendidos como "saudáveis") e bebidas doces gaseificadas, permanece firme. O uso recente de antibióticos, principalmente por longos períodos, também pode desequilibrar a flora intestinal. Morar sozinho, levar um estilo errático de vida e de trabalho e sofrer pressões familiares, tudo isso conspira para atrapalhar a alimentação e a vida saudáveis. E, contudo, é exatamente essa alimentação e esse estilo de vida saudáveis que resolverão o problema da disbiose fúngica.

Para resumir a disbiose intestinal:

1. Não presuma, com base em leituras e na Internet, que a sua fadiga, os seus sintomas abdominais ou quaisquer outros são conseqüência da proliferação de cândida. Podem muito bem não ser e atrasos no diagnóstico podem ser perigosos.
2. Faça os exames médicos adequadamente e estimule o diálogo entre o seu médico e o seu naturopata.

Só depois da investigação relevante e dos exames de sangue e da eliminação de outras possíveis causas dos sintomas é que se pode iniciar o tratamento da disbiose intestinal. Seguir a dieta de baixo açúcar e baixo fermento para combater a disbiose (p. 155) é o primeiro e mais importante passo. Cortar alimentos fermentados aliviará os sintomas e reduzir a ingestão de açúcares ajudará a matar de fome os fungos nocivos presentes no organismo. Eu sempre saliento para os meus pacientes que essa é uma dieta mista, variada e não vegetariana, que não exclui qualquer dos grupos alimentares principais, embora versões vegetarianas possam atingir os mesmos resultados.

Depois que você tiver seguido a dieta de combate à disbiose por três a quatro semanas, convém rever o seu progresso e verificar o que conquistou em termos de bem-estar. Em geral peço ao paciente para voltar ao consultório depois desse período para discutirmos uma forma de consolidar um enfoque mais saudável da alimentação. Também é muito importante aprender e entender por que você se sente melhor, uma vez que isso o ajudará a manter essa melhora. Eu, então, ampliaria gradualmente a dieta, rumo à dieta do Método McManners para manutenção a longo prazo de uma boa saúde.

Em qualquer dieta, existem três estágios:

1. **Indução**

Na qual se promovem as mudanças iniciais necessárias para começar o processo de melhoramento da saúde. Com a dieta de combate à disbiose, eu espero alívio dos sintomas e maior bem-estar em três semanas, mais ou menos.

2. **Consolidação**

Aqui é vital dar continuidade a qualquer regime alimentar que amplie a dieta, para continuar aprendendo, para fazer planos para uma mudança na dieta a um prazo mais longo, para saborear e se interessar por alimentos que mantenham a saúde e o bem-estar. Uma forma saudável de comer não é apenas uma solução de ocasião, uma experiência temporária. A pessoa pode sentir-se melhor por um mês, mas, se voltar aos hábitos antigos, os sintomas e a má saúde retornarão.

3. Manutenção

Promover mudanças e tornar permanentes os benefícios são coisas que requerem um esforço dietético a longo prazo. Mas não se compara ao esforço do primeiro e, em menor extensão, do segundo estágios. Quando o desfrutar de uma ampla e variada dieta saudável, bem como de saúde boa e bem-estar, se tornar um hábito, você saberá que a dieta passou a constituir uma parte permanente da sua vida.

CAPÍTULO **12**

Atividade

Exercício é essencial à saúde física. Para dizer de maneira simples, é nisso que a evolução insiste. Nossa fisiologia preparou-nos para uma vida muito mais ativa do que aquela que tipicamente desfrutamos hoje. Por milhões de anos, reunir o necessário para atender às exigências básicas da vida demandou horas de esforço diário, pontuado por períodos de particularmente intenso stress físico ou atividade. Até cem anos atrás, a maioria das pessoas caminhava, carregava peso, escalava e se cansava muito mais do que nos dias de hoje.

Nós não fomos projetados para ficar sentados o dia inteiro e o seu corpo se ressente se é isso exatamente o que você faz. O crescente problema com a obesidade enfrentado nos EUA, Reino Unido, Austrália e em vários outros países, deve-se aos baixos níveis de atividade e não apenas, como muitos acreditam, às suas dietas. Abstraindo o fato de que alimentação de baixa qualidade tem um bocado a responder por isso, muitos de nós comemos na verdade menos do que nossos ancestrais. Os níveis menores de atividade também contribuem para a baixa densidade dos ossos e o risco de osteoporose, para o aumento da proporção entre gordura e massa muscular e um risco maior de ocorrência de várias outras doenças degenerativas tais como diabete e arteriosclerose. É por isso que o seu nível de atividade é provavelmente a mais importante influência no lado físico do seu triângulo de saúde.

Naturalmente, muitas pessoas sabem perfeitamente que o vício de ficar na poltrona diante da TV comendo salgadinhos é "uma coisa ruim" e que exercício é "uma coisa boa". Mas como saber se estamos praticando o suficiente e, o que é fundamental, se o tipo de exercício é o mais adequado? Reflita sobre a sua prática de exercícios: o seu nível de atividade e o tipo de exercício estão construindo ou drenando as suas reservas de saúde física?

A VERDADE SOBRE OS EXERCÍCIOS

- Você conhece a diferença entre exercício aeróbico e anaeróbico?
- Você faz exercícios aeróbicos pelo menos três vezes por semana e no mínimo por 20 ou 30 minutos por sessão?
- Você sabe por que é importante fazer exercícios com pesos?
- Você realiza atividades para aumentar sua força, flexibilidade, elasticidade, postura e coordenação?

■ Qual é a diferença entre exercícios aeróbicos e anaeróbicos?

Exercício aeróbico é qualquer atividade que aumente o seu ritmo cardíaco e respiratório, geralmente fazendo-o transpirar. Supondo que você faça pelo menos 20 a 30 minutos de cada vez, os exercícios aeróbicos condicionam os seus sistemas cardiovascular e respiratório, queimam calorias e produzem resistência e vigor – em suma, eles o deixam em forma.

Dentre as atividades dessa categoria destacam-se correr, nadar e caminhar (se o ritmo for suficientemente rápido), remar, andar de bicicleta, esquiar, saltar, dançar e subir escadas. Surpreendentemente, esportes como futebol, tênis ou *squash* com freqüência apresentam pouco valor aeróbico porque costumam exigir curtas e intensas explosões de atividade, ao passo que os exercícios aeróbicos demandam esforços de natureza contínua.

As atividades que exigem essas intensas explosões de energia em vez de esforço continuado são chamadas anaeróbicas. Esses tipos de exercício costumam ser vantajosos para tonificar e construir a musculatura, aumentar a força e a velocidade e/ou para alongar e ampliar a elasticidade e a flexibilidade. Dentre as atividades dessa categoria podemos citar treinamento com pesos, ginástica de solo (flexões, abdominais e outros do tipo). Algumas atividades, tais como *kick-boxing* (boxe tailandês) e *circuit-training* (circuito planejado para combinar exercícios de força e resistência), envolvem atividades anaeróbicas contínuas intercaladas com momentos de atividade aeróbica, para produzir uma espécie de híbrido aeróbico/anaeróbico.

Como é o seu treinamento aeróbico?

Você deve exercitar-se aerobicamente pelo menos de 20 a 30 minutos para beneficiar o seu sistema cardiovascular e fazer no mínimo três sessões por semana para estar em forma e manter o preparo físico. Isso não é tão difícil quanto parece. Caminhar a passo acelerado, estimulando-se a manter o ritmo cardíaco elevado, é um exercício "fácil" e que conta para o treinamento (veja p. 171).

Você está fazendo algum exercício com sobrecarga?

Os exercícios com sobrecarga – isto é, aqueles que envolvem colocar pesos ou tensão em seus ossos e articulações, tais como caminhar, correr, atividade aeróbica de baixo impacto, dança ou "yoga energética" (yoga tradicional mesclada com exercícios dinâmicos e respiração profunda) – podem ajudar a reduzir e mesmo a reverter a perda muscular e óssea relacionada com a idade. Se você não está realizando nenhuma atividade desse tipo, está aumentando o seu risco de desenvolver osteoporose e de perda muscular no futuro. Essa é uma combinação que reduz a mobilidade na idade avançada e aumenta a probabilidade de quedas e fraturas. Uma queda é com freqüência um evento crítico que rouba a independência de uma pessoa – assim, mantenha-se ativo!

Você pratica atividades para aumentar sua força, flexibilidade, elasticidade e melhorar a postura e a coordenação?

O condicionamento aeróbico é somente um aspecto da saúde física, cuja manutenção exige um programa integrado de exercícios que inclua também os anaeróbicos.

Eu me considero afortunada por ter sido uma pessoa muito ativa desde quando criança. Afortunada porque isso significa que eu adquiri desde há muito tempo o hábito de me exercitar e hoje ele está profundamente arraigado, sendo uma parte perfeitamente natural da minha vida.

Eis um exemplo dos exercícios que faço numa semana típica. Eu o aconselho a manter um diário de exercícios (do mesmo modo como cuida do diário alimentar) por alguns dias para monitorar o seu nível de atividade. *Use*-o para ver o que você anda fazendo (e deixando de fazer!). As informações deste capítulo e do Capítulo 13 o levarão um passo adiante. Por que não tentar algumas novas formas de exercício?

Mesmo que você se exercite regularmente, manter a mesma rotina semana após semana pode ser tedioso e trará menos benefícios para a sua saúde, de uma perspectiva estrutural, que uma variedade de atividades.

Eu começo todos os dias com um bom alongamento – normalmente, algumas seqüências da "Saudação ao Sol" do yoga (veja p. 185). Além disso, cuido dos meus animais, faço caminhadas e nado. Embora não freqüente academia, acredito que o meu nível de atividade seja bastante adequado e eu me sinto incrivelmente forte e em forma.

Segunda feira: Caminhei em marcha acelerada perto de cinco quilômetros nos bosques, cuidei vigorosamente de dois cavalos e cavalguei um deles por uma hora.

Terça e quarta-feira: Esses são os dias em que trabalho em Londres. Em princípio, não me seria possível fazer muitos exercícios enfurnada na minha clínica. Então, eu saio do metrô várias paradas antes da minha e ando com energia por uns dois quilômetros e meio. Faço a mesma caminhada na volta à tarde, normalmente em passo apressado para não perder o trem. Entre os horários de atendimento dos pacientes, criei momentos de caminhada rápida utilizando dois lances de escadas, de maneira que não fico o dia inteiro presa em minha poltrona. Isso é algo que tenho recomendado a vários dos meus pacientes que brigam com o relógio e argumentam que simplesmente não podem incluir um horário para exercícios em sua já tão carregada agenda diária. Cinco minutos a cada hora subindo escadas somam uns 40 minutos no curso de um dia normal de trabalho!

Quinta-feira: Caminhei cerca de cinco quilômetros executando tarefas ao ar livre e cuidei dos meus cavalos; joguei tênis com um amigo.

Sexta-feira: Cavalguei um dos cavalos por uma hora e meia. Eu recomendo a equitação para muitas mulheres que procuram ficar em forma – uma cavalgada a trote é uma ótima forma de reduzir cintura e glúteos! (Cavalgar também me proporciona um ótimo tempo para pensar!)

Sábado: Levei meu filho mais novo para uma aula de natação e aproveitei para nadar uns 40 minutos enquanto esperava. Às vezes eu uso os equipamentos de ginástica durante a aula dele.

Domingo: Caminhei com a família.

Adquirir o hábito de exercitar-se é a melhor maneira de construir suas reservas de saúde física. Poucos dos meus pacientes tiveram a sorte de já ter esse hábito – a maioria precisa desenvolvê-lo do zero, o que, embora não seja uma tarefa fácil, exigindo força de vontade e esforço, traz enormes recompensas. Tenho a esperança de que você lembre que a minha regra número um a respeito de dieta e nutrição foi "Desfrute de Sua Comida". Bem, a minha regra número um sobre exercícios é "Desfrute a si mesmo"! Não se pretende que os exercícios sejam uma forma de autoflagelação, onde quanto mais você sofre, mais se torna merecedor de recompensas.

De fato, juntamente com a alimentação, os exercícios têm a maravilhosa propriedade de serem ao mesmo tempo benéficos e imensamente prazerosos. É verdade que o início pode ser um tanto árduo, se o seu nível de atividade estiver baixo ou se você se deixou ficar muito fora de forma. Mas, num tempo surpreendentemente curto, você perceberá por si mesmo as muitas e variadas razões pelas quais tantas pessoas amam os exercícios.

Benefícios do movimento

Livros inteiros poderiam ser escritos sobre os múltiplos benefícios físicos, fisiológicos e psicológicos dos exercícios, mas eu lhe darei aqui apenas um breve sumário a respeito.

- Os exercícios dinamizam a saúde cardiovascular. Fortalecem o coração para que possa bombear mais sangue em cada contração, diminuindo, assim, o ritmo das pulsações. Isso pode reduzir a formação de depósitos de colesterol que causam arteriosclerose e abaixar o nível do colesterol do tipo LDL – o mau colesterol – em sua circulação sangüínea. Também pode abaixar a pressão arterial e ajudar a regular os fatores de coagulação do sangue. De modo geral, exercícios apropriados reduzem significativamente o risco de ataques cardíacos, derrames, aneurismas, tromboses e quase todas as outras formas de doenças cardiovasculares em que se possa pensar.
- Aumentam a saúde respiratória, ajudando a respirar mais profunda e eficientemente, dinamizam a circulação para todas as partes dos pulmões e, portanto, o fornecimento de oxigênio para o resto do corpo, inclusive o cérebro. As pessoas que caminham pelo menos um quilômetro e meio por dia são mais alertas e trabalham de modo mais eficiente. Eu me sinto ótima quando chego à minha clínica depois de uma boa caminhada.
- Estimulam o sistema imunológico, ajudando a lutar contra as enfermidades e reduzindo o risco de se desenvolver uma variedade de doenças infecciosas e degenerativas, de resfriados e gripes ao câncer, diabete e osteoporose.
- Auxiliam a perder peso e a tornar essa perda permanente. Exercícios regulares realmente alteram o equilíbrio dos tecidos. Melhoram a "composição corporal" – proporcionando uma alta relação músculos/gorduras –, o que, por sua vez, incrementa o índice metabólico basal (o índice utilizado quando queremos queimar calorias), de modo que as calo-

rias ingeridas tendem a se depositar menos como gorduras, possibilitando-nos comer mais sem ganhar peso. As donas de casa dos anos de 1950, que tinham de se arranjar sem todos os eletrodomésticos que hoje temos à nossa disposição, ingeriam mais calorias do que as mulheres de hoje e eram mais magras.

- Proporcionam força, flexibilidade e resistência.
- Dão mais energia para tarefas físicas como jardinagem e trabalhos domésticos, assim como para o trabalho intelectual. Todos sabemos que o nosso desempenho no trabalho melhora quando temos mais energia – mesmo se trabalhamos sentados a uma escrivaninha.
- Os exercícios fazem de você um amante melhor, com mais energia sexual, libido mais alta, maior resistência e menor risco de impotência ou de outros problemas sexuais.
- Também o fazem ter aparência melhor e mais jovem e sentir-se mais positivo em relação à própria imagem.
- Estimulam a confiança e a assertividade.
- Diminuem o stress e, por causa das endorfinas – ou "hormônios do bem-estar" – que liberam, melhoram o humor e podem ajudar no combate à depressão.

Os pacientes estão sempre prontos a me dizer que acabaram de se matricular na academia e que neste ano cumprirão a sua decisão de Ano Novo de ficarem em forma. Mas todo mundo sabe que as academias ganham a maior parte do seu dinheiro vendendo caros planos de um ano para pessoas que vão parar de comparecer após algumas semanas. Como as dietas, a determinação de praticar exercícios está fadada ao insucesso quando é tratada como um "acessório", um paliativo, uma moda passageira. Como ocorre com a sua dieta e nutrição, você necessita fazer dos princípios saudáveis uma permanente e agradável parte da sua vida. No caso dos exercícios, isso significa tornar-se uma pessoa mais ativa, caminhar mais, correr mais, subir mais escadas. Obviamente não estou sugerindo que você mude toda a sua visão de mundo e estilo de vida da noite para o dia, mas sim afirmando que será necessário promover mudanças a longo prazo e permanentes, que é como estabelecemos os nossos hábitos.

Para se habituar a fazer exercícios caminhe, suba escadas, corra e ande de bicicleta ao menos durante uma parte do seu percurso para o trabalho – em vez de usar carro ou transporte público. Isso exige um pouco de organização, mas você pode locomover-se a pé (andando ou correndo) ou de bicicleta num pequeno trecho da sua trajetória – digamos indo e vindo da estação de trem, levando suas roupas de trabalho numa pequena mochila. Você pode lavar-se rapidamente e trocar de roupa quando chegar lá – ou deixar seu terno num cabide no armário do escritório. O ir e vir do trabalho como forma de exercício exige isso. Mas você pode também entrar para uma academia nas proximidades do escritório e, para evitar o movimento intenso da hora do almoço, chegue mais cedo e se exercite antes de ir para o trabalho. É melhor do que deixar para o fim do dia, quando o seu corpo (sem mencionar a sua mente) poderia inventar todo o tipo de razões para estar cansado demais para se pôr em movimento – além do que isso também interferiria com a sua vida social após o trabalho. Fazendo dos exercícios uma rotina agradável, você desenvolverá um hábito realmente bom.

Naturopatia e exercícios

Os exercícios são uma atividade essencialmente naturopática, porque envolvem todos os aspectos da saúde de uma pessoa. De certa forma, constituem um dos melhores tratamentos holísticos disponíveis, do mesmo modo que uma alimentação saudável é necessária para você restaurar a energia e que o descanso é uma exigência para recarregar as suas baterias psicológicas. Mas um aspecto importante e freqüentemente negligenciado da naturopatia é sua ênfase no prazer simples de se usufruir o ar fresco, a luz do sol e, de forma geral, de se estar ao ar livre (coisas que serão mais bem examinadas no próximo capítulo) – assim eu incentivo os meus pacientes a tomar ar fresco sempre que puderem. Correr, pedalar, andar, cavalgar e remar são boas oportunidades de sair para o ar aberto e fazer seus exercícios verdadeiramente naturopáticos. Mas é também crucial que você escolha atividades de que realmente goste, porque será mais difícil deixar de lado alguma coisa que considere divertida.

Eu recomendo que, da mesma forma que deve gostar do que faz – e fazê-lo ao ar livre sempre que puder –, você se preocupe com a variedade em seu treinamento. Assim como a sua alimentação deve ser variada para oferecer uma lista completa de nutrientes, o seu programa de exercícios deve ser variado para cobrir os quatro aspectos da boa forma física:

- Flexibilidade
- Força
- Bom desempenho aeróbico
- Resistência

Uma combinação de exercícios aeróbicos para a boa saúde e forma físicas e exercícios anaeróbicos para a tonicidade, flexibilidade e relaxamento, lhe permitirá alcançar isso.

Quando planejar o seu novo programa, pense sobre o que você gostou de fazer no passado. Quando eu pergunto aos meus pacientes sobre seu histórico de exercícios, eu não estou apenas procurando por pistas sobre o seu atual nível de aptidão física. Eu também quero saber o que os mobiliza.

Por exemplo, as pessoas que preferem esportes solitários quando estão na escola, como corrida *cross-country*, tenderão mais para exercícios que possam realizar sozinhos, como ciclismo ou corrida ao ar livre. Aquelas, entretanto, que gostavam mais de esportes coletivos, como futebol ou *netball* (jogo parecido com o basquete), por exemplo, podem preferir um conjunto diferente de atividades, como *squash* ou críquete.

De que tipo de passatempos (não-esportivos) você gosta? Talvez haja uma maneira de combiná-los com alguns exercícios. Você era bom num esporte em particular quando estava na escola? Talvez possa se interessar por ele novamente. Como fazer com que as suas preferências combinem com os serviços que a área em que você vive oferece? Talvez você resida próximo a um parque, encostado a estábulos ou em frente a uma academia. É muito mais fácil conseguir transformar em hábito as atividades que você possa desenvolver localmente.

Atividades aeróbicas

Muitas pessoas consideram exaustivo até pensar sobre os exercícios aeróbicos e é claro que eles são cansativos – esse é o propósito. Mas exercícios aeróbicos são uma daquelas coisas que se tornam mais fáceis com a prática, e aqui eu não estou falando apenas sobre quantas vezes você realizou determinada série ou por quanto tempo você pode correr/remar/esquiar/saltar. Encontrar a energia e motivação para sair e praticar algum exercício deixará de ser penoso. E você terminará sentindo-se energizado e mais feliz. Os exercícios de arrefecimento também ficarão mais fáceis. Até mesmo encontrar tempo para os exercícios na sua agenda apertada se tornará menos difícil, porque o seu corpo começará a ansiar por eles. O oposto, é claro, é que, quanto menos exercícios você faz, mais difíceis eles vão ficando e, quanto menos regularmente você pratica, mais difícil será praticar, e essa é outra razão para fazer dos exercícios um hábito.

Tipos de exercícios aeróbicos Aqui você dispõe de muitas opções, pois existem várias e excelentes formas de exercício aeróbico, começando com o simples e comum (embora da mesma forma agradável e eficiente) caminhar.

- **Caminhar** é a forma mais acessível de atividade aeróbica e também uma das mais seguras. Além de um par de sapatos resistentes, preferivelmente com um bom apoio para os tornozelos, você não precisa de nenhum equipamento especial e pode andar em qualquer lugar – embora lugares com belas paisagens sejam mais interessantes que a avenida mais movimentada do bairro. A principal desvantagem da caminhada como exercício é que ela é geralmente de baixa intensidade. Para conferir-lhe maior valor como exercício aeróbico, você necessita fazer uma caminhada relativamente longa e ininterrupta, num passo contínuo. Para começar, percorra cerca de 4,8 quilômetros em 45 minutos. Uma vez que consiga isso, você pode avançar para caminhadas mais longas, mais rápidas ou sobre terrenos mais desafiadores – não apenas no plano, mas também enfrentando terreno inclinado. Quase todas as pessoas podem beneficiar-se da caminhada. Eu conheço uma senhora de aproximadamente cem anos que caminha pelo piso térreo de sua casa durante cinco minutos em cada hora. Isso é ótimo porque previne problemas circulatórios e diminui o risco de trombose em suas pernas, melhora a circulação e mantém a sua mente focada – e ela é ainda uma perspicaz jogadora de cartas!

  Nunca use pesos no tornozelo. Andar e correr são exercícios naturais e não devem ser dificultados por meio de dispositivos antinaturais como pesos nos tornozelos, nas mãos ou em mochilas – os quais não fazem bem. Os soldados em treinamento praticam os exercícios de combate carregados porque precisam ser capazes de fazer isso. Treino com pesos é um tipo à parte de exercício e deve ser realizado exclusivamente em sessões específicas.

- **Corrida** e *jogging* (corrida a pé em ritmo moderado e ao ar livre) são quase tão acessíveis quanto a caminhada. A corrida tem a vantagem de ser uma forma mais intensa de exercício, mas provoca stress corporal (razão por que é chamada de uma atividade de "alto impacto").

  Correr por mais de 20 minutos equivale a um bom treinamento aeróbico, queimando calorias e aumentando o nível de aptidão física mais rapidamente que muitas outras atividades, mas é necessário tomar precauções para minimizar a possibilidade de danos ao corpo. Use calçados próprios para correr de alta qualidade e troque-os tão logo se desgastem com o uso.

As mulheres devem usar sutiãs esportivos. Corra em superfícies macias como grama, areia, terra ou trilha sempre que possível. Se não, lembre-se de que asfalto é melhor do que concreto, que produz um efeito de golpe nos pés, tornozelos e parte inferior da coluna, e pode provocar luxações – especialmente se você estiver com excesso de peso ou usando sapatos não apropriados (ou mesmo sapatos novos).

Se quiser evitar os caprichos do tempo ou não dispuser de nenhum lugar agradável para o *jogging* nas proximidades (é melhor evitar correr onde há tráfego, para não respirar fumaça demais), experimente correr numa esteira na academia. Tenha em mente, contudo, que desse modo é mais fácil que o movimento em condições reais, de maneira que você deveria posicionar a esteira com uma ligeira inclinação.

- **Natação** é uma atividade de menor intensidade que correr, é bem mais suave para as articulações e lhe proporciona um treinamento completo. É ótimo para qualquer pessoa, mas particularmente adequado para os idosos ou qualquer um com problemas estruturais como dor nas costas ou artrite. Use óculos de natação bem ajustados para evitar problemas nos olhos pela ação da água clorada (que pode causar muita irritação). O nado *crawl* (estilo livre) é o mais aeróbico, mas pode exigir alguma destreza para se dominar a respiração correta. Procure virar a cabeça de ambos os lados para evitar dores no pescoço. Algumas lições de natação podem ser uma boa idéia para você não desenvolver maus hábitos a longo prazo. Muitas senhoras praticam nado de peito levantando a cabeça para fora da água e isso pode tensionar o pescoço – embora proteja a maquiagem! Então, tente não levantar a cabeça acima de um ângulo agudo em relação às costas.

- **Ciclismo** obviamente requer equipamento especial: a bicicleta e um capacete. Assim como a caminhada, deve ser praticado em um nível relativamente alto de intensidade, para proporcionar um bom treinamento aeróbico (acima de 16 km/h). É uma atividade que, embora mais suave para os joelhos que o *jogging*, ao mesmo tempo fortalece as pernas, sendo aconselhável para aqueles que estão se recuperando de problemas dos joelhos ou pernas. Ciclismo é uma excelente forma de estar em contato com a natureza, se você tiver acesso ao campo, mas, para os que se preocupam com o perigo das estradas, uma bicicleta ergométrica é uma opção melhor e mais segura.

- **A dança** é minha atividade pessoal favorita, por isso passei muito tempo da minha infância treinando para me tornar uma dançarina. Mas também é uma forma subestimada de exercício aeróbico, capaz de proporcionar grande número de benefícios adicionais: além de ser um excelente treino aeróbico, também melhora a consciência postural, o controle superior dos músculos e articulações, o equilíbrio, a flexibilidade e a respiração. E, melhor do que tudo isso, é divertida! A música e a sensação de energia e liberação fazem da dança um excelente tônico tanto para a alma quanto para o corpo. Em termos práticos, é extremamente acessível – exige apenas música e algum espaço e qualquer um pode praticá-la a qualquer tempo. Entretanto, muitas pessoas gostam de dançar com outras – daí a popularidade da salsa, das aulas de aeróbica, *dancercise*, *line dancing* e assim por diante. O único problema é que a dança é vista tradicionalmente como algo um tanto feminino, o que tende a afastar os homens. Felizmente, a popularidade crescente da salsa e de formas semelhantes de dança está alterando essa percepção. Muitos dos meus pacientes – jovens e não tão jovens – têm seguido esse caminho.

- **Esqui *cross-country*, remo e outros** constituem, sob todos os aspectos, bons exercícios aeróbicos, mas a maioria das pessoas não tem acesso à atividade real. Os aparelhos de *cross-country* apregoam proporcionar o melhor e mais completo treinamento, mas, assim como os aparelhos para remar, requerem certa perícia para o seu uso adequado. Os aparelhos para remar, em particular, podem causar problemas nas costas se não usados da maneira apropriada. Entre os exercícios bons incluem-se *stair-machines* (exercício de alta intensidade – não recomendado para corações fracos) e salto, que requerem pouco equipamento e estimulam a coordenação motora, além de desenvolverem bem os braços e as pernas, embora seja difícil manter o ritmo por muito tempo. Agende algumas sessões com um *personal trainer* – muitas academias oferecem esse serviço – para ter certeza de estar usando o equipamento da forma correta (a utilização de técnica ou postura errada pode acarretar mais mal do que bem). Pergunte aos responsáveis pela academia sobre as qualificações dos seus treinadores, que podem apresentar grande variação em níveis de competência. Alguns são qualificados para receber recomendações médicas no caso de algumas doenças específicas, o que é tranqüilizador.

Tome o devido cuidado – os exercícios aeróbicos põem sob stress o coração e a circulação, além de, dependendo do tipo de atividade, várias articulações, tendões, ossos e músculos. Você deve ser cuidadoso e usar de bom senso na prática de exercícios.

- **Consulte o seu médico antes de se exercitar**, principalmente se você ou a sua família tiver um histórico de problemas cardiovasculares – ou se você estiver com excesso de peso ou se recuperando de alguma lesão ou enfermidade.
- **Pare de imediato se sentir tontura** ou dores no peito ou no braço ou dores de cabeça. Consulte um médico imediatamente.
- **Escute o seu corpo** – se seus músculos ou articulações começarem a doer continuamente (além da rigidez que você já esperava experimentar quando iniciou os exercícios) ou se ocorrer inchaço nas articulações, mude para uma forma diferente de exercícios e diminua a pressão. Novamente, busque aconselhamento médico.
- **Não se exercite quando estiver doente.** Embora a sua boa forma física ajude a mantê-lo afastado das doenças e a se recuperar mais depressa, você não deve exercitar-se enquanto estiver realmente abaixo da sua condição normal ou sinta que talvez esteja desenvolvendo uma gripe ou resfriado, por exemplo. Se você se exercitar no curso de uma infecção viral, isso pode ocasionar sérias complicações. Quando estiver adoentado, descanse: utilize as suas reservas de saúde para ficar bem novamente.

Muitas pessoas – particularmente os homens – ingressam abruptamente num programa de exercícios, em vez de executá-lo de forma gradual. Eles podem ter praticado muitos exercícios no passado e esperam reiniciar do ponto em que pararam, ou pode tratar-se simplesmente de pessoas ocupadas que desejam ver resultados rápidos.

Infelizmente, os exercícios não funcionam assim e avançar o sinal ou literalmente correr antes de poder andar pode ter conseqüências negativas. O fracasso em alcançar objetivos ambiciosos demais pode afastá-lo dos exercícios antes de começar de verdade – ou pior: sobrecarregar o corpo com tanta tensão de uma só vez pode provocar alguma lesão.

Comece devagar Não seja ambicioso demais no início. Estabeleça objetivos realistas e progrida gradativa e constantemente – no princípio, a freqüência dos exercícios é mais importante que a sua intensidade.

- Se você tem uma vida sedentária ou está com sobrepeso, procure começar com os exercícios de baixo impacto e baixa intensidade – caminhada, natação e ciclismo são boas opções.

- Se quiser praticar *jogging*, prepare-se para uma sessão completa, intercalando cinco minutos de pleno esforço com dois minutos de caminhada. Tenha como objetivo fazer 10 minutos na primeira vez, 15 minutos na segunda e assim por diante.
- Da mesma forma, na natação, intercale *crawl* com nado de peito; no ciclismo, principalmente numa bicicleta ergométrica onde o visor mostra a sua velocidade ou nível de esforço, intercale períodos de trabalho leve com outros de maior intensidade.
- Planeje sessões regulares, mas não se deixe sabotar pela sua própria programação. Como no controle da alimentação, o lapso ocasional não deve ser motivo para afastá-lo totalmente do que havia planejado. Se você perder uma sessão programada, não se atormente com isso – simplesmente compareça no próximo dia agendado.

A regra de início gradual se aplica também às sessões individuais de exercícios – você deve sempre aquecer-se antes de iniciar os exercícios aeróbicos ou de qualquer outro tipo. Alongamento é uma atividade valiosa em si mesma, embora possa ser de comparativamente pouca utilidade na prevenção de lesões. Para aquecer-se adequadamente você precisa fazer uma versão mais lenta do exercício que pretende começar, por pelo menos uns cinco minutos.

Nunca diga nunca – as pesquisas mostram que é possível desfrutar os benefícios dos exercícios para a saúde qualquer que seja a idade e que nunca é tarde demais para se começar. Exercícios com peso em particular podem ajudar a reduzir e até mesmo a reverter algumas extensas perdas musculares e ósseas relacionadas com a idade. Obviamente, quanto mais idoso você for ou quanto mais complicado for o seu histórico médico, maior deverá ser o seu cuidado em procurar o médico para avaliá-lo e orientá-lo, bem como monitorar o seu progresso, auscultar o seu corpo e proporcionar-lhe uma supervisão apropriada.

Combata o tédio – uma reclamação comum a respeito dos exercícios, especialmente os aeróbicos ou o treinamento em academias, é que são tediosos. Isso é um problema real, e constitui uma das maiores razões pelas quais as pessoas desistem ou nunca assumem exercícios regulares. Entretanto, lembre-se que existem inúmeras maneiras de tornar o treino mais estimulante e agradável.

- **Siga os princípios naturopáticos**, que enfatizam os prazeres sensoriais simples do mundo à nossa volta. Se você estiver aberto ao ambiente ao seu redor, por exemplo, um passeio aeróbico através das movimentadas ruas da cidade ou por uma verdejante estrada no campo pode transformar-se numa festa cambiante de cores, luzes, sons e odores.

- **Acrescente música.** Aulas de exercícios aeróbicos usam trilhas sonoras para fornecer um ritmo para os movimentos e para estimular, entreter e auxiliar os participantes a manter o passo. Uma trilha sonora pessoal pode da mesma maneira tornar mais estimulante o seu treinamento.
- **Multitarefa.** Se você estiver treinando numa bicicleta ergométrica ou outro aparelho, tente posicioná-lo em frente à televisão ou arranje um suporte para livro ou jornal – ou ouça música.

ATIVIDADE

- Torne os seus dias ativos — mesmo que isso signifique apenas caminhar durante parte do trajeto para o trabalho ou subir e descer escadas.
- Descubra uma forma de exercícios aeróbicos que lhe agrade.
- Consulte o seu CG antes de iniciar qualquer atividade nova se você estiver fora de forma, com excesso de peso ou com algum problema de saúde.
- Combine exercícios aeróbicos com exercícios anaeróbicos para desenvolver força e flexibilidade (veja o Capítulo 13).

CAPÍTULO **13**

Estrutura corporal

O modo como você usa e cuida do seu corpo – a sua postura, força e flexibilidade – exerce enorme impacto sobre a sua saúde, afetando tudo: de dores nas costas a dores de cabeça e SII. Reflita sobre as questões a seguir – talvez não pareçam relevantes, mas prossiga a leitura e você verá o quanto são importantes.

Neste capítulo, além de incentivá-lo a refletir acerca da sua postura e do seu ambiente físico, eu apresentarei alguns exercícios básicos e também de alongamento para recolocar o seu corpo em forma, bem como algumas atividades a longo prazo que são particularmente boas para postura e força estrutural. Se você tem um emprego sedentário num escritório ou executa movimentos repetitivos, esses exercícios serão especialmente importantes – o fundamental é que todos se conscientizem desses aspectos da sua saúde e das possíveis causas de doenças. É possível ser sedentário em casa também!

POSTURA E ERGONOMIA

- Você presta muita atenção à sua postura?
- Verifique se a sua postura tem as seguintes características: vendo você de lado, tem-se a impressão de que existe uma linha reta que desce da sua cabeça, passa pela coluna e chega às pernas; uma postura de ombros abertos. Quando você está

sentado, a sua cabeça está diretamente acima do seu peito e pélvis e os seus braços e pernas estão flexionados nos ângulos corretos.

- Verifique se a sua postura tem as seguintes características: a cabeça na frente do resto do corpo, fazendo o pescoço projetar-se para a frente; restante da parte superior do corpo também projetada para a frente e glúteos projetados para trás.
- Você tem costas e ombros arqueados?
- Você tem barriga proeminente?
- Você trabalha em escritório ou em outro local em que passe a maior parte do tempo sentado?
- Com que freqüência você se levanta e caminha ou estica braços e pernas?
- O seu trabalho envolve movimentos repetitivos como, por exemplo, digitação?
- Como é o seu ambiente de trabalho?

■ Você tem consciência da sua postura?

Muitas pessoas não têm consciência da própria postura e, se essa não for boa, elas em geral esperam até ser tarde demais, quando já sofrem dores nas costas e de cabeça, além de outros problemas gerados pela má postura. Pare um momento para avaliar a sua postura. Fique de pé na frente do espelho e observe como está o seu corpo. Traga uma cadeira e, sempre olhando no espelho, observe como você se senta, principalmente se é isso o que você faz o dia inteiro.

A SUA POSTURA

A postura é um aspecto crucial da saúde física em virtude de sua enorme influência sobre os elementos estruturais do seu corpo. O modo como você fica de pé e se movimenta muda o alinhamento e a relação dos ossos, articulações, músculos, ligamentos e tendões. Muda as dimensões do seu peito e determina a eficácia da sua respiração. Também afeta diretamente os vasos sangüíneos e, portanto, o fluxo de sangue; os nervos e, assim, funções nervosas como dor, sensações e controle muscular; o trato digestivo e, dessa maneira, a digestão e os hábitos de evacuação. Na verdade afeta, direta ou indiretamente, quase todos os órgãos, tecidos e aparelhos do corpo.

> A má postura exerce uma grave e constante influência enfraquecedora no resto do sistema. E pode drenar as suas reservas de saúde e debilitar as suas defesas contra doenças; colocar tensão diretamente nos elementos estruturais do seu corpo, interferindo na respiração, digestão, fluxo do sangue e outros processos; e afeta você psicológica e espiritualmente. Uma postura cansada, deprimida, subjugada pode estar intimamente ligada a baixos níveis de energia e a uma perspectiva depressiva, negativa ou defensiva em relação à vida.

■ Você tem todos os sinais da boa postura?

Em geral, para se descrever a boa postura imagina-se um fio preso no alto da cabeça que alinha todo o resto do corpo. Embora a sua coluna siga curvas naturais se vista de lado, deve ser possível imaginar uma linha reta que desce da cabeça, passa pela espinha, pélvis e pernas (veja ilustração).

Uma postura de ombros abertos, em vez de arqueados, estimula a respiração pelo diafragma, em que esse músculo é o principal impulsionador dos movimentos de inspiração e expiração. Você pode verificar isso observando-se na frente do espelho enquanto respira naturalmente – deve ser o seu abdômen, mais do que o peito, que se expande visivelmente a cada inspiração.

Se a sua postura, de pé ou sentado, não corresponde a essa descrição, você pode estar prestes a experimentar – se já não estiver experimentando – os efeitos da má postura.

■ Você tem qualquer dos sinais de má postura?

O sinal mais característico de má postura é ter a cabeça projetada para a frente. Às vezes o resto da parte superior do corpo também é projetada para a frente e os glúteos ficam arrebitados para trás, para compensar, conferindo um perfil parecido com o de um pato (veja a ilustração a seguir).

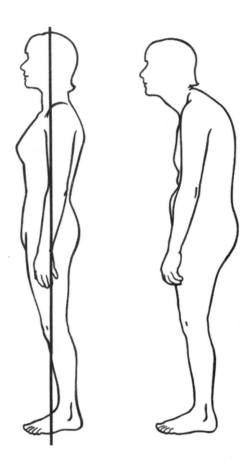

POSTURAS CORRETA (ESQUERDA) E INCORRETA (DIREITA)

Essa postura causa problemas porque a cabeça é muito pesada e, quando não está adequadamente posicionada, com o resto do corpo alinhado abaixo dela, dando-lhe suporte, pode colocar tensão demais no pescoço. As vértebras cervicais se desalinham, afetando os nervos espinhais e os vasos sangüíneos, às vezes levando a formigamento, à restrição dos movimentos do pescoço, enrijecimento, dores de cabeça provocadas pela tensão e irritabilidade. A postura do pescoço projetado para a frente está freqüentemente associada ao arqueamento dos ombros e da parte superior das costas, conhecido como cifose (veja p. 182).

A má postura é de fato muito comum e, a menos que sejam ensinadas a manter uma boa postura desde a infância – por exemplo, com aulas de dança ou de teatro –, muitas pessoas acabarão por precisar de avaliação e orientação postural. Em vez das quatro "pernas" que tínhamos originalmente, nós nos movemos sobre duas e essa não é a mais fácil das posturas, por isso não é nada difícil desenvolvermos maus hábitos sem sequer nos darmos conta. Na década de 1950, minha mãe freqüentou alguns cursos promovidos pela Women's League of Health and Beauty [Liga Feminina de Saúde e Beleza] que abordavam temas como boa postura, hábito de exercícios físicos, equilíbrio e elegância dos movimentos. Infelizmente, a "liberação" feminina dos anos 1960 acabou com empreendimentos desse tipo e a partir daí "tudo era permitido". Mas eu ainda me lembro da voz da minha professora de balé: "Barriga para dentro – glúteos para dentro!" Essa postura estimula o equilíbrio e a graciosidade dos movimentos, combinados com o desenvolvimento da força considerável de que se necessita para controlar os movimentos. Ter postura, força e controle é uma sensação boa, que me dá muito prazer. Apesar de eu ter desistido da dança anos atrás, as pessoas ainda comentam a minha postura e movimentos, que advêm desse treinamento.

Mas você não precisa estudar balé para ter boa postura. O modo como nos mantemos de pé, sentamos e respiramos afeta a nossa saúde. Vale a pena prestarmos atenção à maneira como usamos (mal) o corpo. Um paciente meu é um acadêmico extremamente respeitado e ilustre, que passou sua vida profissional labutando sobre os volumes imensos das bibliotecas universitárias e, em conseqüência, ficou com os ombros arqueados e o pescoço projetado para a frente, o que o impede de respirar adequadamente, sendo-lhe impossível encher inteiramente os pulmões.

Ele sofria de problemas nos brônquios e outras afecções nas vias respiratórias e a cada inverno temia inevitáveis e debilitantes infecções no peito, que o derrubavam por várias semanas de cada vez. Embora fumasse quando rapaz, na época em que lutou como oficial da Infantaria durante a Segunda Guerra Mundial, há mais de cinqüenta anos ele não toca em cigarro. É a sua má postura que o torna vulnerável a infecções no peito, porque limita a expansão do tórax e ele não pode expectorar o muco com facilidade. Seus problemas pulmonares têm-se agravado desde que ele desistiu de jogar tênis, coisa que o havia realmente ajudado a abrir os ombros e expandir a caixa torácica. Mas meu paciente é um homem brilhante e, anos atrás, desenvolveu seu próprio sistema de exercícios de alongamento, que ele pratica todos os dias sob a supervisão de um fisioterapeuta e instrutor de exercícios. Modificar seu regime de exercícios para estimular uma boa postura certamente o ajudou ainda mais. Meu paciente pretende viver por muito tempo ainda – e não sucumbir à infecção pulmonar.

O naturopata austríaco dr. Franz Mayr observou e registrou tipos de má postura e de hábitos não saudáveis. A nossa postura afeta a tensão nos músculos. Muitos sofrem com tensão e enrijecimento do pescoço depois de horas sentados (do jeito errado) no escritório. Hoje em dia, a maior parte da vida profissional das pessoas exige a posição sentada, muitas vezes diante de um monitor, digitando e usando o telefone simultaneamente. Com efeito, uma grande diferença em relação ao estilo de vida do homem que precisava caçar para comer! Mas não é preciso voltar-se a um passado longínquo, embora haja mesmo necessidade de nos conscientizarmos do quanto usamos mal o corpo.

■ Você tem costas curvadas e ombros arqueados?

Estes são sinais de princípio de cifose – ou curvatura da espinha torácica –, que impede a respiração e a capacidade respiratória. É surpreendentemente comum o erro de postura freqüentemente encontrado em pessoas que trabalham com computador ou sentadas a uma mesa de escritório. É preciso ser ativamente corrigido – pense em aprender a Técnica de Alexander ou praticar yoga ou Pilates (veja mais detalhes a seguir e até a p. 187), métodos que melhoram a sua consciência sobre o alinhamento espinhal correto. Avaliação osteopática e um regime de exercícios adequadamente prescrito também ajudam.

■ Você tem barriga proeminente?

Barriga proeminente e falta de tônus no músculo abdominal podem fazer você inclinar a pélvis, empurrando a barriga para a frente enquanto o resto da parte superior do corpo fica mal colocada, para compensar. Isso pode provocar dor na região inferior das costas e impedir a respiração diafragmática. Barriga proeminente é normalmente causada por má postura (principalmente no caso de pessoas que passam a maior parte do tempo sentadas) e falta de exercícios. Determinados profissionais, como motoristas de táxi ou de caminhão, precisam tomar cuidados especiais.

Atividades para flexibilidade, postura e equilíbrio

As formas de exercício a seguir aumentarão a sua flexibilidade e o ajudarão a melhorar a sua coordenação e equilíbrio.

- **Alongamento** é o mais simples desse grupo de atividades. Diferente de muitos outros, geralmente requer pouca ou nenhuma orientação, principalmente se no passado você recebeu treinamento de exercícios físicos. Entretanto, se você tiver problemas estruturais, como dor nas costas ou artrite, é uma boa idéia passar por avaliação médica antes. O seu médico pode sugerir que você procure um fisioterapeuta, por exemplo. Eu recomendo exercícios de alongamento várias vezes ao longo do dia (veja p. 196); eles também são um excelente "despertador" de manhã e revitalizam quando se volta do trabalho. Experimente exercícios de alongamento que combatam a tensão provocada pela sua postura habitual.

ALONGAMENTO RÁPIDO PARA O CORPO INTEIRO

1. Com os pés ligeiramente separados, erga os braços acima da cabeça e estique-os o máximo possível para o alto, fique na ponta dos pés e depois volte os pés à posição normal.
2. Gire os braços para a frente e para trás, esfregando as orelhas com os braços. Não se esqueça de respirar!
3. Gire o corpo da cintura para cima o máximo que puder três vezes para a direita e três vezes para a esquerda, mantendo os pés firmes no chão. Não movimente os glúteos durante o exercício.
4. Alongue as panturrilhas inclinando-se para a frente, empurrando a parede à sua frente. Alongue uma panturrilha por vez.
5. Alongue as coxas: fique sobre uma perna (apoiando-se numa barra fixada na parede ou no espaldar de uma cadeira), flexione o outro joelho, segure o tornozelo da perna flexionada e com cuidado puxe o pé na direção dos glúteos.
6. Alongue o tendão da perna sentando-se com as pernas esticadas, então devagar incline-se para a frente até tocar a ponta dos dedos dos pés. As suas pernas podem dobrar-se ligeiramente. Faça apenas o que conseguir sem esforço. Com o tempo, você progredirá.
7. Faça um exercício de enrolar e desenrolar. De pé, incline a cabeça para a frente, girando os ombros e cuidadosamente curvando a coluna para baixo até tocar os dedos dos pés. Mantenha os joelhos ligeiramente flexionados. Depois volte à posição inicial, desenrolando a coluna lentamente.

- **Yoga** é uma versátil atividade naturopática. Suas várias formas a tornam apropriada para todas as idades e tipos de corpo – eu sou uma fã entusiasta de yoga. Além de condicionar todos os músculos e articulações e alongar tendões e ligamentos, também trabalha respiração, meditação, serenidade e relaxamento. Embora você precise freqüentar academia para aprender, é importante praticar em casa regularmente. Muita coisa depende do seu instrutor e, por isso, você talvez tenha de experimentar vários instrutores ou mesmo tipos diferentes de yoga até encontrar o mais adequado e prazeroso. Como regra geral, o hatha yoga é o mais indicado para os principiantes. Evite instrutores que lhe imponham posições difíceis. Aulas individuais são uma boa opção, se você conseguir. O objetivo do yoga é fazê-lo atingir sempre o seu melhor desempenho, realizando todo o seu potencial. Não é um esporte competitivo!

- **Artes Marciais** incluem mais atividades boas e completas, tais como judô, caratê, boxe tailandês, kung-fu, aikidô, capoeira (misto de dança e luta), tae-kwon-do e tai chi chuan. As artes marciais proporcionam autoconfiança, bem como flexibilidade e força, mas podem dar maior ênfase ao aspecto marcial do que ao artístico. Também aqui o praticante depende muito do professor/classe e você deve pesquisar até encontrar o que for melhor para você. Eu aconselharia tai chi e capoeira, por serem os mais relaxantes e menos intimidativos. Eu sempre recomendo tai chi – descrito como "meditação em movimento" – para as pessoas um pouco mais velhas, embora mesmo os muito jovens possam beneficiar-se bastante com a sua prática.

- **Pilates é um campeão**. Afinal de contas, uma rotina de exercícios tem de ser muito boa para merecer a confiança das estrelas de Hollywood. E quem melhor para seguirmos do que essas estrelas, que, mais do que qualquer pessoa, precisam ter uma aparência maravilhosa a despeito de sua agenda incrivelmente agitada? Embora nem sempre pareça trabalho árduo, Pilates fortalece seus músculos principais – aqueles difíceis de alcançar com os exercícios convencionais – e é particularmente bom para melhorar a respiração e a postura, fortalecendo a coluna. Também é adequado para pessoas de qualquer idade e, sob supervisão apropriada, até os muito idosos podem aprender e beneficiar-se com a prática de Pilates.

"AMOSTRA GRÁTIS": YOGA

A Saudação ao Sol

Siga as instruções abaixo. Os seus movimentos devem ser lentos e relaxados, a respiração deve ser regular e acompanhar os movimentos.

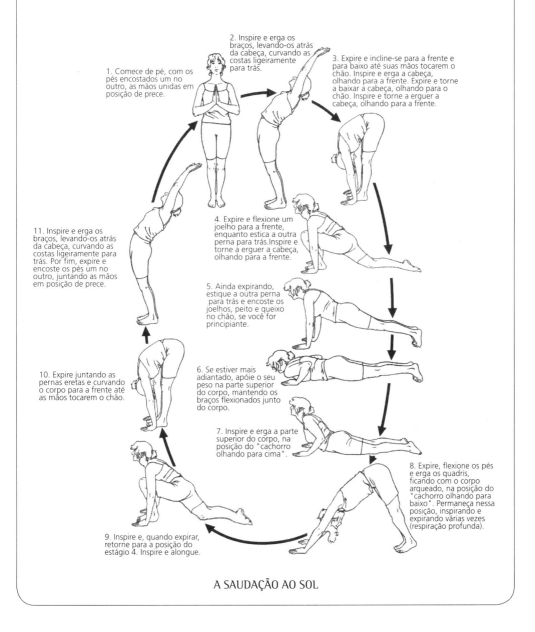

A SAUDAÇÃO AO SOL

"AMOSTRA GRÁTIS": PILATES

A Árvore

Esta versão da técnica de Pilates de um exercício clássico de yoga melhorará a sua postura, porque o ajudará a aprender a equilibrar-se a partir de dentro. Em frente a um espelho:

- Inspire, endireite e alongue a coluna.
- Expire, contraia o umbigo, apoiando todo o peso do corpo em uma perna e mantendo a pélvis completamente nivelada.
- Troque a perna, continuando a alongar a cintura dos dois lados (e mantendo a pélvis nivelada).
- Mantenha o equilíbrio e respire normalmente por alguns segundos antes de voltar a colocar o pé no chão.
- Repita o exercício cinco vezes com cada perna.

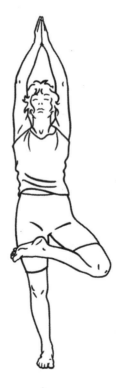

A ÁRVORE

O Clássico Exercício de Pilates para o Abdômen

- Deite-se de costas com a pélvis em posição neutra, portanto nivelada, não inclinada.
- Inspire profundamente.
- Expire, contraia o umbigo e dobre um joelho de cada vez, trazendo-o para junto do peito.
- Inspire e, com as duas mãos, segure a perna direita por baixo da coxa. Mantenha os cotovelos abertos, sem pressionar o esterno. As escápulas devem estar fechadas às suas costas e o pescoço, relaxado.
- Expire, contraia o umbigo e lentamente erga a perna esquerda esticada. Mantenha a coluna firmemente encostada no chão. Não arqueie a coluna.
- Inspire e flexione o joelho esquerdo, trazendo-o para junto do peito. Mude as mãos e suspenda a coxa esquerda.
- Repita esse exercício 10 vezes com cada perna, mantendo as costas firmemente no chão para proteger a coluna – desse modo você enrijecerá mesmo o mais profundo dos músculos abdominais.

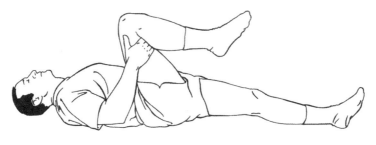

EXERCÍCIO ABDOMINAL

- **A Técnica de Alexander** é uma respeitável terapia naturopática que ensina, através do cultivo da percepção de si mesmo, a romper maus hábitos posturais que podem ter começado na infância. A idéia original do ator F. Matthias Alexander é extremamente simples e acessível a todas as idades e tipos físicos e pode proporcionar benefícios muito positivos para a saúde. Essencialmente, a técnica implica a conscientização das tensões no corpo e, por meio de instrução especializada, a descoberta do modo certo de mover-se ou ficar de pé. A exemplo de outras formas de correção postural, essa pode exercer um impacto enorme no bem-estar da pessoa, à medida que a tensão desaparece e ela começa a movimentar-se com facilidade. Os efeitos podem ser realmente notáveis em termos de bem-estar, como descobri na minha primeira aula de Alexander.

Atividades fortalecedoras

Muitas mulheres fogem de exercícios que aumentam a força e o tônus muscular porque receiam ficar "hipertrofiadas" e desenvolver contornos pouco femininos. Mas trabalhar força e tônus muscular não significa necessariamente construir um corpo musculoso. Você não desenvolverá músculos protuberantes a menos que se esforce muito para atingir esse objetivo. O fisiculturismo exige um trabalho árduo e seus praticantes seguem uma dieta especial rica em proteínas e "puxam ferro" intensivamente, usando pesos cada vez maiores para desenvolver os músculos. O seu instrutor na academia ou treinador o orientará sobre o que é melhor para você e o que fazer para aumentar a força, bem como o equilíbrio, de todos os seus grupos musculares – por exemplo, os músculos das costas e do abdômen. Com muita freqüência as pessoas se concentram em centenas de exercícios "abdominais" e esquecem de incluir exercícios para equilibrar a musculatura do tórax inteiro. Você deve dar a mesma atenção a todas as partes do corpo.

- **Musculação** implica trabalhar os músculos contra uma determinada resistência, o que ajuda a tonificá-los e fortalecê-los. Esse treinamento exige supervisão especializada no começo, porque é muito fácil tensionar alguma coisa, seja você principiante ou especialista, a menos que esteja executando os exercícios com os pesos da forma correta. Além disso, você não receberá todos os benefícios dos seus esforços se a sua técnica estiver errada. Para os principiantes, o melhor é começar com os aparelhos Nautilus ou similares numa academia ou clube. Não compre um conjunto de pesos para exercitar-se em casa até aprender realmente a praticar esse tipo de exercício e saber o que está fazendo.
- **Trabalho de chão/calistênico** trabalha os seus músculos contra a resistência da gravidade, ou opondo um músculo ao outro, e é o tipo clássico de exercício físico mais adotado nas escolas – flexões, abdominais, puxadas na

barra fixa, agachamentos e polichinelos. Por que não ficar com o que se conhece, não é mesmo? Afora o fato de serem excelentes, os exercícios calistênicos não requerem equipamentos e podem ser executados praticamente em qualquer lugar. A perspectiva de fazer abdominais e flexões talvez lhe pareça um tanto desencorajadora, mas existem níveis intermediários de dificuldade que você pode experimentar. Por exemplo, você pode fazer flexões ajoelhado, que é uma excelente posição para começar, ou de pé contra uma parede. Lembre-se de que, mais do que repetir muitas vezes, o importante é executar cada tipo de exercício devagar e do modo correto.

Combinação de vários tipos de treinamento (*cross-training*)

Lembre-se: o segredo da boa saúde física é um variado e balanceado programa de exercícios. Além de manter o seu interesse, também existe uma boa razão fisiológica para adotar um programa variado. Para aumentar os níveis de aptidão e força físicas, você precisa desafiar o seu corpo, buscando atingir níveis de desempenho um pouco além do seu máximo normal. O seu corpo, porém, é espertamente projetado para lidar com mudanças de demanda e de meio ambiente, adaptando-se com rapidez e alterando a sua fisiologia para tentar manter a estabilidade. Um exemplo dessa adaptabilidade é o modo como o corpo reage às dietas. Se você começar a comer menos, ele responderá reduzindo o metabolismo de modo a conservar energia e queimar calorias (e portanto gordura) de modo mais lento. É por isso que pode ser difícil perder peso simplesmente comendo menos – você tem de comer de forma adequada e ao mesmo tempo aumentar os níveis de atividade, de modo que o corpo não possa acionar o mecanismo de conservação de energia.

Um processo semelhante ocorre com os exercícios. Quando se acostuma a uma determinada carga física – uma corrida de 30 minutos na mesma pista a cada dois dias, por exemplo –, o seu corpo se adapta e não precisa promover mudanças fisiológicas significativas. O seu trabalho deixará de conduzir a melhorias no condicionamento físico, na força e assim por diante. Para evitar isso, você precisa variar tanto o tipo quanto a intensidade dos exercícios, combinando diversos tipos de atividade física em sistema de rodízio. Essa combinação implica misturar tipos diferentes de exercício – tais como *jogging* num dia, musculação no dia seguinte e uma partida de *squash* no outro, ou seja, atividades que combinem diferentes formas de exercício, cada uma proporcionando os benefícios que lhe cabem. Exercícios de condicionamento físico para boxeadores, artes marciais e treinamento em forma de circuito (fazendo um circuito de trabalhos de chão diferentes e atividades de musculação em uma sessão) são bons exemplos. O sistema de rodízio serve para variar a intensidade do seu exercício – por exemplo, alguns dias você faz exercícios de baixa intensidade tais como natação, e em outros executa exercícios de alta intensidade, tais como circuito.

Intervalo de uma hora

Os exercícios físicos aceleram o seu metabolismo, porque o seu corpo tenta satisfazer a demanda maior de energia provocada pelos exercícios. O "termostato" metabólico do organismo leva cerca de uma hora para voltar aos níveis normais (quanto maior o seu condicionamento, menos tempo demora) e essa é uma boa hora para comer, uma vez que os nutrientes dos alimentos serão distribuídos e usados de maneira mais saudável que a normal. A probabilidade de os carboidratos se converterem em gordura é menor e é mais provável que as proteínas sejam levadas para os músculos do que convertidas em gordura. A hora seguinte aos exercícios é, portanto, um bom "intervalo" para fazer uma refeição saudável – de preferência com carboidratos complexos e fontes de proteína que contenham gorduras benéficas, como os ácidos graxos essenciais e as gorduras não saturadas. Um bom exemplo seria uma salada de feijão com peixe oleoso, como cavalinha ou salmão selvagem, arroz, legumes e verduras.

"MAS EU NÃO TENHO TEMPO PARA FAZER EXERCÍCIOS!"

Muitos dos meus pacientes são pessoas extremamente ocupadas e há uma grande chance de a sua agenda também ser lotada. Você pode concordar em princípio que fazer mais exercícios seria "uma boa", mas quem pode dar-se ao luxo de encontrar tempo para academia de ginástica, para a piscina e outras atividades? Talvez você seja um dos muitos que afirmam: "Eu não tenho tempo para fazer exercícios!"

É verdade que nós dispomos apenas de uma quantidade finita de tempo e o número de coisas que exigem o nosso tempo está sempre crescendo. Quando você chegar ao final deste livro, terá lido as minhas recomendações para dedicar mais tempo para fazer boas compras, cozinhar, comer, refletir, relaxar, alongar-se, ir para o campo, caminhar pelo jardim, dormir, meditar, desfrutar a companhia da família e dos amigos – não só em ocasiões especiais, mas no que eu chamo de "momentos comuns" –, talvez se engajar em atividades comunitárias, desenvolver interesses criativos, organizar-se, interagir com animais, tudo isso sem prejuízo da sua rotina normal de trabalho, de cuidados com os filhos, com a casa, com todo o resto! Então, como é que você poderá, além de tudo isso, fazer exercícios físicos?

Não existe uma resposta simples para essa pergunta. Gerenciar melhor o tempo e aprender a não assumir encargos demais são providências que podem ajudar a reduzir a sua carga de trabalho (temas que examinaremos no Capítulo 19), mas no fundo é uma questão de prioridades. Considerando-se os benefícios de praticar exercícios regularmente e os riscos de não fazê-lo, os exercícios passam a ter alta prioridade. E talvez nem entre em choque com o seu estilo de vida, como talvez seja o seu receio. Depois de se tornar um hábito, é bem provável que você se pergunte como conseguia viver sem eles. Meu conselho? Apenas tome a iniciativa – é o único modo de fazer acontecer.

■ Você trabalha muito tempo sentado no seu escritório?

Essa preocupação e as que se seguem têm tudo a ver com ergonomia – o estudo da relação do homem com o seu ambiente de trabalho, principalmente no sentido físico. A maioria de nós passa uma boa parte da vida no trabalho e as tensões e restrições desses ambientes estão entre as principais causas da má postura, dor nas costas, lesões por esforço repetitivo e outros problemas que afetam o lado físico do triângulo de saúde integral.

De que modo e por quanto tempo permanecemos sentados é uma questão da maior importância para os ergonomistas. Na maioria dos empregos de hoje as pessoas ficam muito tempo sentadas, o que provoca uma série de problemas. A inatividade é uma das conseqüências mais sérias do trabalho em escritório. Os níveis médios de atividade são uma fração do que eram no passado e, como vimos, o grande aumento do número de inscritos em academias de ginástica não significa que as pessoas estejam realmente disciplinadas o bastante para freqüentá-las depois de pagar a mensalidade. Obesidade, diabete, doenças cardiovasculares e alguns tipos de câncer (incluindo o de mama), tudo isso está ligado a níveis baixos de atividade, enquanto músculos fracos e articulações, tendões e ligamentos sem flexibilidade contribuem diretamente para problemas musculoesqueléticos e riscos de lesões.

E não é só isso. Quando realmente precisamos sentar-nos, a nossa mobília muitas vezes nos deixa na mão. Cadeiras e estações de trabalho mal projetadas dão um

suporte inadequado para as costas e forçam o corpo a adquirir maus hábitos posturais por períodos mais longos. A tensão se concentra no pescoço e nas costas, provocando dores na coluna e nas articulações, na cabeça e, com muita freqüência, a
postura de "pescoço para a frente" que tantas vezes causa problemas de saúde (veja
a ilustração na p. 180).

Os seus olhos também podem sofrer se estiverem num nível ou distância errada
em relação ao monitor do computador. Isso dificulta a focalização adequada e os
músculos dos olhos que mudam o formato das lentes ficarão sob constante tensão.
A má iluminação agrava o problema, enquanto longos períodos de trabalho concentrado sem piscar podem ressecar os olhos, causando um conjunto diferente de problemas – irritação, vermelhidão e maior vulnerabilidade a infecções. Algumas
pessoas precisam de óculos para trabalhar diante do computador. Se tem de apertar
e entortar os olhos para enxergar a tela, você está em risco de ficar com má postura.
No Reino Unido, exige-se que os empregadores monitorem as condições de trabalho
dos seus empregados, mas se você é autônomo ou usa o computador em casa, consulte o oftalmologista com regularidade.

■ Com que freqüência você se levanta e anda para esticar as pernas?

Ficar sentado por longos períodos sem mover as pernas também aumenta o risco de
problemas circulatórios como trombose venosa profunda (também chamada de
"síndrome de classe econômica", em razão do risco de isso acontecer quando se passa muitas horas apertado numa poltrona estreita de avião), enquanto a falta de espaço e de tempo para se alongar ou relaxar pode exacerbar os problemas descritos
acima. Não deixe de se levantar e andar pela sala por pelo menos cinco minutos a
cada meia hora mais ou menos.

PRESO À MESA

Uma das conseqüências mais comuns da má postura é prejudicar os hábitos de evacuação. Jamie, de 29 anos, que trabalha na área jornalística, é um exemplo clássico. Ele me procurou em razão de uma constipação crônica que vinha piorando desde que terminara a
faculdade. Jamie estava surpreso porque achava que aquele tipo de problema só afetava
pessoas mais velhas e, além disso, estava fazendo um esforço real para seguir uma dieta sau-

dável, o que era bastante difícil trabalhando numa constantemente movimentada redação de jornal. Ele comia uma boa e variada seleção de alimentos, incluindo sementes, sucos vegetais e bastante fibra.

Conversando sobre o passado dele, descobri que Jamie teve um estilo de vida bastante desportivo durante os tempos de escola e de faculdade, como capitão dos times de críquete e de rúgbi. Mas essas atividades cessaram quando ele se tornou jornalista e passou a ficar horas e horas sentado diante do computador, na redação. Não lhe sobrava tempo para praticar os esportes em que se saíra tão bem na época de estudante e, mesmo sendo ainda muito jovem, os danos à sua postura já eram visíveis: ele se inclinava para a frente, com a cabeça ligeiramente projetada para a frente, em vez de permanecer alinhada com o resto do corpo, e os ombros já começavam a ficar curvados e as costas, arqueadas.

Boa postura física e bons movimentos melhoram a motilidade dos intestinos e promovem hábitos regulares de evacuação, mas a má postura e a inatividade exercem o efeito oposto. Nós precisávamos encontrar uma forma de fazer Jamie voltar ao estilo ativo que tivera nos tempos de estudante, mas continuando a trabalhar com as limitações do seu escritório. Primeiro, eu o aconselhei a verificar as características ergonômicas do seu ambiente de trabalho e a conversar com o chefe acerca da possibilidade de fazer algumas mudanças na mobília. Depois eu lhe recomendei andar cinco minutos em cada hora pela sala, prestando atenção à própria postura (e ao trabalho também!). Ao longo de um expediente de 10 horas, é quase uma hora de exercício suave, mas capaz de melhorar sua postura e circulação. Por último, eu o encaminhei a um colega osteopata, que lhe prescreveria exercícios para fazer em casa e no escritório. Nas seis semanas seguintes, mais ou menos, seu hábito de evacuação melhorou significativamente até acabar de vez com a constipação.

O caso de Jamie enfatiza a importância do triângulo da saúde. Ele já desfrutava uma boa dieta (o lado bioquímico), mas precisava de ajuda com o lado físico para recuperar a boa saúde.

■ Você executa movimentos repetitivos no seu trabalho?

Tarefas repetitivas, além de serem psicologicamente problemáticas, podem causar lesão por esforço repetitivo. A digitação, por exemplo, pode provocar tenossinovite, inflamação da bainha que envolve os tendões dos dedos, causando dor, hipersensibilidade e inchaço ao longo do pulso. E não são apenas os usuários de teclados que correm esse risco. Os violinistas, por exemplo, também precisam desenvolver uma boa técnica para evitar que a sinovite encerre uma carreira promissora. É importante detectar esses problemas logo de início e tomar as providências cabíveis o quanto antes. É vital fazer repouso e o problema em geral se resolve com fisioterapia. A prazo mais longo, é preciso promover mudanças, seja no escritório ou na técnica do violinista.

Se as tarefas repetitivas representam uma grande parte do seu trabalho, converse com especialistas sobre a ergonomia no seu ambiente de trabalho, repouse regularmente e, se possível, alterne as tarefas repetitivas com outras diferentes.

■ Como é o seu ambiente de trabalho?

Má qualidade do ar, iluminação insuficiente ou excessiva, aliadas a ruídos altos ou constantes, podem elevar o seu nível de stress e prejudicar a sua saúde, como no caso da "síndrome do edifício doente". Então, o que fazer para melhorar a saúde? E quanto aos problemas mais amplos da saúde ocupacional de pessoas que não trabalham em escritórios?

Enquanto trabalhava como CG, eu também exerci a função de médica do trabalho no hospital local, de modo que cuidei da saúde e da segurança de pessoas em todos os diferentes tipos de atividade do hospital. Encontrei uma variedade de problemas ocupacionais causados pelas amplamente diversas condições de trabalho experimentadas por encanadores, porteiros, equipes médica e de enfermagem, além do pessoal administrativo. Descobri que muitos não davam importância às questões de saúde ocupacional; às vezes não percebiam que a sua saúde estava sendo afetada e deixavam passar todas as oportunidades de efetuar mudanças geralmente muito simples, mas que os ajudariam bastante.

Alguns riscos para a saúde são mais óbvios que outros – se você trabalha com radiação ou substâncias químicas perigosas, a sua chance de se conscientizar dos riscos é maior. A maioria das pessoas, entretanto, trabalha em algum tipo de escritório, onde os problemas ocupacionais têm menor probabilidade de serem levados a sério. Mas o primeiro passo para melhorar a sua saúde ocupacional é reconhecer que existem riscos e problemas reais onde quer que se trabalhe e indagar se podem estar afetando você.

Leia de novo a lista de problemas relacionados à ergonomia nas páginas anteriores. Você sofre de algum dos sintomas descritos? Algum dos seus colegas tem problemas semelhantes? Um sinal de "síndrome do edifício doente", por exemplo, é que, mesmo quando vagos e inconclusivos, os padrões de sintoma são compartilhados por várias pessoas que trabalham no mesmo lugar.

Ergonomia prática

O ambiente de trabalho ideal é raro de encontrar, então o que fazer para melhorar o seu ambiente, ou, se isso não for possível, como aprender a lidar com a situação de modo a minimizar os problemas que pode causar? Lembre-se de que esta orientação se aplica igualmente a uma infinidade de ambientes de trabalho – linha de montagem, volante de direção, balcão ou caixa registradora ou computador, dependendo do seu emprego.

- **Preste atenção à sua postura.** A má postura é a principal causadora de problemas nas costas e no pescoço desenvolvidos no trabalho – e não apenas para o pessoal de escritório. Seja trabalhador da construção civil, eletricista, enfermeiro, motorista de caminhão, chefe de cozinha, operário de fábrica, professor ou jardineiro, você precisa prestar muita atenção à sua postura quando sentado ou em movimento, ao modo como se curva, levanta, empurra ou move os objetos.
- **Sente-se confortavelmente.** Ajuste a sua mesa, cadeira, teclado e monitor da maneira mais ergonômica possível. O ideal é você alcançar tudo de que precisa sem ter de se esticar ou contorcer (se não conseguir alcançar alguma coisa, levante-se em vez de se virar ou esticar). O seu teclado deve estar diretamente à sua frente, numa altura que lhe permita digitar com os dois braços num ângulo que varie de 70 a 90 graus em relação ao seu abdômen. O seu monitor ou tela deve estar num ângulo de 30 graus da sua linha de visão para evitar esforço visual.
- **Faça uma pausa.** Cadeiras decentes de escritório podem ser muito caras e quase nunca são ajustadas ou usadas corretamente. Ajuste a cadeira de modo a ter bom apoio do assento e do espaldar ao sentar-se. Mesmo que você tenha a melhor cadeira do mundo, o seu corpo não foi projetado para permanecer sentado o dia inteiro. A solução mais óbvia é levantar-se e andar pela sala em intervalos freqüentes – alongar as pernas também é uma boa maneira de reduzir o risco de trombose venosa profunda (TVP). O risco de TVP aumenta durante qualquer período prolongado sentado e inativo, não apenas em aviões. Um paciente meu sofreu TVP depois de ficar horas e horas sentado, fazendo a declaração de imposto de renda. Motoristas de táxi ou de caminhão também podem estar em perigo.

- **Faça um pouco de alongamento.** O ideal é fazer alguns exercícios simples de alongamento das costas, braços e pernas quando se levantar. Se você achar que não fica bem fazer isso no escritório, tente encontrar algum lugar com maior privacidade para se exercitar. Se não for prático levantar-se regularmente da sua mesa, faça alguns exercícios sentado mesmo.

1. Sente-se com a coluna reta, os braços pendendo ao lado do corpo, a palma das mãos tocando a cadeira. Delicadamente, enquanto contrai o abdômen, mantendo os ombros retos, incline-se devagar para um lado, abaixando os dedos da mão na direção do chão, alongando os músculos dos flancos. Deixe a cabeça pender lentamente na direção do ombro para alongar o pescoço. Alongue progressivamente cada lado. Não se esforce: faça apenas o que for confortável para você.
2. Sente-se com a coluna reta; erga os braços com os cotovelos para fora, levando as mãos com a palma para baixo até a altura do peito. Mova os braços para um lado e para o outro, indo o mais longe possível para trás, girando o tronco para um lado e para o outro, para girar a coluna.
3. Calcanhares apoiados no chão, erga os dedos dos pés, conte até cinco e volte a encostá-los no chão.
4. Erga um pé de cada vez e gire os tornozelos para cima e para baixo e para os dois lados.
5. Sente-se com a coluna reta; abra e feche as escápulas o máximo possível. Esse exercício pode ser muito relaxante e reduz a tensão.
6. Gire os pulsos nas duas direções.
7. Estique uma perna de cada vez, mantendo a outra flexionada, com as costas apoiadas na cadeira, levante os dedos dos pés e em seguida erga a perna três vezes.

- **Mantenha-se ativo**, mesmo que apenas durante o horário de almoço. Se houver uma academia de ginástica ou piscina perto do seu escritório, você pode quebrar a monotonia de passar horas sentado em posição desconfortável com alguns exercícios que cuidarão da sua circulação e o manterão mais forte e flexível. Se já tem problemas decorrentes do trabalho, como dor nas costas, obviamente você precisa ir com calma a princípio. Mais tarde você poderá fazer exercícios para fortalecer as costas. Se a idéia de gastar o seu horário de almoço "malhando" não lhe agradar, então saia do escritório e estique as pernas andando pela rua. Não use a sua mesa de trabalho para almoçar!

- **Dê um descanso para os seus olhos** e assim evitará cansaço visual e dor de cabeça. Além de ajustar cadeira, mesa, teclado e monitor da maneira mais adequada, cuide para que a sua área de trabalho, tela e teclado estejam bem iluminados – se possível, com luz natural indireta. Se não consegue enxergá-los com facilidade, você pode estar-se inclinando para a frente ou para baixo sem perceber. Tente cultivar o hábito de desviar os olhos para outros lugares que não a tela, fitando algum ponto distante e fechando os olhos por alguns segundos em intervalos freqüentes. Se você usa óculos ou lentes de contato, atualize sempre a sua receita. (Diga ao seu oftalmologista que você trabalha com computador.)
- **Providencie um teclado melhor**, principalmente se já tiver alguma lesão por esforço repetitivo. Agora existem no mercado vários teclados ergonômicos, com teclas espaçadas, curvadas ou em ângulo. Para os que sofrem de problemas mais graves, existem vários tipos de periférico inteligente que cumprem essa função, desde um teclado numérico no estilo das máquinas de estenografia a programas de reconhecimento de voz que dispensam o uso das mãos. Verifique as novas opções que surgem no mercado.
- **Mantenha baixo o volume dos ruídos.** Um ambiente de trabalho barulhento não é apenas mais estressante, mas pode na verdade causar danos a curto e longo prazos ao seu ouvido – tais como perda parcial da audição e zumbido. Não estou falando apenas das atividades obviamente ruidosas, como operador de máquinas ou integrante de uma banda, mas também ao pessoal "de colarinho branco", como os corretores da bolsa de valores. Telas em estações de trabalho, tampões ou protetores auriculares podem ser uma opção. Converse com o seu empregador (veja abaixo), mas, se você for autônomo, trate de cuidar bem de si mesmo.

Quando criar caso – e buscar ajuda

Um problema óbvio quando se começa a tomar providências para melhorar o ambiente de trabalho é que, como as questões ergométricas e outras do gênero não são levadas muito a sério em várias empresas, ou podem não parecer tão evidentes, o seu chefe pode não se mostrar muito solidário. Mas, se achar que as condições de trabalho o estão afetando, você deve deixar isso muito claro para o seu empregador ou para o departamento de saúde ocupacional. No Reino Unido, os empregadores estão legalmente obrigados a seguir as diretrizes da Health and Safety Executive (HSE), que são realmente muito abrangentes e, se obedecidas, garantem um ambiente de trabalho bastante razoável. As diretrizes da HSE cobrem tudo, desde temperatura e iluminação a níveis de ruído e exposição a gases tóxicos. A primeira coisa que recomendo aos meus pacientes autônomos que se preocupam com questões de saúde ocupacional (por exemplo, atividades artesanais, carpintaria e laboratório fotográfico doméstico) é que consultem as diretrizes da HSE relativas à sua área de atividade nos *websites* do governo. O seu empregador pode fazer o mesmo. Não deixe de conversar com o seu chefe e com o gerente de recursos humanos a esse respeito.

Se você tem problemas resultantes de uma má ergonomia ou se o seu emprego o coloca "num grupo de risco", pense em buscar ajuda com o seu médico, naturopata ou um especialista como osteopata ou fisioterapeuta. Existem fisioterapeutas especializados em algumas profissões – como músicos – e eles são particularmente importantes no início da carreira da pessoa, quando é essencial desenvolver bons hábitos posturais e ergométricos.

CAPÍTULO **14**

O poder do paciente

Muitos aspectos da saúde física obviamente não podem ser avaliados adequadamente em casa ou olhando no espelho, mas sim por meio de testes ou exames laboratoriais que somente podem ser realizados por ou através do seu médico. Esses exames constituem uma parte importante de qualquer programa de saúde integral, mas muito poucas pessoas percebem isso e a maioria não sabe quais tipos de exames deveria fazer e quando. As questões seguintes visam auxiliá-lo a determinar se alguns tipos específicos de exames são indicados para a sua condição específica. Eu estou convencida de que você deve ser proativo em relação à sua saúde e, como parte desse processo, é muito importante conhecer as opções à sua disposição.

Eu gostaria também de incentivá-lo a ser assertivo com o seu serviço de saúde. É uma via de duas mãos. Se você tem dúvidas, pergunte e assegure-se de obter respostas satisfatórias.

EXAMES DE QUE VOCÊ PODE VIR A PRECISAR

- Nos últimos dois anos, você fez algum dos exames seguintes? Controle da pressão arterial; exames de sangue, incluindo a investigação de anemia, dos níveis de colesterol e da taxa de glicose em jejum; exame de urina, teste da função pulmonar; eletrocardiograma em repouso; raios X do tórax; exame de vista e teste de glaucoma; teste de audição; *check-up* odontológico; e, para aqueles com mais de cinqüenta anos, exame do sangue oculto nas fezes e a consideração da necessidade de uma colonoscopia. Para quem tem mais de quarenta anos e uma história familiar de glaucoma: você já foi examinado para detecção de glaucoma (os exames devem ser anuais)? Se você tem uma história familiar de câncer do intestino ou de pólipos, já fez uma colonoscopia?

- Sofre de dores no abdômen em razão de azia ou refluxo gastresofágico?
- Sofre de infecções recorrentes do trato urinário?
- Sofre de impotência ou problemas urinários, ou, se mulher, de dispaurenia (intercurso doloroso), secura vaginal ou problemas de frigidez?
- Você tem uma silhueta de formato arredondado (de maçã ou pêra)?
- Você tem alguns dos sintomas seguintes? Dor no peito, palpitações, falta de ar, dor nos braços, na região lombar da coluna ou na dos quadris.
- Já teve tonturas ou desmaios?
- Sente frio nas extremidades ou dor na barriga da perna quando caminha?
- Sofre de falta de ar, respiração ofegante e ruidosa?
- Já sofreu de algum episódio de icterícia ou dor intensa no abdômen e nas costas?
- Passa por ataques freqüentes de resfriados, gripe ou herpes; infecções crônicas; gânglios inchados?
- Apareceram algumas manchas novas em sua pele, ou as existentes mudaram de forma, tamanho ou cor, tornaram-se ásperas ou irregulares, começaram a sangrar ou coçar?
- Você acha que é tarefa do seu médico curá-lo quando fica enfermo?
- Acredita que o seu médico não presta atenção às suas queixas, ou que a visita ao consultório é pura perda de tempo?
- Tem medo do que pode descobrir se procurar o médico?
- Está contente com o seu atual clínico geral?
- Pesquisa a respeito dos seus problemas de saúde e das opções de tratamento disponíveis?
- Acredita que "o doutor sabe o que diz"?
- Sempre apresenta questões desafiantes para o seu médico? Você se sente à vontade para fazer isso?
- Presta atenção ao seu "médico interior" – as mensagens que vêm do seu próprio corpo, as intuições acerca do que você precisa e do que não precisa?

A que tipos de exames você se submeteu nos últimos dois anos?

Eu costumo prescrever os seguintes exames para todos os meus pacientes:

- **Pressão arterial** para investigar hipertensão (alta pressão sangüínea), fatores de risco para acidentes vasculares cerebrais (AVC) e doenças cardiovasculares. A pressão sangüínea normal para os adultos é idealmente não superior a 140/80. Entretanto, se você tem diabete, doenças renais, ou doenças cardíacas já estabelecidas, o seu alvo é 130/80 ou menos.
- **Análise sangüínea.** Uma análise sangüínea abrangente inclui a contagem total dos componentes do sangue, visando à detecção de anemia e de outras anormalidades sangüíneas, dos níveis de colesterol com decomposição da gordura do sangue (níveis de gordura após jejum – conhecido como "perfil lipídico de jejum completo"). O "perfil bioquímico" detecta problemas como funcionamento anormal do fígado (sinais de excesso de bebidas alcoólicas, problemas renais e gota); eu consideraria também a investigação de deficiências nutricionais (tais como as de ferro ou vitamina B12). Esses exames básicos de detecção dão o sinal de alerta em caso de ocorrência de diabete ou de fatores de risco de doenças cardiovasculares e de problemas hepáticos e renais, doenças do sangue e gota.
- **Os exames de urina** que utilizam tiras ou fitas com reagentes servem para a detecção de proteína e glicose no sangue para a pesquisa de diabete, doenças renais, infecções do trato urinário e fatores de risco para pedras renais.
- **A cultura de urina** pode confirmar infecções do trato urinário.
- **Os exames da função pulmonar** aferem a função e a capacidade dos pulmões. O teste mais simples é chamado de "medida do pico de fluxo expiratório", no qual o médico pede ao paciente que sopre rapidamente num pequeno medidor. Testes mais avançados incluem o exame detalhado da função pulmonar ou espirometria, que proporciona mais informações sobre a capacidade e função pulmonares. Os exames pulmonares detectam asma, bronquite ou enfisema, e também são uma boa medida do preparo físico geral e, portanto, de fatores de risco para doenças respiratórias.
- **Eletrocardiogramas de repouso** registram sua freqüência e ritmo cardíacos, detectando arritmias (anormalidades no ritmo cardíaco), um indicador de problemas cardiovasculares.
- **Raios X do tórax** podem ser adequados para alguns pacientes. Eles buscam sinais de tuberculose (TB), câncer pulmonar, enfisema e outras doen-

ças respiratórias tais como bronquite crônica e sarcoidose (um processo granulomatoso).

- **Os exames de vista** incluem testes de acuidade visual para medir o seu foco e determinar se você é míope ou hipermetrope e se necessita de óculos e de um exame para detecção de glaucoma. O glaucoma é uma enfermidade surpreendentemente comum, onde o excesso de fluido provoca um aumento da pressão intra-ocular. Se não tratado adequadamente, pode causar cegueira, mas, se diagnosticado, é facilmente controlado. Como regra geral, você deveria ter sua visão examinada para conferir sua receita a cada dois anos pelo menos – e mais freqüentemente se você tem uma história familiar de glaucoma ou foi aconselhado nesse sentido. Os exames dos olhos também proporcionam informações úteis sobre as complicações diabéticas ou hipertensivas, já que ambas as condições provocam mudanças perceptíveis nos vasos sangüíneos do fundo dos olhos.
- **Os testes de audição** tornam-se importantes com a idade. A deterioração da audição pode afetar a sua vida social e o nível geral de envolvimento com o mundo ao seu redor, mas muita gente nem mesmo percebe a extensão do seu déficit auditivo. Pessoas que foram expostas a altos níveis de pressão ou poluição sonoras de forma constante, tais como os trabalhadores das fábricas ou aficionados por *heavy metal*, deveriam preocupar-se em avaliar a audição.
- *Check-up* **odontológico**. Você deveria fazer um a cada seis meses para examinar os dentes, avaliar a saúde das gengivas e para a prevenção do câncer bucal. É importante que as dentaduras estejam corretamente ajustadas. O seu dentista deverá também observar a ocorrência de desalinhamentos dos dentes (conhecidos como má oclusão), que podem dar origem a dores de cabeça.
- **Pesquisa de sangue oculto nas fezes** é um exame para detecção de sangue nas fezes – um sinal de alerta para câncer do intestino. É recomendado para as pessoas com mais de cinqüenta anos ou qualquer um que apresente fatores de risco tais como irregularidade da função intestinal ou história familiar tanto de pólipos como de câncer. Consulte os seus parentes a esse respeito; caso contrário você poderá não descobrir.
- **Colonoscopia.** Uma inspeção direta do cólon com um endoscópio (uma pequena câmera numa haste flexível usando a tecnologia da fibra ótica) para a procura por pólipos (tumores no intestino), distúrbios inflamatórios intestinais e câncer intestinal. Novamente, em muitos países, isso é reco-

mendado rotineiramente para as pessoas com mais de cinqüenta anos ou para qualquer um com fatores de risco.

▨ E quanto aos exames para os homens?

Vários tipos importantes de exames são gênero-específicos, razão pela qual a maioria das clínicas torna disponíveis versões diferentes de exames adaptadas para os homens e as mulheres. Para os pacientes masculinos, eu recomendo os seguintes exames de detecção, além daqueles "unissex" listados anteriormente:

- **Exame testicular** (e instruções para o auto-exame) – O câncer testicular é uma das maiores ameaças para os homens de todas as idades e com muita freqüência afeta homens abaixo de quarenta anos, mas a percepção pública desse problema e, mais importante, da maneira de se detectá-lo, é preocupantemente deficiente. Assim como as mulheres devem ficar atentas a alterações nos seios tais como inchaços, dor ou liberação anormal de fluidos e relatá-las ao ginecologista, da mesma forma os homens devem adquirir o hábito de examinar os próprios testículos regularmente. Enquanto realiza o exame, o médico pode ensinar-lhe como proceder.

  No caso dos meninos é útil dizer-lhes que suas "bolas" devem estar sempre da mesma forma e que devem relatar aos pais ou ao médico qualquer alteração. Certamente meus dois filhos estão cientes disso.

EXAMINE OS TESTÍCULOS

Saiba o que é normal para você. Pode ser perfeitamente normal você ter um testículo um pouco maior ou mais alto do que o outro – mas ambos devem ter aproximadamente o mesmo tamanho e peso. Toque cada testículo e role-o com delicadeza entre o polegar e os outros dedos. Ele deve parecer-lhe regular. Você sentirá uma estrutura macia e tenra (o epidídimo) em direção à parte de trás de cada testículo. Relate ao seu médico qualquer mudança, seja qual for, e qualquer ocorrência de dor ou aumento da sensibilidade ao toque ou pressão. Sinais de alerta de câncer testicular são freqüentemente óbvios e fáceis de descobrir. Esteja alerta para a ocorrência de um ou mais dos seguintes sintomas:

- Um caroço duro na superfície do testículo
- Inchaço ou crescimento
- Aumento na consistência
- Dor ou desconforto
- Uma diferença incomum entre um testículo e outro
- Sensação de peso ou repuxamento na virilha ou uma dor prolongada e indistinta no baixo-ventre ou virilha
- Qualquer uma dessas alterações deve ser relatada sem demora ao seu clínico. Mesmo que possam ter outras causas, é preciso investigá-las.

- **Teste de antígeno prostático específico** ou PSA. Níveis elevados no sangue de uma proteína conhecida como antígeno prostático específico podem atuar como marcadores de potenciais problemas prostáticos. Embora um aumento do nível possa ser atribuído a uma variedade de causas, essa informação é muito útil para se decidir sobre a necessidade de investigações posteriores para a detecção de problemas na próstata, incluindo o câncer. Os exames deveriam vir acompanhados de uma análise de qualquer histórico familiar de câncer na próstata e da presença de sintomas de enfermidades da próstata.

■ E quanto aos exames para as mulheres?

Os exames importantes que eu recomendo às minhas pacientes são:

- **Exame sangüíneo para rubéola** (conhecida como "Sarampo Alemão") para mulheres em idade fértil. Contrair rubéola durante a gravidez pode trazer conseqüências muito sérias para o feto, motivo pelo qual é aconselhável fazer o exame para descobrir se você já está imune a essa doença (por infecção ou inoculação anterior), ou se poderia ser vulnerável. Um exame de sangue simples pode mostrar se você tem os anticorpos do vírus – se não estiver imune, pode verificar com o seu médico a conveniência da vacinação.
- **Exame pélvico** – constituído de exame interno manual realizado por um médico e possíveis exames de ultra-som, utilizando tanto a sondagem tran-

sabdominal quanto a transvaginal. O exame por ultra-som fornece imagens dos órgãos pélvicos permitindo a avaliação do tamanho e formato do útero e dos ovários e a identificação de cistos ovarianos e outras massas/tumores ou fibróides. O ultra-som transvaginal é uma técnica relativamente recente onde o transdutor é inserido na vagina em vez de simplesmente passado sobre o exterior do abdômen. Isso produz imagens mais claras dos órgãos pélvicos porque a sonda capta mais de perto e a imagem é menos obscurecida pela parede abdominal, tecido adiposo ou gases dos intestinos.

- **Exames para a detecção de câncer ovariano** deveriam ser recomendados para as mulheres cujo histórico familiar registra a ocorrência dessa doença. Tais pesquisas envolvem o ultra-som transvaginal usando a técnica que revela anormalidades do fluxo sangüíneo e o estudo de marcadores tumorais (um exame de sangue conhecido como Ca[125]), para investigar a presença de proteínas que pode indicar que um tumor está em desenvolvimento. As técnicas disponíveis podem revelar "falsos positivos", que causam ansiedade, mas o objetivo é a detecção precoce de alterações fronteiriças antes que um câncer se desenvolva e avance: quanto mais cedo ocorrer o diagnóstico, melhor será o resultado/prognóstico. Para as mulheres consideradas em situação de alto risco, a freqüência desses exames deveria, conforme recomendação de um ginecologista, ser de pelo menos uma vez por ano. Seu CG poderá orientá-la sobre os centros especializados que pesquisam esse tipo de exames.

- **Exame dos seios** (e instruções sobre o auto-exame) para a pesquisa por cistos ou caroços. Os extensivos programas educativos acerca dos perigos do câncer de mama têm resultado em maior preocupação com essa doença, mas muitas mulheres ainda não examinam os seios para sentirem como eles são normalmente e como mudam durante o ciclo menstrual. Aqui, novamente, o diagnóstico precoce conduz a melhores prognósticos para as mulheres com câncer de mama.

- **Mamografia** com ultra-som dos seios. Se tem um histórico familiar de câncer de mama ou está, por qualquer outra razão, sob alto risco, pergunte ao seu médico se você deveria se submeter a mamografias com menos idade do que normalmente é requerido.

- **Papanicolau**, para a investigação de anormalidades nas células do colo do útero que possam indicar a ocorrência de câncer cervical ou de alterações pré-cancerosas.

CUIDADOS COM OS SEIOS

Ter cuidados com os seios é uma providência simples de se tomar e não significa adotar uma rotina rígida ou complicada. Significa apenas saber quais são a sensação e a aparência normais dos seus seios. Observe isso do jeito mais confortável para você – na banheira, no chuveiro, no momento de se vestir, ao se levantar ou deitar.

Se notar qualquer coisa diferente do normal ou ficar preocupada, contate seu médico o mais rápido possível. Nódulos ou caroços não são as únicas coisas a observar, então preste atenção ao seguinte:

- Uma área granulosa ou espessamento das mamas que não desaparece ao final do ciclo menstrual
- Uma mudança no tamanho ou formato do seio
- Uma alteração na pele dos seios como retração da pele ou rugosidade (com a aparência de "casca de laranja")
- Uma alteração no mamilo, na aparência ou direção, ou traços de sangue ou outra secreção
- Dor nos seios que permaneça depois do término do seu período menstrual

Se tiver qualquer um desses sintomas, entre em contato com o seu médico tão logo seja possível. E recorra com urgência a uma clínica especializada se o seu CG expressar preocupação.

■ Você sofre de dores no abdômen em razão de azia ou refluxo gastresofagiano?

Esta e as questões seguintes são sinais e sintomas que indicam que você deve consultar o seu CG. Não ignore nenhum dos sintomas.

Se você tem experimentado dor no abdômen, isso ocorre na região superior ou inferior? Dores na região inferior do abdômen são normalmente associadas a distúrbios intestinais ou problemas ginecológicos nas mulheres. Dores na parte superior do abdômen tendem a ser associadas a problemas com o estômago, fígado, vesícula biliar, pâncreas e intestino. Não obstante, há sobreposições e esses órgãos estão muito próximos uns dos outros, de modo que todos os diagnósticos possíveis devem ser considerados.

A natureza da dor pode ajudar a refinar o diagnóstico – ela é constante ou vai e volta como nas cólicas? (As dores decorrentes de cálculos biliares ou renais são caracteristicamente semelhantes às cólicas, como o são algumas dores intestinais.) Há outros sintomas associados a essa dor? Por exemplo, refluxo ácido com dor na região superior do abdômen, ou prisão de ventre com dor na região inferior do abdômen? Se você notou qualquer sangramento através do ânus ou sintomas que são persistentes ou acompanhados de uma inesperada perda de peso, esse quadro requer investigação médica urgente, e você deve recorrer a uma endoscopia – uma inspeção interna do tubo digestivo realizada com uma sonda flexível de fibra ótica.

Gastroscopia é um exame com uma sonda de fibra ótica através da boca e esôfago até o estômago e o duodeno para identificar áreas de inflamação ou ulceração.

Colonoscopia é um exame do interior e das paredes do intestino grosso (cólon) para a descoberta de pólipos, doenças diverticulares, inflamações ou tumores.

Você pode optar por ser sedado para esses exames.

Amostras de tecido (biópsia) também podem ser extraídas durante o exame endoscópico para o exame (histológico) laboratorial. Os pólipos (protrusões na parede do intestino) são submetidos a testes para a pesquisa de sinais de malignidade. Também é possível confirmar as alterações inflamatórias encontradas na colite ulcerativa ou doença de Crohn e identificar doenças do divertículo (envolvendo pequenas bolsas no intestino que podem vir a inflamar).

O MOMENTO OPORTUNO

Annie, uma estudante de 45 anos, veio ver-me queixando-se dos sintomas clássicos da síndrome do intestino irritável (SII) – com alternância de prisão de ventre e diarréia, distensão abdominal e gases, e por vezes evacuações que pareciam conter muco. Annie estava sob muito stress em razão dos exames escolares e convenceu-se de que isso contribuíra para agravar a sua SII – tornando-a tão ruim, na realidade, que ela estava perdendo peso.

Embora Annie não tivesse um histórico familiar de câncer intestinal, eu receava que seus sintomas pudessem indicar alguma coisa mais séria e preocupava-me o fato de ela ter sido diagnosticada com SII sem qualquer investigação gastrenterológica. Como eu lhe expliquei, a SII deve ser considerada um "diagnóstico de exclusão" – em outras palavras, é como você classifica o distúrbio quando não encontra nenhuma outra causa física para os sintomas. Antes de um diagnóstico de SII, entretanto, você tem de ter considerado e excluído todas as demais possíveis causas. Quanto mais idade tiver o paciente, maior a possibilidade de uma patologia subjacente e a necessidade de se investigar.

Minhas suspeitas provaram ter fundamento. Uma colonoscopia mostrou a presença de múltiplos pólipos, os quais podem tornar-se malignos e evoluir para um câncer intestinal. Seus pólipos foram removidos e eram felizmente benignos, mas Annie tem um risco maior de câncer intestinal e deve submeter-se a colonoscopias periódicas, com poucos anos de intervalo ou conforme recomendado pelo cirurgião. Como os pólipos podem afetar grupos familiares, eu a aconselhei a alertar a irmã, que mora nos Estados Unidos. Também no caso dela foram detectados pólipos e, por isso, deverá permanecer sob supervisão através de colonoscopias regulares para a prevenção do câncer intestinal.

Infelizmente, eu tenho visto muitos outros casos onde os pacientes foram tratados por SII sem um diagnóstico apropriado, permitindo que cânceres de intestino atingissem um estágio avançado demais para serem tratados com facilidade. Mas os médicos só podem ajudar se as pessoas levarem as suas preocupações até eles.

■ Você sofre de infecções recorrentes do trato urinário?

Para as mulheres, as infecções recorrentes do trato urinário (ITUs) podem ser sintomáticas de doenças sexualmente transmissíveis (DST), inflamação ou anormalidades do trato urinário, diabete ou outras causas de função imunológico debilitada. Você vai necessitar de exames de urina e sangue e, para as infecções recorrentes, o seu médico pode encaminhá-la a um urologista, que trata dos rins e da bexiga, ou a um ginecologista. Para os homens, ITUs também podem indicar problemas de DST, anormalidades do trato urinário ou prostatite – sendo também exigidos exames para a investigação.

PROTEJA O SEU TRATO URINÁRIO

1. Enxugue-se da frente para trás se você for mulher, para evitar a condução de germes do ânus para a uretra. Na mulher, a uretra é muito curta e as bactérias poderão entrar na bexiga com muita facilidade.
2. Beba bastante água todos os dias (dois litros mais ou menos) para garantir que a sua bexiga se encha com regularidade. Isso serve para prevenir a invasão de bactérias vindas do intestino. Muitas infecções do trato urinário são causadas por bactérias dessa origem.
3. Veja a possibilidade de tomar suco de amora ou o seu pó, que inibe o desenvolvimento das bactérias – mas é preciso beber diariamente e não apenas durante a ocorrência da infecção.
4. Tão logo seja possível depois do início de uma infecção, colete uma amostra de urina (recolhida do "jato médio", ou seja, desprezando-se o primeiro jato) e encaminhe ao seu médico para análise. As infecções do trato urinário podem propagar-se para os rins e talvez se torne necessária a administração de antibióticos. Além disso, beba com freqüência copos de água morna com um medicamento à base de citrato de potássio, conforme indicação do seu médico, para reduzir a acidez dolorosa na bexiga. Depois de tomar antibióticos pelo período prescrito, tome cápsulas de probióticos acidófilos por cerca de uma semana, para restaurar a saúde da sua flora intestinal.
5. Se você sofre de ITUs recorrentes, o seu médico deverá excluir através de exames a possibilidade de problemas renais e infecções vaginais.

■ Você está enfrentando problemas na sua vida sexual?

As disfunções sexuais podem ter origem numa variedade de problemas médicos e emocionais. Não se sinta constrangido por vivenciar dificuldades nessa área: fale com o seu médico ou outro profissional de saúde logo no início. Em alguns casos as causas podem ser uso de medicamentos (para depressão ou controle da pressão arterial, por exemplo), stress e excesso de trabalho, questões hormonais (por volta da menopausa) ou diabete. Muitas pessoas desenvolvem uma "ansiedade de desempenho", agravando a situação. Mas com uma abordagem sensível, você pode amenizar ou mesmo erradicar o problema. O seu médico deve considerar algumas investigações médicas e uma revisão da medicação. Você pode beneficiar-se de algum aconselhamento psicológico.

FUNDAMENTOS MÉDICOS DOS PROBLEMAS SEXUAIS

Ele...

- **Não consegue uma ereção.** Isso pode acontecer com qualquer um e, tendo acontecido uma vez ou duas, o medo de uma repetição pode mesmo aumentar as chances de tornar a ocorrer. Entretanto, a impotência pode ser um sinal de estreitamento das artérias (em razão de doença cardíaca), diabete ou um efeito colateral de algum medicamento, por isso consulte o seu CG.
- **Tem uma curvatura no pênis.** A curvatura pode ser causada pela doença de Peyronie, em que se formam placas fibrosas na túnica albugínea, provocando alterações no formato e inclinação do pênis. É bastante rara, afetando somente um ou dois por cento dos homens – mas veja o seu CG para discutir o tratamento. Ele pode encaminhá-lo a um especialista para uma análise mais aprofundada.
- **Não consegue ejacular.** Demora na ejaculação pode ser um sinal de diabete, lesão dos nervos ou doença da próstata. Alguns medicamentos também podem afetar a ejaculação, assim como beber em excesso.

Ela...

- **Acha doloroso o ato sexual.** O intercurso não deve ser doloroso e se isso acontecer, na penetração ou durante o coito profundo, a causa deve ser investigada. A penetração muito profunda na posição "cachorrinho" pode causar desconforto, mas não na posição "papai e mamãe". Fique atenta a qualquer secreção incomum ou sangramento – o que pode ser um sinal de infecção e também a explicação para a dor durante o sexo. Outras causas subjacentes que devem ser investigadas e descartadas incluem doenças da cérvice uterina, cistos ovarianos ou tumores, endometriose (quando partes do endométrio que são expelidas do útero durante a menstruação refluem e se fixam em outros órgãos do corpo, sangrando e causando cistos e dor) e distúrbios abdominais.
- **Sente-se "muito seca".** Cigarros, remédios contra alergias, pílula anticoncepcional, tudo isso pode afetar a sua lubrificação, mas a causa mais comum é a menopausa, quando os níveis de estrogênio declinam. Cremes à base de aloe vera (babosa) ou de

inhame podem ajudar, mas fale com o seu CG, que pode requisitar a coleta de material ou exames de sangue para testar os seus níveis hormonais.

- **Não atinge mais o clímax como antes.** Orgasmos menos intensos, assim como a incontinência pelo stress, podem ser um sinal de que você necessita fortalecer os músculos da parede interior da pélvis. Estando sentada, aperte sua uretra, vagina e ânus juntos o mais forte que conseguir. Tente manter a pressão por 10 segundos (no início, você poderá fazê-lo apenas por 2 ou 3 segundos). Relaxe por 10 segundos e então repita o exercício por 10 vezes no total. Faça isso três vezes ao dia. Se tiver dificuldade em localizar o músculo e não conseguir uma sensação de compressão, o seu médico pode encaminhá-la a um fisioterapeuta para ajudá-la. Outro exercício útil é fazer 10 pequenas e vigorosas contrações três vezes ao dia. Qualquer mulher que não tem orgasmos, ou sofre um estreitamento da vagina causada por espasmo dos músculos vaginais quando tenta o coito, deveria procurar o clínico geral, que pode encaminhá-la ao ginecologista e/ou orientador psicossexual.

▪ Você tem uma silhueta de formato arredondado (de maçã ou pêra)?

Uma silhueta em formato de pêra é o tipo físico em que os quadris são mais largos em comparação com a cintura e indica um menor nível de risco de problemas cardiovasculares. Mas uma figura em formato de maçã, em que se é grande ao redor da cintura em comparação com os quadris, é considerada de risco relativamente maior de doenças cardiovasculares.

Há dois caminhos para trabalhar se você estiver carregando uma pouco saudável quantidade de gordura.

A relação cintura-quadril reflete a distribuição de gordura no corpo e por isso é a melhor forma de estabelecer se alguém é "uma maçã" ou "uma pêra". Para definir a sua própria relação cintura-quadril, simplesmente divida a medida de sua cintura pela medida de seus quadris. Idealmente, as mulheres deveriam ter uma relação cintura–quadril de 0,8 ou menos. Para os homens, a relação ideal é de 0,95 ou menos. Por exemplo, tomemos o caso de Belinda, cujas medidas são: cintura, 91 cm e quadris, 101 cm. Ela deve dividir 91 por 101, o que lhe dá uma relação cintura–quadril de 0,9, que é maior do que a ideal.

Se a sua relação cintura–quadril não é a desejável, converse com o médico sobre os seus padrões de alimentação e níveis de atividade física.

O índice de massa corporal ou IMC calcula a relação entre peso e altura e é usado para determinar se essa proporção é saudável ou não. É fácil de determinar: divida o seu peso em quilos pelo quadrado da sua altura em metros. Por exemplo, se você pesa 60 kg e mede 1,65 m de altura, então: 60 kg divididos por [1,65 x 1,65 = 2,72] = 22,05. Um IMC de 20 a 24,9 é saudável, 25 a 29,9 é excesso de peso e 30 ou mais é obesidade. E, infelizmente, cada vez mais pessoas no Ocidente, mesmo aquelas que "se dão bem com o próprio peso", estão obesas.

■ Você tem sintomas relacionados a problemas cardiovasculares?

Palpitações, falta de ar sob esforço e dor no peito sob esforço – talvez se propagando pelo braço esquerdo ou em direção à mandíbula – indicam problemas cardiovasculares que devem ser inteiramente investigados por um médico por meio de eletrocardiograma e outros exames. Dor no peito que é aliviada com repouso é particularmente indicadora de angina, um problema em que os vasos coronários não permitem o fluxo adequado de sangue para o músculo cardíaco.

■ Você já sentiu tontura ou sofreu desmaios?

Tanto as tonturas quanto os desmaios podem indicar problemas com a pressão sangüínea (verifique a sua pressão) ou com o açúcar no sangue. A tontura é mais comum entre as pessoas anêmicas ou com tendência a palpitações ou distúrbio do ritmo cardíaco e tudo isso deve ser investigado.

■ Você tem pés frios ou dor no calcanhar quando anda?

Isso pode indicar um bloqueio ou estreitamento das artérias (claudicação intermitente), possivelmente causado por arteriosclerose ou doença vascular periférica, com subseqüente redução do fluxo sangüíneo para as pernas. Qualquer um com esses sintomas deve consultar-se sempre com um angiologista (o seu CG pode indicar-lhe um).

■ Você tem falta de ar, respiração ofegante e ruidosa?

Esses sintomas respiratórios podem sugerir asma, bronquite ou enfisema ou serem causados por um problema cardíaco. O médico deve investigar mais a fundo com exames da função pulmonar, raios X do tórax e exames de sangue. A anemia também pode causar falta de ar.

■ Você tem crises de dor intermitente na parte superior do abdômen, ou icterícia, azia ou refluxo ácido?

Dor na parte superior do abdômen pode ser provocada por problemas no fígado, vesícula biliar, estômago ou pâncreas. Problemas no fígado e na vesícula podem causar icterícia (amarelecimento da pele e da parte branca dos olhos) e exigem pronta investigação. Cálculos biliares são uma causa comum. Dispepsia (azia) e refluxo ácido podem indicar inflamação ou úlcera. Não ignore isso nem insista em tomar antiácidos "que não precisam de receita". O seu médico pedirá exames para detectar uma bactéria chamada *Helicobacter pylori*, que pode provocar esses sintomas. Uma gastroscopia também pode ser solicitada.

■ Você tem tendência para contrair gripes e resfriados ou ataques de herpes, infecções crônicas, inchaço nos gânglios?

A sua resistência a gripes, resfriados e outras indisposições é um bom indicador de como andam as suas reservas de saúde. Quanto mais fortes as suas reservas, mais rápido você conseguirá sarar de infecções e recuperar o seu equilíbrio natural – e mais o seu sistema será resistente às perturbações do equilíbrio que causam doenças. Se você adoece muito, porém, é um sinal claro de que as suas reservas estão falhando, provavelmente porque alguma coisa as está drenando. Essa "alguma coisa" mais que provavelmente está relacionada à sua dieta ou meio ambiente, mas pode não ser nada específico. As doenças, principalmente as comuns como gripes e resfriados, podem ser resultado de um acúmulo gradual de problemas, que esticam a capacidade do seu sistema até o ponto de ruptura. A "causa excitante", o fator que parece ser o responsável pela doença, é em geral simplesmente o gatilho final que acaba com o equilíbrio do seu sistema. Assim, uma gripe não é simplesmente o resultado da infecção com o vírus de gripe; o vírus pode ser apenas a causa excitante e seguir uma série de situações estressantes que afetam a sua saúde bioquímica.

Se a sua resistência a esse tipo de doença é baixa, isso pode indicar problemas com o sistema imunológico – a investigação inicial envolve exames de sangue.

■ Você notou alguma mudança nos seus sinais de nascença?

Mudanças no formato, tamanho ou cor, aspereza ou irregularidade e sangramento em sinais pode indicar que um sinal anteriormente benigno se tornou ou está-se tornando maligno. Não demore em tratar disso. É importante pedir para o seu médico verificar imediatamente se há algum sinal novo ou modificação dos sinais existentes e, se necessário, que o encaminhe ao dermatologista para uma avaliação urgente e tratamento apropriado. O número de casos de melanoma está aumentando e o diagnóstico no início é absolutamente essencial para o sucesso do tratamento.

ASSUMA A RESPONSABILIDADE PELA PRÓPRIA SAÚDE

As suas respostas às questões anteriores podem ter trazido à tona áreas de preocupação no lado físico do seu triângulo de saúde. Para resolver essas preocupações, você precisará da ajuda e orientação do seu médico – para realizar todos os exames descritos acima, para ajudá-lo a entender o significado dos resultados e decidir o que fazer em seguida.

Por isso, o relacionamento com o seu médico é vital para que você possa alcançar e conservar seu estado de saúde total. Essa relação, entretanto, é somente parte do seu cuidado com a própria saúde, as perguntas seguintes o ajudarão a avaliar se você tem uma abordagem certa e se está obtendo o melhor do relacionamento com seu médico.

■ Você acha que cabe ao seu médico curar você?

Como disse anteriormente neste livro, durante todos os meus anos de trabalho no sistema público de saúde, descobri que muitos dos meus pacientes achavam que a saúde deles era problema meu. Eles chegavam ao meu consultório, descreviam seus sintomas e esperavam que eu receitasse algum tipo de medicamento ou tratamento que os curasse.

Ao assumirem um papel passivo em relação à própria saúde, eles abandonavam a responsabilidade pelo próprio bem-estar. Todo o poder da relação médico–paciente ficava num lado só, criando uma situação que alimentava a dependência e a sensação de impotência. Diferente disso, os pacientes que se envolvem ativamente e assumem a responsabilidade pela própria saúde em geral apresentam melhores resultados. Eles têm mais chances de cuidar melhor de si mesmos, de seguir tratamentos com maior empenho, de promover e manter mudanças em seu estilo de vida e desenvolver uma visão de mundo mais positiva (os benefícios de uma parceria verdadeira entre paciente e médico).

Você pode reconhecer que é do tipo passivo ou que raramente segue os conselhos que recebe. Mas é possível tornar a sua voz interna mais positiva. Numerosos pacientes me procuram relatando problemas sem grande gravidade, dizendo: "Já me consultei com vários médicos e ainda estou às voltas com este problema crônico." Infelizmente, eles podem continuar às voltas com o problema até verem seu processo de cura como um trabalho de equipe e perguntarem: "O que posso fazer para melhorar as chances de um tratamento bem-sucedido?"

■ **Você tem a impressão de que o seu médico não dará atenção às suas queixas ou que uma visita ao consultório provavelmente será uma perda de tempo?**

O consultório do seu CG em geral funciona como a porta para todos os outros serviços médicos de que você precisa, por isso é importante confiar que ele lhe dará ouvidos e levará o seu problema a sério. Somente explicando o seu caso é que você será levado a exames ou ao encaminhamento a especialistas, conforme a necessidade. Examine a sua desconfiança. Se você procura auxílio médico com expectativas negativas, provavelmente obterá resultados negativos. Se você for positivo, terá mais chance de obter mais dos serviços de saúde.

■ **Você tem medo do que pode descobrir se consultar o seu médico?**

Ansiedades como essa são naturais e compreensíveis, além de comuns entre os que "têm mania de doença". Você precisa superar esse medo – não o deixe impedi-lo de fazer exames e tratamentos importantes. Diagnosticar uma doença no início significa ter condições de fazer alguma coisa a respeito. Não saber significa que você pode ou não ter a doença – mas, se tiver, a espera até você finalmente se decidir a ir ao médico pode complicar muito mais o tratamento e diminuir as expectativas de um resultado positivo.

■ Você está satisfeito com o seu atual CG?

É vital encontrar um médico que possa ser um bom parceiro para cuidar da sua saúde. Como afirmou Christiane Northrup, importante escritora na área da saúde: "O efeito de trabalhar com um profissional da saúde em quem você confia e acredita é *físico*, assim como parte do seu processo de cura reside no método de tratamento que você realmente escolhe." Se quiser, você tem o direito de mudar de médico em qualquer momento, sem ter de informar a razão. É fundamental sentir-se à vontade com o médico e confiar nele.

■ Você pesquisa os seus problemas de saúde e possíveis opções de tratamento?

Quanto mais você souber sobre a sua doença e as opções de tratamento disponíveis, mais as chances se abrirão para você e maior será a sua confiança para tomar decisões. Pesquise e leia sobre temas gerais e específicos de saúde.

■ Você acredita que "quem sabe é o médico"?

Num número demasiado grande de clínicas e consultórios, todos esperam, inclusive o paciente, que este se limite a responder às perguntas do médico e obedeça às suas ordens. A mensagem implícita é que "o médico é quem sabe" e que você deve concordar com os exames e/ou tratamentos sem fazer muitas perguntas. Muitos pacientes meus já me confessaram que receiam aborrecer o médico se perguntarem muito ou falarem sobre o que descobriram em suas pesquisas. Você deve sentir-se à vontade para discutir qualquer tema com o seu médico.

■ Você já desafiou ou questionou o seu médico?

Se você se sente inseguro em relação a alguma coisa que o seu médico disse ou fez e receia perder a confiança ou ficar intimidado quando o confrontar, leve um amigo para servir de porta-voz. Qualquer consulta pode deixá-lo com dúvidas e muitas perguntas por fazer. Não tenha medo de pedir esclarecimentos.

"EU DEPENDO MUITO DE REMÉDIOS!"

Matt, um contador com quarenta e poucos anos, me procurou por conta de sintomas que o afligiam já havia muito tempo e que foram atribuídos a intestino irritável. A investigação do especialista não conseguiu detectar nenhuma doença que pudesse causar aqueles sintomas e tudo o que os médicos haviam receitado eram laxantes e remédios antiespasmódicos para controlar os sintomas. Na época em que foi ao meu consultório, Matt já tomava os mesmos remédios havia mais de vinte anos – incrível –, em doses que aumentavam lenta, mas firmemente.

Quando eu o pressionei, ele admitiu que não estava contente com a situação, mas o que podia fazer? Seus médicos lhe haviam dito que não havia mais nada que pudessem fazer, que não existia qualquer doença séria por trás dos sintomas e que ele devia tomar a medicação se quisesse evitar os sintomas piores. Estava claro para mim que a forma como ele encarava os cuidados com a sua saúde estava ligada à forma como encarava a vida. Matt era muito devotado à família e não queria que nada lhes faltasse. Assim, trabalhava horas e horas diárias e estava sempre ansioso, achando que não fazia o suficiente, embora fosse, pelos critérios da maioria das pessoas, um homem muito bem-sucedido. Parecia-me que ele havia mergulhado num padrão profundamente arraigado de "auto-sacrifício". Tinha a tendência de sempre colocar suas necessidades e a si mesmo em último lugar e jamais encontrava tempo para fazer exercícios ou prestar atenção à sua dieta.

Por meio de um bocado de paciência e persuasão, eu consegui fazer Matt me contar o que realmente desejava em termos de tratamento. Sua primeira prioridade era reduzir a dependência dos remédios, os quais, tinha começado a reparar, faziam-no piorar, em vez de melhorar. Embora não houvesse evidências de que isso estivesse mesmo acontecendo, eu achei que era o princípio que importava e o incentivei a pensar em formas alternativas de tratamento que ele pudesse preferir.

Juntos nós elaboramos um plano de tratamento que consistia em fazer pequenas mas práticas mudanças diárias em seu estilo de vida. Ele começou a se exercitar regularmente, melhorou sua dieta por meio da introdução de sucos vegetais e trabalhou seus hábitos de evacuação, aprendendo a ficar no banheiro o tempo que fosse necessário e a praticar técnicas de relaxamento durante a sua permanência ali. Aos poucos, desenvolveu hábitos diários regulares de evacuação e se livrou dos medicamentos que lhe foram receitados por mais de vinte anos. Entretanto, os problemas de Matt eram mais complexos, de modo que eu lhe indiquei psicoterapia e um curso de técnicas de relaxamento e exercícios de respiração. Essas providências o ajudaram a promover as mudanças que citei acima e lhe proporcionaram uma grande paz de espírito.

> O caso de Matt ilustra a importância de se cuidar de todos os três lados do triângulo de saúde – físico, bioquímico e psicológico. O mais importante é que Matt aprendeu a assumir a responsabilidade pelo processo de tratamento da própria saúde, em vez de simplesmente seguir o conselho dos médicos sem questionar. Os benefícios, para Matt, foram muito além do alívio dos sintomas de SII.

■ Você presta atenção ao seu "médico interior"?

O seu "sistema de orientação" – as mensagens que o seu corpo lhe envia – pode constituir uma força poderosa, mas esse fenômeno é tradicionalmente desprezado pela medicina convencional. Perder essa percepção faz o seu poder diminuir e essa diminuição de poder pode ter conseqüências físicas.

Se achar que há algo errado, expresse a sua preocupação. A despeito do que muitos médicos possam dizer, você é provavelmente o melhor avaliador do seu corpo. Não tenha medo de discordar de um médico ou de pedir uma segunda opinião e, se houver um conflito real entre o que você sente interiormente e o que o profissional de saúde lhe diz, explique as suas preocupações e tente chegar a um consenso. Lembre-se – permaneça inteiramente envolvido em cuidar da sua saúde.

O PODER DO PACIENTE

- Acredite no poder do paciente
- Cabe sempre a você saber quando pedir ajuda. Se tiver alguma preocupação em relação à sua saúde, expresse-a do modo adequado.
- Não aceite o que você não quer. Os pacientes que têm um interesse ativo pela própria saúde em geral reagem com maior sucesso ao tratamento.

PARTE **4**

Saúde psicológica

CAPÍTULO **15**

Lembranças de coisas do passado

Se está em boa forma e se alimenta bem, você tem a base não só da saúde física, mas também da mental. E o oposto é igualmente verdadeiro: a saúde psicológica afeta o estado geral da saúde. Voltando ao triângulo de saúde, lembre-se: as suas reservas de energia mental e capacidade de resiliência são tão importantes quanto as suas reservas físicas e nutricionais.

Felizmente a medicina convencional está pouco a pouco admitindo esse fato. Hoje existe toda uma área de pesquisa, a psiconeuroimunologia, que estuda a maneira como os estados mentais, principalmente o stress, podem influenciar o sistema imunológico, amplificando ou reduzindo a sua atividade. Os médicos e hospitais, cada vez mais conscientes de que pacientes mais felizes respondem melhor ao tratamento, recuperam-se mais depressa e sofrem menos recaídas do que os pacientes ansiosos ou deprimidos, agora se esforçam mais para aliar cuidados físicos a cuidados mentais e espirituais – por exemplo, oferecendo espaços leves e arejados, cheios de plantas, onde os pacientes podem sentar-se e observar o movimento em torno. Tanto o ambiente quanto boas informações dissipam a ansiedade. Eu certamente me senti muito isolada quando fiquei confinada num quarto contíguo ao meu próprio no hospital, dez anos atrás – e me senti muito melhor quando pude sair para o sol e me sentir menos "institucionalizada".

É importante manter em foco essa estreita interação entre corpo e mente quando estiver avaliando os aspectos da sua vida interior. Evidentemente eu vejo essa interconexão todos os dias, no meu consultório.

Eu quero que você olhe para trás e pense nas principais influências e eventos que moldaram a sua personalidade e o seu caminho pela vida. Então lhe pedirei para olhar para o momento presente e pensar no seu estilo de vida, responsabilidades e relacionamentos. Esse exercício o ajudará a fazer uma avaliação honesta do seu estado mental e a descobrir problemas que o podem estar impedindo de alcançar o equilíbrio mental – em outras palavras, "paz de espírito".

Muitos pacientes vêm à minha procura por sofrerem de doenças crônicas que os tratamentos convencionais não conseguem curar. Quando também se queixam de que sentem a vida estagnada numa rotina, não é preciso ser gênio para ver o quanto os estados emocionais afetam a nossa condição física. Lidar com problemas emocionais e stress requer a vontade de promover mudanças e às vezes o apoio profissional. É importante perceber as raízes desses problemas. É exatamente por isso que considero tão necessário traçar a história de vida junto com o histórico médico.

ESTÁGIOS DA VIDA – E A SINOPSE DA HISTÓRIA DE VIDA

O clínico geral convencional traça um quadro dos antecedentes do paciente ao longo das suas repetidas visitas ao consultório – se ele tiver a sorte de manter um relacionamento duradouro com o médico –, que podem perdurar por muitos anos. Na minha prática como naturopata, tenho de tentar obter algo semelhante em menos de uma hora, na consulta inicial. O método que adoto é o que chamo de "sinopse da história de vida", que basicamente implica descobrir os pontos altos e os momentos decisivos da infância, adolescência e maturidade do meu paciente. Essas influências me dizem um bocado sobre de onde os meus pacientes vêm. A nossa conversa também o ajuda a ver como o seu caráter e visão de mundo podem ter influenciado as coisas. Cobrir tanto em tão pouco tempo é uma parte essencial da minha primeira consulta (que é sempre uma missão de levantar fatos) e me ajuda a colocar a pessoa e suas preocupações "dentro de um contexto". É um bom ponto de partida, que ajuda os pacientes a identificar as principais áreas que precisarão trabalhar. Na sua maioria, as pessoas gostam de falar de si mesmas – principalmente para um ouvinte solidário. A abordagem naturopática usa bastante essa "arte" essencial da medicina, que eu acredito firmemente que os métodos de consulta da medicina convencional deveriam retomar.

Neste ponto eu lhe peço para ser seu próprio ouvinte solidário. Isso talvez lhe pareça autocomplacência, mas é um processo bastante terapêutico e, para que funcione, é vital registrar como *você* se sente em relação a várias questões – e não como sua mãe, seu pai, irmãos ou cônjuge se sentem.

Comece dividindo a sua vida em etapas. Desenvolvimento psicológico é um processo que se desenrola ao longo dos anos. Mesmo quando mudamos para novas preocupações e desafios, os problemas do passado não resolvidos ainda podem assombrar-nos e, se não os enfrentarmos de modo adequado, podemos ficar com uma "bagagem" psicológica ou assuntos não concluídos que nos deprimem. Em geral eu uso as seguintes etapas da vida:

- Antes do nascimento
- Até um ano de idade
- De um a três anos
- Pré-escola
- Infância
- Puberdade, adolescência
- Jovem adulto
- Maturidade
- Meia-idade – "flor da idade"
- Aposentadoria
- Idade mais avançada

Do nascimento à pré-escola

Muita pouca gente consegue lembrar-se do início da vida até por volta dos quatro anos. Ninguém sabe exatamente por que isso acontece, mas os psicólogos chamam esse fato de "amnésia infantil". Quer você consiga ou não recordá-los deliberadamente, os eventos dos seus primeiros anos podem ter exercido impacto no desenvolvimento da sua personalidade, principalmente se foram particularmente significativos ou importantes. O quanto você se sentia seguro no começo da vida também pode influenciar o desenvolvimento posterior. Eu me lembro nitidamente de quando caí de costas na escada, aos dois anos, tentando tirar o meu casaco! Essa queda me deixou com medo de altura e eu não gosto nada de caminhadas em colinas e montanhas, principalmente quando se fica muito próximo da beira do abismo!

Mais seriamente, coisas como a morte de pai ou de mãe ou de irmão ou uma mudança extrema e abrupta no ambiente podem causar problemas posteriores e as conseqüências psicológicas podem prejudicar a saúde.

Infância

Os anos da sua infância tiveram um impacto real sobre o adulto em que você se transformou. Durante esse tempo, as "correntes e marés", provações e tribulações vividas pela família afetam dramaticamente o desenvolvimento da criança, de modo que aqui examinaremos a família mais de perto.

O ambiente familiar. O grupo familiar – não importa a sua composição, se convencional ou não – é a influência mais preponderante sobre o desenvolvimento não só na infância como também, por extensão, da sua personalidade adulta. É o primeiro ambiente social que você encontra e o lugar onde aprende a interagir com outras pessoas, a desenvolver e expressar desejos e metas e a lutar e negociar para satisfazê-los ou enfrentar os desapontamentos. O psicólogo Erik Erikson (1902–1994), que descreveu as crises – ou os obstáculos que devemos superar na nossa evolução pessoal –, afirmou que na infância se desenvolve a iniciativa, que entra em conflito com a culpa em razão dos instintos e fantasias infantis. A crise para a criança consiste em resolver o conflito entre iniciativa e culpa. As lições ensinadas na família o ajudam a enfrentar o mundo mais amplo. Quando ingressa em novos ambientes, como o parquinho e a sala de aula, você tenta aplicar os conhecimentos e táticas que aprendeu no ambiente familiar.

Geneagrama familiar. Eu peço aos meus pacientes que me contem um pouco sobre a família e, em especial, que me falem sobre alguém que exerceu uma influência importante ou algum parente especialmente próximo. Essa influência pode ser positiva ou negativa. Lily era uma equilibrada jovem de 26 anos que me procurou em razão de problemas triviais de saúde. A sinopse de sua história revelou que ela tivera um péssimo relacionamento com a mãe no passado. Lily achava extremamente difícil corresponder às expectativas da mãe – e esse conflito chegou ao auge quando, por implicar com um namorado dela, a mãe mandou sacrificar o cachorro da filha como castigo! Surpreendentemente, Lily conseguiu controlar-se e seguir com a sua vida. Ela ainda visita regularmente a mãe (que, aliás, nunca pediu desculpa pelo ato terrível), mas jamais conseguiu perdoá-la. A despeito do relacionamento com a mãe, Lily era, como eu já disse, bastante equilibrada e capaz de conduzir a vida de modo bem-sucedido.

Outros não têm tanta sorte. Incapaz de defender seus criativos anseios profissionais, Nigel se submeteu à família e, para agradar aos pais, tornou-se contador em vez de artista. Levando o que ele chamou de "uma vida cinzenta", sua personalidade reprimida se manifestava sob a forma de indiferença crônica e indisposição generalizada. Nigel precisou da minha ajuda para descobrir o que estava acontecendo e reavivar a criatividade.

Numa escola de psicoterapia, esse tipo de informação é usado para traçar um "geneagrama familiar" – ou seja, uma espécie de árvore genealógica que registra não apenas nascimentos, mortes e casamentos, mas também quaisquer eventos significativos da família, como divórcios, mortes prematuras, acidentes sérios e doenças físicas ou mentais relevantes, os quais tendem a exercer grande influência nos padrões familiares.

Veja no diagrama a seguir o geneagrama da família de Jane, que revela uma história de depressão e alcoolismo. Em vez de culpar a si mesma, ou de se indagar onde havia errado, Jane agora consegue reconhecer que faz parte de um padrão familiar, que é possível que alguns fatores do seu ambiente tenham contribuído para que ela desenvolvesse os problemas que a afligiam. Com esse conhecimento, ela poderá enfrentar a própria depressão e alcoolismo com mais discernimento e menos culpa.

Ordem de nascimento. Para mudar o foco de você para a sua família em geral, examinemos a ordem de nascimento. O seu lugar no ambiente familiar é em parte

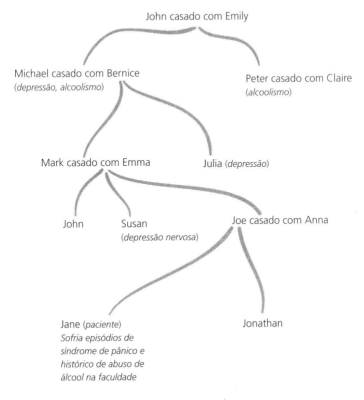

UM GENEAGRAMA CLÁSSICO

determinado por essa ordem – quer você seja o primogênito, o filho do meio ou o caçula, filho único ou talvez o único menino dentre várias meninas ou vice-versa. Como primogênito, você deve ter tido um relacionamento especial com os seus pais; se não foi o primeiro a nascer, a sua chegada provavelmente mudou o relacionamento entre seu(s) irmão(s) mais velho(s) e seus pais e isso pode ter afetado o seu relacionamento com os seus pais e irmãos. Esses relacionamentos, com suas tensões e competições, exercem uma profunda influência e a ordem de nascimento muitas vezes pode corresponder a características gerais da personalidade.

- **Primogênito.** Tende a ser sério, conscencioso, perfeccionista e altamente empreendedor. Na qualidade de mais velho, sempre suporta o peso das expectativas dos pais. Espera-se que se comporte melhor do que os irmãos menores e colocam-se mais responsabilidades sobre os seus ombros. Na vida adulta, pode sofrer por assumir encargos demais, por ser excessivamente cuidadoso e por não pensar o bastante em si mesmo e nas próprias necessidades.
- **Filho do meio.** Tende a ter uma complexa mistura de características às vezes contraditórias – é um mediador que detesta conflito, é independente, mas ferozmente leal aos amigos. Tanto pode ser tranqüilo quanto impaciente. Os filhos do meio em geral se sentem subestimados ou excluídos. Na vida adulta pode ser bom em negociação e compromissos, mas talvez tenha falta de assertividade ou se sinta amargurado por não receber atenção suficiente.

PRESA NO MEIO

Judith, uma senhora com sessenta e poucos anos, era uma filha do meio que me confidenciou ter "crescido" com a idade de seis anos – quando sua irmã caçula nasceu. Nem a mãe de Judith, que não estava bem de saúde, nem a irmã mais velha tinham condições de dar ao bebê todos os cuidados necessários, de modo que coube a Judith executar um bocado de tarefas, como trocar o babador, dar mamadeira e acalmá-lo quando chorava.

Em conseqüência, Judith se sentiu presa no papel de babá, sem possibilidade de dar livre vazão às suas emoções infantis ou de brincar como qualquer outra criança da sua idade. Ela efetivamente perdeu parte da infância ao desempenhar, muito antes da hora, um papel de adulto. Os filhos do meio muitas vezes se vêem na posição de mediadores dentro da família. Não sendo nem os favorecidos primogênitos nem o "bebê", eles ficam a ver navios.

- **Caçula.** Tende a ser encantador, amoroso e expansivo, mas também pode ser manipulador, mimado, impaciente e voluntarioso. Caçula da família, o último bebê também pode sentir-se impotente e, mais tarde, eximir-se de uma responsabilidade e escapar de outras – e tem mais probabilidade de sair dos trilhos. Quando criança, o caçula, junto com os irmãos do meio, pode ou se tornar altamente competitivo em relação ao irmão mais velho ou evitar inteiramente a competição, tornando-se o oposto dos irmãos mais velhos; e também acontece de os irmãos do meio almejarem desempenhar papéis diferentes do primogênito, por exemplo seguindo carreiras acadêmicas, se ele for desportista. Cada filho numa família procura meios para se tornar único e importante por mérito próprio, a fim de ganhar a aprovação dos pais e adquirir auto-estima – essa é uma das raízes da rivalidade entre irmãos.
- **Filho único.** Tende a combinar características do primogênito e do caçula. Como o primogênito, suporta o peso das expectativas dos pais, mas, como o caçula, recebe toda a atenção e pode ser mimado. Na idade adulta talvez se torne perfeccionista e ache difícil encontrar o mesmo zelo em pessoas da sua faixa etária – e, como o primogênito, pode precisar aliviar a pressão e esperar menos de si mesmo.
- **Casos especiais.** Tudo isso são generalizações e alguns fatores podem mudar o quadro todo. Por exemplo, irmãos com diferença de idade superior a cinco anos podem não desempenhar os mesmos papéis em seu relacionamento mútuo e as influências de ser menino ou menina podem ser significativas. As crianças tendem a se identificar mais com os irmãos e com aquele dos pais que for do mesmo sexo, enquanto garotos solitários num grupo de meninas têm problemas específicos e vice-versa.

Pense na sua própria posição na família e no modo como influenciou a sua personalidade e estilo de vida. Você talvez tenha trazido essas influências para a sua vida adulta ou tenha lutado bastante para mudá-las ou resistir a elas. Seja como for, tais influências afetaram as suas escolhas, motivações e estilo de vida atual, de modo que examiná-las pode ser muito esclarecedor.

Atmosfera familiar – outro fator fundamental do desenvolvimento na infância é a atmosfera criada pelos seus pais em termos das expectativas que nutrem a seu respeito, bem como a forma como o castigaram e recompensaram. Através do seu estilo de criar os filhos, os pais lhes dão um modelo de como se comportar para ganhar atenção e afeto. A maioria de nós gosta de pensar que já não devotamos a nossa vida à tentativa de agradar ou ganhar atenção dos nossos pais, mas, quando crianças, nós absorvemos e internalizamos esses modelos de comportamento. Até certo ponto, eles sempre estarão conosco, guiando e motivando boa parte do nosso comportamento.

Estilos problemáticos dos pais – mesmo os melhores pais acham difícil caminhar todo o tempo sobre a estreita linha entre amparar e sufocar, ser firme e reprimir, motivar e exigir. Se esses limites forem cruzados regularmente, porém, o filho pode reagir desenvolvendo características de estilo de vida que lhe causarão problemas mais tarde.

Por exemplo, eu tratei de muitos pacientes que sofriam de uma profunda sensação de fracasso, produzida por pais exigentes ou demasiadamente críticos. Esses pacientes são às vezes profissionais muito bem-sucedidos em suas áreas de atuação, mas reclamam que se sentem inadequados porque não conseguem livrar-se dos padrões que lhes foram impostos na infância. Os pais sempre lhes perguntavam: "Por que você não se saiu melhor?" ou encontravam alguma coisa para criticar. Só depois de identificarem a fonte dessa sensação é que eles conseguiam superá-la, reconhecer seu potencial e suas realizações individuais e resolver os problemas físicos ou médicos associados a essa bagagem emocional. Se você é pai/mãe, ao ler isto talvez admita ser do tipo que reage mal se o seu brilhante filho tirar nove numa prova (e for o "segundo melhor"), quando você sabe que ele tem capacidade para tirar dez! Uma ou duas vezes eu me flagrei dizendo a um dos meus filhos – que geralmente é o primeiro da classe: "Mas por que você ficou só em terceiro lugar?!"

Você se considera exageradamente crítico consigo mesmo ou sofre um problema diferente – é competitivo demais (guiado pelo puro desejo de vencer), é carente, tem medo de conflitos, é incapaz de dizer "não", tem o desejo constante de agradar, ou medo do fracasso? Pense em como os seus pais o recompensavam ou castigavam na sua infância.

Sala de aula e *playground* – quando se aventuram num mundo mais amplo do que o ambiente familiar, as crianças transferem, ou tentam transferir, para a nova situação os conhecimentos e estratégias sociais que aprenderam em casa. Também desenvolvem novas habilidades e seu estilo de vida muda em conformidade com elas. A sala de aula foi onde você encontrou adultos pela primeira vez e lidou com a autoridade fora do ambiente familiar. No *playground* você estendeu o seu mundo social para além dos irmãos e foi aqui que teve de aprender a negociar os caminhos e armadilhas da sociedade, a fazer amigos, fazer parte de grupos e conviver com crianças da sua idade. No modelo Erikson de desenvolvimento psicossocial, a crise desse estágio consiste em "competência versus inferioridade". O desafio para a criança é desenvolver a crença na própria competência – o que é percebido como fracasso pode conduzir a sentimentos de inferioridade e perda de auto-estima. Se você acredita que é capaz de fazer isso, pode tornar esse o seu ponto de partida.

Examinemos primeiro o *playground*. O *playground* pode ser um grande nivelador, ensinando a crianças mimadas ou autoritárias que as estratégias de vida que funcionam em casa podem não dar certo no mundo lá fora. Desenvolver amizades, compartilhar interesses e construir uma rede social podem aumentar a auto-estima da criança e até compensar um pouco uma atmosfera familiar não amparadora. Mas o *playground* também oferece riscos, principalmente o de encontrar crianças que humilham e maltratam as menores, o que pode produzir efeitos traumatizantes e de longa duração. Baixa auto-estima, timidez e medo de se expressar são algumas das conseqüências possíveis. Cicatrizes emocionais e psicológicas como essas afetam inevitavelmente o bem-estar integral da pessoa. Para compensar, nós tentamos nos harmonizar com os demais – trata-se de um instinto básico de sobrevivência: tentar ser igual aos outros. É preciso coragem para ser um indivíduo – por exemplo, o garoto que gosta de dançar – e essas crianças que humilham e maltratam sempre descobrem o nosso calcanhar-de-aquiles, como ser demasiado inteligente, alto, baixo, organizado ou talentoso.

A sala de aula oferece outros desafios e benefícios. Às vezes um dos meus pacientes menciona um determinado professor, treinador ou outra figura de destaque, mostrando que qualquer adulto, não só os pais, pode exercer uma influência significativa sobre a sua vida. Entretanto, o que costuma ser mais importante é a maneira como você era tratado na sua turma em geral, porque as experiências em sala de aula podem exercer grande impacto na sua auto-estima e auto-imagem. Se foi incentivado na escola e levado a sentir-se bem-sucedido, você tem maior probabilidade de confiar na própria capacidade ao chegar à idade adulta. Se, por outro lado, fizeramno sentir-se estúpido ou incapaz, a sua auto-estima pode ter sido muito prejudicada. As crianças que não se ajustam à "norma" em seu grupo de iguais também podem sentir-se muito isoladas ou acabar reprimindo seu verdadeiro eu para se adequar. Isso também pode exercer um efeito negativo duradouro.

Talvez o mais importante, tanto na sala de aula quanto no ambiente familiar, seja a maneira como se lida com os erros. Muitas crianças aprendem a não se arriscar a tentar coisas novas porque as fizeram sentir-se idiotas ou inadequadas quando falharam e isso pode facilmente ser levado para a vida adulta. Se os seus pais e professores deram apoio e incentivo, você tem mais probabilidade, como adulto, de assumir os riscos de mudanças e inovações e menos probabilidade de ficar preso a padrões.

Puberdade e adolescência

Os anos da adolescência têm a má fama de serem tempo de confusão, afirmação, ansiedade e mau humor. Contudo, para muita gente a adolescência é a melhor época da vida. Incontestavelmente, porém, é um tempo de individuação – de se tornar um indivíduo e definir a própria identidade individual. Muitos aspectos bastante conhecidos da adolescência estão ligados a esse processo: ingressar num grupo social ou "tribo" (como gótico, *jock* – o tipo sarado –, *punk* ou *raver*); testar os limites da autoridade dos pais e da escola; explorar a identidade sexual. Alguns garotos são "cordatos" durante a adolescência – mas desafiam a vida mais tarde, talvez tornando-se promíscuos ou experimentando drogas lá pelos vinte ou trinta anos. Há também o "primeiro aluno da classe" que fracassa nos exames ou é expulso da faculdade.

O mais importante é contar com um ambiente familiar onde seja possível exercitar com segurança o ato de desafiar.

Problemas de identidade – Erikson descreve o conflito desse estágio da vida como o da "identidade *versus* confusão de papéis". A confusão de papéis é mais conhecida como "crise de identidade" – o estado em que não temos certeza de quem somos, qual é o nosso lugar ou o que queremos fazer. Esse conflito é um bom exemplo daquele que volta a ocorrer mais tarde – principalmente nos dias de hoje, em que as pessoas estão demorando mais para "se estabelecer": escolher carreira, iniciar uma família e manter-se fiel a essas escolhas. Um número crescente de pessoas não sabe o que quer fazer ou para onde pretende conduzir a vida – e muitas outras acham que tomaram essas decisões demasiado cedo e agora se sentem "aprisionadas" por elas ou têm medo de mudar de rumo. Um exemplo típico é o de John, que ficou preso à carreira de engenheiro simplesmente porque essa era a profissão que a família queria para ele. John sempre quis ser chefe de cozinha – mas seus pais não concordaram.

Você já resolveu esse conflito na sua vida? Sente-se confiante e seguro em relação à sua identidade? Eu vejo que muitos dos meus pacientes têm problemas que, em última análise, resultam de desafios à sua identidade – eles acreditavam saber o que queriam e para onde estavam indo, mas, por uma razão ou outra, tiveram de reavaliar suas prioridades. A conseqüente incerteza psicológica pode manifestar-se como indisposição geral, uma sensação crônica de "não estar cem por cento".

Ajustar-se e sobressair – um dos aspectos positivos da adolescência é o desenvolvimento de uma rede de apoio social fora da família. Ao criar essa rede, você afirma tanto a sua individualidade quanto a sua auto-estima – em outras palavras, você se sente bem consigo mesmo. Afora, claro, o fato de se divertir com os amigos (de ambos os sexos). Entretanto, não se ajustar ou não ser aceito é uma das maiores fontes de ansiedade nessa fase. Um fator fundamental para determinar se você se ajusta ou sobressai tem cunho biológico: o início da puberdade.

Os meninos e meninas que entram na puberdade mais cedo ou mais tarde do que os seus pares podem enfrentar problemas. Estudos mostram que os adolescentes que amadurecem demasiado cedo desenvolvem uma visão mais positiva de si mesmos e se tornam populares entre seus pares, mas podem acabar com dificuldades emocionais ou de comportamento. Os que se desenvolvem muito tarde tendem a desenvolver uma visão mais negativa de si mesmos e, embora consigam recuperar a auto-estima, os que amadurecem particularmente tarde podem ficar com sentimentos duradouros de inferioridade. Pense na sua puberdade – ela lhe causou problemas?

Rebelião – Na infância, a sua identidade é definida em grande parte pelo pertencimento a um grupo familiar (uma das razões por que as crianças de famílias desestruturadas ou fragmentadas costumam ter tantos problemas). Na adolescência, uma parte vital do processo de desenvolvimento da identidade individual é definida em oposição à família – especificamente os pais e, por extensão, quaisquer figuras que tenham autoridade, como os professores. Mas, por reagir automaticamente contra os pais e seus valores e aspirações, você pode acabar não sendo verdadeiro consigo mesmo.

Se, por exemplo, abandonou a escola cedo porque não via a hora de começar a trabalhar e sair de casa, você pode privar-se da educação mais aprofundada que na verdade desejava. Ou talvez tenha começado a fumar ou beber justamente porque seus pais disseram para não fazer isso – e depois acabou descobrindo que eles tinham razão. Como você descreveria o seu relacionamento com os seus pais? Eles eram permissivos ou rígidos? As pesquisas indicam que o modo mais bem-sucedido de criar filhos fica mais ou menos entre esses dois extremos – autoridade sem autoritarismo. Em que ponto seus pais se situam nessa escala? O modo como eles o criaram pode ter afetado os seus hábitos ou estilo de vida atual? Você se sentia amado, essencialmente "seguro"?

AUXÍLIO DA BANDA

Michael, um executivo bem-sucedido de trinta e poucos anos, procurou-me não em razão de uma doença específica, mas simplesmente porque fazia algum tempo que não se sentia "bem" e já estava farto da constante sensação de indisposição. À medida que traçávamos a sinopse de sua história, foram os anos de adolescente que primeiro vieram à tona – essa foi sem dúvida a parte de sua vida que ele recordava com a maior afeição. Michael fora um músico e compositor talentoso e, nos últimos anos da adolescência, formou uma banda com um grupo de amigos e juntos fizeram apresentações pela cidade com algum sucesso, a despeito da desaprovação dos pais dele. Por fim, diante das pressões familiares, a banda se desfez e, incentivado pelos pais, Michael passou a se concentrar cada vez mais em sua carreira, conquistando uma rápida promoção e ficando preso ao emprego. Nós concordamos que, em razão dessa escolha feita tão prematuramente, ele reprimira uma importante faceta de sua personalidade: a criatividade. Por muitos anos Michael não se deu conta dos danos que essa repressão lhe causava, mas agora isso estava tirando o brilho de outros aspectos da sua vida. Então, decidiu tentar recuperar algo da sua centelha criativa: alugou uma sala nas noites de sexta-feira e reuniu alguns amigos para ensaiarem. Nós também trabalhamos sua dieta e estilo de vida, levando em consideração todo o triângulo de saúde. Vários meses depois Michael se sentia bem de novo – e sua banda estava até pensando em gravar um disco.

Superação de divórcio – uma grande parte dos meus pacientes vem de famílias que se desfizeram por várias razões, situação que lhe trouxe problemas extras para resolver. No caso de divórcio, os problemas podem depender de quando e como ocorreu o divórcio dos pais. Os estudos mostram que, se os pais discutem e brigam muito, os filhos em geral ficam mais infelizes e perturbados se eles não se separam. Se os seus pais se separaram quando você tinha entre oito e dezesseis anos, porém, é provável que isso tenha sido particularmente difícil para você. O contato com um dos pais pode ser drasticamente cortado e isso deixa o filho com raiva não resolvida e ansiedade durante muitos anos, sentimentos que podem afetar a escolha de parceiros e o sucesso nos relacionamentos na idade adulta.

Quando investigo a história de vida de um paciente cujos pais se divorciaram, eu procuro informações sobre a idade desse paciente na época do divórcio, os arranjos para convivência posterior com os pais, a atmosfera das relações entre os pais depois do divórcio e a presença de padrastos ou madrastas ou meios-irmãos. A simples conversa sobre esses aspectos pode abrir caminho para discussões mais reveladoras, trazendo à tona sentimentos ou problemas que podem estar ligados aos distúrbios em sua saúde.

Muitos pacientes me dizem: "Tudo ia bem até..." E com freqüência esse "até" significa o divórcio dos pais, que pode ter resultado no menor contato do paciente com o pai ou a mãe – geralmente o pai.

Os filhos anseiam pelo que eu chamo de "tempo normal" com o pai e a mãe – as coisas triviais de todos os dias, não apenas "momentos especiais" num final de semana. Nós não temos como criar um mundo sem divórcio e separação, mas podemos ter consciência dos problemas decorrentes, porque podem ter-nos afetado no passado ou porque podem afetar no presente tanto os adultos quanto as crianças envolvidos num divórcio.

CAPÍTULO **16**

Crescimento

O maior desafio dos jovens no início da vida adulta é compatibilizar a necessidade de intimidade e companheirismo, coisas que requerem comprometimento e capacidade de fazer concessões, com o prazer de se tornar independente. Como vimos anteriormente, o conflito da adolescência expresso em "identidade *versus* confusão de papéis" também pode ser uma característica definidora na idade adulta. Supondo que já tenha vivido um bom número de anos, você pode ter-se debatido com esses temas durante algum tempo, embora talvez não conscientemente – afinal, a maioria das pessoas simplesmente segue a vida sem muita introspecção. Agora, entretanto, eu gostaria que você se dispusesse a fazer um pouco de introspecção e pensasse sobre algumas das escolhas que fez.

Pontos de mutação

Qual foi o caminho que o conduziu aonde está e a quem é hoje? Sua personalidade e estilo de vida, sua carreira, sua casa e relacionamentos são todos o resultado de uma série singular de opções, ações e seguramente omissões. Esses momentos importantes e transformadores podem ser chamados de pontos de mutação, porque se você tivesse feito escolhas diferentes em sua vida poderia ter seguido um caminho diferente. Eu procuro por esses pontos de mutação nas histórias de vida dos meus pacientes porque eles podem revelar – e freqüentemente revelam – os arrependimentos ocultos e desejos irrealizados que atuam como âncoras emocionais, levando a pessoa para baixo com conseqüências para a sua saúde mental e física.

Pense sobre os pontos de mutação em sua própria vida (muitas vezes "a melhor coisa que eu já fiz!"). O que poderia ter acontecido se você tivesse seguido uma rota alternativa? Você tem âncoras emocionais ou sonhos não realizados? Fez a aposta mais acertada? Tudo isso pode estar ligado à sua situação atual de saúde e nível de bem-estar.

A escolha da carreira e o desenvolvimento

Faça um retrospecto de sua carreira até hoje e pense como você chegou onde está agora. Ao longo dos anos o seu trabalho terá exercido uma influência poderosa sobre uma larga faixa de temas psicológicos e físicos tais como a auto-estima, temperamento, saúde estrutural e saúde bioquímica.

Algumas pessoas afortunadas encontram ocupações que conciliam perfeitamente a segurança com um trabalho criativo e gratificante. A maioria de nós, entretanto, tem de fazer algum grau de concessão, o que não é o fim do mundo. Se você, contudo, se sente preso à rotina ou suporta condições precárias por longos períodos, sua saúde psicológica e física pode ter sido afetada. A sensação de estar preso a um ciclo negativo pode ser depressiva e debilitante, além de drenar as suas reservas de energia mental – e, portanto, vital –, minar a sua confiança e, como já examinamos atrás, traduzir-se em doenças crônicas. Se o seu trabalho o deixou infeliz, essa infelicidade pode ter feito de você uma pessoa enfermiça.

DANDO VOZ AOS SEUS DESEJOS PROFUNDOS

Katherine estava no começo dos quarenta anos quando veio me procurar. Era uma acadêmica inata, sentindo-se nos seus momentos mais felizes quando pesquisava em obscuras bibliotecas européias – mas essa atividade puramente acadêmica não lhe proporcionava meios satisfatórios de vida e, lamentando não poder ser uma eterna estudante, ela arrumou um emprego como tradutora. Quando me procurou estava bem financeiramente, mas percebia que sua escolha profissional havia comprometido bastante a sua tendência natural para os estudos e a pesquisa. Por cerca de um ano ela se sentiu ansiosa, introspectiva, hipocondríaca e um tanto solitária. Finalmente, percebendo que tinha de atender à paixão pelos obscuros volumes de latim, envolveu-se num projeto de pesquisa e agora mantém contato com pessoas de gostos e interesses afins. Isso ainda era um comprometimento, porém mais satisfatório para Katherine. Ela está mais feliz no trabalho agora e, como resultado, sua introspecção e ansiedades com a saúde foram superadas.

Pense sobre o ambiente de trabalho que você experimentou ao longo da vida: foi positivo, bem iluminado e arejado, com boa ergonomia e relacionamento cooperativo com os colegas? Ambientes como esse podem compensar um trabalho menos satisfatório, enquanto outros desprovidos dessas características positivas simplesmente acarretam uma sobrecarga estrutural e bioquímica à sua carga psicológica.

Quando se faz a escolha errada – somos todos indivíduos multifacetados, com muitos e diferentes talentos e habilidades. O processo de escolha de uma carreira e de conquista profissional muitas vezes envolve o polimento de uma dessas facetas – aquela que o mundo costumeiramente vê – e o não atendimento de outras, tais como as habilidades criativas. Se você tem negligenciado algumas facetas de sua personalidade, talvez escolhendo uma profissão com a qual nunca esteve realmente satisfeito, a sua saúde pode sofrer as conseqüências.

O jogo do acasalamento

Para a maioria das pessoas, encontrar um parceiro é importante para a felicidade a longo prazo, o que não significa que isso seja uma coisa fácil. Relacionamentos gratificantes e estáveis ajudam a dinamizar as reservas de auto-estima e energia positiva, mas a sua história romântica conterá, quase inevitavelmente, mágoas e desapontamentos. O modo como você lidou com eles pode ter afetado a sua maneira de encarar os relacionamentos e a sua vida nos dias de hoje.

Uma história de rejeições de efeito danoso, por exemplo, talvez tenha demolido a sua auto-estima e o deixado com uma auto-imagem negativa. Relacionamentos nocivos ou pouco saudáveis cobram um alto preço psicológico, assim como as separações difíceis. Muitos psicólogos comparam o término de um relacionamento significativo ao luto. Você deve percorrer os mesmos estágios de tristeza e aceitação e talvez raiva, para encontrar paz de espírito. O insucesso em percorrer esses estágios pode dificultar a sua superação, criando outra fonte potencial de conflitos emocionais.

Maternidade e paternidade

O tema da paternidade/maternidade aparece com muita ênfase nas histórias de vida de muitos dos meus pacientes, embora muitas vezes se torne mais evidente por sua ausência. A crise da meia-idade é um conflito entre uma vida confortável e acomodada e a necessidade de expressar a si mesmo, de ser criativo e trazer algo de novo para este mundo – mesmo que isso implique subverter uma vida cuidadosamente organizada justamente quando se está com tudo configurado do modo desejado. A forma pela qual a maioria das pessoas tenta resolver esse conflito é tendo filhos.

Recompensa e responsabilidade – os aspectos positivos da paternidade consistem em alegria, amor recíproco e sentimento de realização, que recarregam as baterias emocionais e proporcionam uma família forte e fundamentos sociais. Dentre os aspectos negativos destacam-se stress financeiro e emocional, sacrifício pessoal e tensão no relacionamento com o parceiro. Se você tem filhos, pense em como isso afetou áreas tão diversas como seus padrões de sono, sua vida amorosa e sua capacidade de perseguir os próprios sonhos e objetivos.

Considere também as questões de saúde envolvidas no processo. Como você se sentiu sobre a sua (ou da sua parceira) gravidez, parto, amamentação e noites sem dormir; sobre o seu (ou da sua parceira) corpo? Desconsiderando os aspectos clínicos, esses temas freqüentemente trazem à tona importantes problemas emocionais e psicológicos.

Questões relativas às interrupções da gravidez – as interrupções de gravidez são um aspecto comum da vida moderna e em geral a sociedade parece não fazer muito alvoroço a respeito disso. Talvez surpreendentemente, então, eu descobri que questões não resolvidas envolvendo interrupção de gravidez podem ser um grande problema para muitos dos meus pacientes (tanto homens quanto mulheres).

Mulheres que tiveram um aborto anos atrás e que talvez tenham sentido um grande alívio na ocasião, podem quase chegar às lágrimas quando relembram essa parte de sua história de vida. Isso demonstra que elas vinham carregando muita emoção reprimida por todo esse tempo – tristeza inconsciente e ansiedade reprimida sobre a sua fertilidade futura. Alguns dos meus pacientes homens, que podem ter na época aceitado facilmente uma interrupção de gravidez, também reavaliaram seus sentimentos sobre isso anos depois. Sem muita surpresa, tais reavaliações e arrependimentos são mais intensos naqueles que julgam ter ultrapassado a idade de criar filhos, ou que estão vivendo um relacionamento sem filhos (veja "O relógio biológico", p. 253).

Temas dessa natureza podem constituir-se em fontes de desconforto inconsciente, tornando-o cronicamente infeliz ou descontente sem que saiba o porquê – e possivelmente contribuindo para um mal-estar físico crônico. Para lidar adequadamente com esses problemas, você precisa trazê-los à tona e expressá-los, pensando e falando a seu respeito em ambiente seguro e protegido.

Maturidade, meia-idade e aposentadoria

Já não é tão nítida a linha divisória entre adultos jovens e os de meia-idade, especialmente nos dias de hoje, quando a vida profissionalmente ativa é estendida e quarenta ou mesmo cinqüenta anos equivalem à "nova idade de trinta". Não obstante, há três áreas de preocupação que têm mais relevância para aqueles que já deixaram para trás a meia-idade: aposentadoria, a síndrome do "ninho vazio" – depressão provocada pelo afastamento dos filhos – e, para as mulheres, a menopausa.

Aposentadoria

Chegar ao fim da vida laborativa é um evento que causa profundo impacto. Não importa o quanto você esteja preparado para esse momento, a aposentadoria tem o potencial de trazer antigas crises à tona novamente e a forma como as pessoas lidam com isso diz um bocado sobre suas reservas de energia mental e vital.

O efeito mais óbvio da aposentadoria é que ela ameaça reacender o sempre presente problema da identidade. Se definiu a si mesmo em grande parte em função da sua profissão, em quem você se transforma quando encerra a atividade profissional? Se você concentrou tudo no trabalho e dedicou pouco tempo a outros interesses, pode não lhe ter sobrado muito após a aposentadoria. As mesmas questões se aplicam às donas de casa ou pais em tempo integral que estejam experimentando a síndrome do "ninho vazio" (veja adiante).

Enfrentar de novo crises de identidade, como se voltassem à adolescência, pode ser muito desconcertante para homens feitos e mulheres que imaginavam já ter deixado tudo isso para trás e ter de renegociar uma identidade a essa altura da vida é um verdadeiro desafio – especialmente se os seus relacionamentos também estiverem sendo revistos. Dependendo de como gerenciam esse processo, as pessoas podem contar com paz e segurança quando mais velhos ou lutar com uma persistente confusão de papéis, com óbvias conseqüências para a paz de espírito. Se você está aposentado, pergunte a si mesmo como se sente em sua aposentadoria. Você se preparou bem para ela? A sensação é diferente daquela que esperava? Você sentiu que perdeu status? Isso muda a maneira como você vê e/ou descreve a si mesmo?

Isso muda a maneira como você era visto por seu companheiro e amigos? Você se sente "expulso do time"?

APOSENTADORIA E RELACIONAMENTOS

Margaret, uma típica senhora dos subúrbios de Londres, contou-me o quanto a desgostou a atitude e postura do seu marido desde que se aposentara. Extrovertido e simpático na época em que ocupava o cargo de gerente sênior numa companhia multinacional, ele se tornara, desde seu afastamento, completamente obcecado pela Internet. Margaret também havia encerrado a carreira para desfrutarem juntos a aposentadoria – e acabou profundamente frustrada. A situação se foi deteriorando e ela me disse que longe de ficarem mais próximos na aposentadoria, eles passaram a viver separados. Assim, ela deixou sua confortável residência e afastou-se para estudar. Outros casais diligenciam para conseguir a aposentadoria ao mesmo tempo, mas um esforço extra é necessário para enfrentar as questões profundas que certamente se apresentarão.

Quanto à família, preocupamo-nos com as crianças quando são pequenas, quando crescem e quando deixam a casa. Essa sensação de "ninho vazio" pode atingir os pais de forma realmente muito dura. Tenho uma paciente que é uma senhora adorável, esposa devotada e mãe maravilhosa de filhos muito bem-sucedidos. Quando todos eles cresceram e foram cuidar da própria vida, seu marido a apoiou muito, mas ela encontrou extrema dificuldade em lidar com uma casa vazia. Certa vez chorou no supermercado, sonhando com a volta de sua filha para casa nas férias. Deixar ir não é fácil.

Meus próprios filhos querem seguir carreiras na área de música e teatro, o que significa que ambos qualquer dia desses começarão a passar longos períodos longe de casa e um bocado de tempo excursionando. Nós os amamos imensamente e eles confiam nesse amor – e eu sei que é meu papel estar sempre disponível e pronta a apoiá-los nos bons e maus momentos da vida. Morarmos juntos para sempre nunca foi uma opção e nem deveria ser, mas sinto grande solidariedade com quem sofre por ter o "ninho vazio". Devemos deixar nossos filhos seguirem o seu caminho e tentar não nos atormentarmos com as preocupações sobre eles.

Com o avançar dos anos, também podem surgir problemas físicos e sexuais. Um casal veio ver-me alguns meses após o marido ter-se aposentado de uma bem-sucedida carreira de executivo. Quando ele ainda trabalhava, dispunha de pouco tempo para qualquer outra coisa, o que tornou a vida sexual do casal inexistente. Culpavam, então, o seu estilo de vida e o trabalho, mas essas "causas" já não existiam mais; com todo o tempo à sua disposição, eles perceberam-se incapazes de reacender a chama, porque haviam varrido para debaixo do tapete as razões reais para o desaparecimento de seu relacionamento físico. Nós então nos sentamos e examinamos todas as questões envolvidas, para descobrir um meio de fazer as coisas recomeçarem a andar.

Outro senhor aposentado recentemente me procurou por estar preocupado com o coração. Ficou claro que ele, durante vários anos, estivera apreensivo quanto à possibilidade de sofrer um ataque cardíaco, mas nada fizera a respeito, receando que isso afetasse o seu trabalho ou as perspectivas de promoção. Preocupava-se principalmente em não pôr em risco o seguro-saúde que teria de contratar quando cessasse a cobertura proporcionada pelo emprego. Muitos homens sofrem colapsos em sua saúde tão logo se aposentam, como se não pudessem suportar o fato de não terem mais um emprego. Embora isso se deva em parte a um súbito declínio em seus sentimentos quanto à posição social e utilidade pessoal em geral, a negligência em relação à saúde enquanto ainda estão trabalhando é a razão mais importante. Parar de trabalhar tira o homem do ambiente social onde ele passava a maior parte do tempo e de contatos sociais que eram claramente definidos. Os homens não são tão ligados à vida social quanto as mulheres e podem isolar-se mais facilmente. A solidão pode conduzir à depressão e a problemas subseqüentes como comer mal e beber em excesso.

Realizar um *check-up* completo antes de se aposentar é uma providência preparatória importante – mais importante mesmo que se preparar financeiramente ou reservar passagens para um cruzeiro marítimo ao redor do mundo. Você realmente não vai querer voltar de avião de Barbados por conta de um ataque cardíaco.

Produtividade

Trabalhar, seja no que for, faz a pessoa se sentir produtiva – ela está cumprindo o seu expediente diário e sendo paga para isso. Relaxar e desfrutar o lazer são obviamente características importantes da aposentadoria, mas se sentir improdutivo pode ser desmoralizador, mesmo que não se tenha consciência do fato. Muitos aposentados encontram caminhos alternativos para a produtividade. Jardinagem, trabalho beneficente, tomar conta dos netos – esses são alguns exemplos de tentativas de recanalizar o impulso para ser produtivo ou criativo. Encontrar um canal para a sua produtividade e criatividade é vital para conquistar o equilíbrio mental. Pense em como você tem expressado a sua capacidade criativa desde que se aposentou.

O ninho vazio

Quando as crianças crescem, tornam-se independentes e vão embora, você pode ficar com a sensação de casa vazia e às voltas com muitos dos mesmos problemas impostos pela aposentadoria. Os pais voltam a ficar sozinhos e, como discutimos acima, mais uma vez se vêem definindo novas identidades. Se os seus filhos saíram de casa, você se sente liberado ou solitário? Essa situação o fez reavaliar as suas prioridades?

Outro problema comum entre os aposentados é a ansiedade gerada pela mudança de papéis dos parceiros em casa, situação que pode ser complicada pelos problemas do ninho vazio. Se você é a dona de casa, como lida com a repentina e constante presença do parceiro? Se você era o provedor, agora se sente deslocado, como se ficasse no caminho da parceira? Esses também são problemas de identidade e confusão de papéis.

A menopausa

Na menopausa, as mulheres reagem de formas diferentes tanto física quanto psicologicamente. Para algumas, essa pode ser uma fase triste, em que lamentam a fertilidade perdida, ou de confusão de papéis, por sentirem sua feminilidade ameaçada. Outras se sentem liberadas ou um misto de tudo isso. Seja como for, a menopausa representa uma transição distinta e marcadamente biológica – e as grandes transições mudam e perturbam inevitavelmente o seu equilíbrio dinâmico. Após um período de mudanças constantes, você ingressará num equilíbrio novo mas igualmente estável.

Os homens compartilham muitos dos mesmos sentimentos pesarosos e da confusão de identidade. Em virtude da relutância em discutir seus sentimentos e da falta geral de conscientização acerca das emoções que experimentam, muitos deles podem ter a sensação de isolamento.

Sentir-se bem e manter uma atitude positiva enquanto avança para os anos maduros depende de inúmeros fatores, incluindo a auto-estima, a estabilidade da identidade e o apoio dos amigos e relacionamentos. Um dos principais fatores que afetam o modo como a mulher atravessa a menopausa é se ela não teve filhos e, nesse caso, se não os teve por vontade própria – se for essa a hipótese, como ela se sente a esse respeito. Para algumas mulheres que por alguma razão não tiveram filhos, com ou sem parceiro, a iminente chegada da menopausa se torna um despertar, mas, infelizmente, quase sempre tardio. Isso pode ser muito estressante, com severas conseqüências para a saúde tanto psicológica quanto física. Para outras, que se sentem seguras em relação à decisão que tomaram ou que aceitaram que não teriam filhos, a menopausa não representa um grande problema. Se você chegou à menopausa sem filhos, em qual categoria você se encaixou? Como enfrentou a situação?

MENOPAUSA: ALÍVIO OU PESAR?

Mais cedo ou mais tarde, depois que entra na casa dos quarenta anos, a mulher atravessa a menopausa, que conduz ao momento em que cessam a liberação mensal de um óvulo dos ovários e a menstruação. A idade em que uma mulher entra na menopausa pode ser igual à da mãe, de modo que é útil descobrir se a sua mãe entrou na menopausa particularmente cedo ou tarde. Algumas mulheres dão as boas-vindas à menopausa, principalmente se tinham menstruação muito dolorida ou intensa. Outras receberão essa fase com indiferença, contentes com a sua vida e ingressando com facilidade no estágio livre de menstruação.

A menopausa é, entretanto, um tempo de mudanças físicas e de problemas emocionais. Os problemas de saúde de curto prazo que devem ser discutidos são os seguintes: ondas de calor, mau sono, mudanças na libido e secura vaginal – e os de longo prazo: planejamento da saúde futura, livre de osteoporose e outras doenças que são mais comuns depois da menopausa.

Para uma mulher que conheço bem, uma artista, foi uma jornada de descobertas – um novo equilíbrio e a magnífica sensação de ter chegado sã e salva ao estágio seguinte da sua feminilidade. Ela não teve filhos e não vê o fato como um problema, explicando que sente que expressa a sua criatividade através da arte.

Outra ficou "de luto" com a perda da fertilidade. Tinha quatro filhos adolescentes e uma vida feliz, jamais cogitara de engravidar de novo com quarenta e tantos anos e sabia o quanto era abençoada pelos filhos que tinha e pela perspectiva de netos. Mas a idéia de que jamais poderia ter outro bebê de súbito encheu-a de tristeza.

> É claro que, para outras que quiseram filhos, mas simplesmente não conseguiram, a menopausa pode ser um período muito difícil.
>
> Às vezes é porque o homem, ou a mulher, ou ambos, sofre de diminuição da capacidade reprodutiva. Às vezes o relacionamento nunca chegou a ponto de os dois desejarem um filho.
>
> Uma senhora de quarenta e poucos anos conseguiu encontrar o homem dos seus sonhos, mas, infelizmente, sua menopausa chegou cedo – como acontecera com a mãe – e ela não pôde conceber. Entretanto, o casal não baseara em filhos a esperança de um casamento bem-sucedido e eu acho que ambos serão felizes amando um ao outro como companheiros – e não por estarem criando filhos juntos.

Velhice

A crise que as pessoas mais velhas têm de resolver costuma ser existencial. Os jovens podem ter incertezas quanto à identidade, mas são totalmente inconscientes de sua mortalidade; a morte é algo que acontece com os outros. Na velhice, esse quadro se inverte: nós passamos a nos entender, mas podemos desesperar-nos em relação ao futuro. Pode tornar-se um impasse entre encontrar sabedoria e tranqüilidade por meio da aceitação da vida e se entregar aos medos provocados pelos pensamentos negativos sobre a própria mortalidade.

Insinuações de mortalidade

As possibilidades de doença e morte se tornam perspectivas mais prováveis na velhice e isso pode ser, naturalmente, muito assustador. A ansiedade em relação a doenças pode afetar profundamente a paz de espírito. A aflição pode conduzir à apatia e ao desespero, que, por sua vez, pode provocar baixos níveis de energia e enfraquecimento do sistema imunológico – o medo de doença pode tornar-se uma profecia auto-realizável.

Na verdade, eu acho que a conscientização abrupta e perturbadora da mortalidade é algo que pode ocorrer em qualquer estágio da vida. Entre os meus pacientes, ela geralmente afeta adultos de meia-idade que enfrentam doenças ou cirurgias sérias, possivelmente pela primeira vez, ou esperam os resultados de exames de saúde quando há suspeita de enfermidade grave – como biópsia de tumor no seio. Às vezes as pessoas mais velhas estão mais bem preparadas para lidar com essa ansiedade, graças a seu acervo de experiências e conhecimentos e à sua capacidade de enfrentar problemas sérios com tranqüilidade. Como você se sente em relação a esses difíceis temas?

Envelhecer com elegância

A debilidade da idade muito avançada também marca uma espécie de retorno ao *status* físico da infância. Em termos psicossociais, podemos dizer que essa idade revive a crise da infância – o desejo de ser independente versus o medo e o constrangimento em relação à dependência. Meu objetivo é minimizar esse problema. Eu quero que os idosos desfrutem de boa saúde por mais tempo. Levando uma vida saudável e ativa, reduzimos os riscos de debilidade e dependência. Flagelos como osteoporose, quedas e fraturas, incontinência embaraçosa, doenças cardíacas e câncer têm menos probabilidade de afetar aqueles que trabalharam ativamente para evitá-los.

A melhoria da saúde dos idosos tem, na verdade, conduzido a uma reavaliação das nossas noções a respeito da velhice e à constatação de que muitos dos problemas tradicionalmente associados a essa fase da vida são mais sociais do que biológicos. Os idosos que permanecem ativos e envolvidos com o mundo ao redor, que interagem com os outros e conquistam um papel na comunidade em vez de se omitirem, desfrutam de melhor qualidade de vida e mantêm sua capacidade intelectual e física por mais tempo.

Se você passou dos setenta anos, seu desafio é preservar as reservas de energia vital que o manterão em movimento, dedicado a atividades intelectuais, físicas e sociais. Se você tem menos de setenta, seu desafio é construir reservas que lhe serão extremamente úteis mais tarde.

Onde você está agora?

Se você leu a seção anterior e a usou como ponto de partida para refletir sobre a sua história, então espero que tenha começado a pensar sobre como chegou onde se encontra agora. Mas eu não acredito que nós sejamos inteiramente definidos pelo nosso passado. Embora a história passada seja importante e com freqüência a subestimem como influência em nossos hábitos, motivações e comportamento, cada um de nós é um indivíduo dotado de livre-arbítrio, capaz de fazer escolhas e determinar as próprias ações no presente – e somos inteiramente responsáveis por essas escolhas e ações. Em última análise, isso significa que você é direta e imediatamente responsável pela sua paz de espírito presente e futura. É por isso que, tanto quanto rever o passado, é importante olhar para a sua vida no momento.

CAPÍTULO **17**

O seu estilo de vida emocional

Nós já discutimos alguns aspectos de estilo de vida em capítulos anteriores – por exemplo, dieta, níveis de atividade e consumo de álcool. Aqui eu gostaria de examinar questões mais amplas do equilíbrio mental e o efeito sobre o seu triângulo de saúde integral. Dois fatores, stress e realização pessoal, exercem uma influência preponderante sobre o seu bem-estar físico e mental. A sua carreira, a vida fora do trabalho e o equilíbrio entre ambas estão intimamente ligados a esses dois fatores.

Stress

Quando você pensa em stress, o pensamento pode conjurar a imagem de congestionamentos e aborrecimentos no trânsito, prazos curtos, vizinhos irritantes e coisas do gênero. Bem, é verdade, tudo isso é fonte de stress, mas ao longo das últimas décadas o termo "stress" assumiu um significado mais amplo no mundo da saúde psicológica. Em seu sentido mais amplo, refere-se a qualquer coisa que drene as suas reservas emocionais e/ou ameace o seu equilíbrio emocional. Como você pode avaliar, essa é uma definição muito abrangente – inclui tudo, desde quitar a casa própria a perder um ente querido, desde morar numa rua barulhenta a suportar um relacionamento ruim.

Tanto os psicólogos quanto os médicos acabaram por perceber que o stress é um dos mais importantes fatores que determinam a saúde mental e física, possivelmente desempenhando um papel vital na determinação de quem tem maior probabilidade de contrair doenças como câncer ou arteriosclerose.

Mas existem muitas variedades de stress e nem todas são negativas. Muitas atividades estressantes podem ser prazerosas – assistir a um filme de terror ou iniciar um negócio, por exemplo – e algumas pessoas florescem com o stress. Pacientes meus que trabalham no setor bancário, por exemplo, costumam descrever seu emprego como extremamente estressante e muito agradável. Eles amam o trabalho! Em termos puramente fisiológicos, nós podemos precisar de ao menos algum stress para manter o nosso sistema nas melhores condições e, em termos psicológicos, é experimentando stress e lidando com ele que nós crescemos e amadurecemos.

A sua reação ao stress

Os primeiros estudos sobre a ligação entre stress e doença apresentaram resultados que confundem. Em algumas pessoas havia uma correlação direta entre os dois, enquanto em outras o quadro era menos claro. Desde então, os pesquisadores têm considerado que a reação individual ao stress, mais que o stress em si, é o fator importante (óbvio, realmente, embora não para quem sofre com isso).

Como você reage ao stress? A resposta pode trazer uma descoberta significativa sobre a sua capacidade de alcançar paz de espírito e a conseqüente boa saúde. A reação ao stress depende de inúmeras características da personalidade.

- **Temperamento** – durante a década de 1970, a crença geral era que as personalidades do Tipo A – grandes empreendedores irritáveis e impacientes – reagiam mal ao stress, mas as pesquisas mostraram que isso não era necessariamente verdade. Em vez disso, parece que uma característica em particular nos faz reagir mal ao stress: hostilidade. As pessoas cronicamente hostis – ou seja, mais propensas a pensar mal das outras, a brigar, ressentir-se ou se aborrecer – têm maior probabilidade de adoecer em razão do stress. Os que sofrem depressão também reagem mal.
- **Repressão** – você tenta reprimir ansiedade, medo e outras emoções negativas ou está disposto a pensar e falar sobre elas, em busca de abordagens e soluções práticas? É verdade que viver concentrado em coisas sobre as quais nada se pode fazer não só não resolve como talvez até agrave os níveis de stress. Em geral, porém, aqueles que procuram evitar o enfrentamento de pensamentos ou emoções estressantes – e desse modo não chegam a entendê-los nem a buscar soluções – costumam sair-se pior do que as pessoas que se expressam mais.

- **Otimismo e pessimismo** – quando conversam ou pensam sobre as causas de stress, as pessoas podem reagir de duas maneiras: com otimismo ou pessimismo. O fracasso, por exemplo, constitui uma fonte de stress, mas o otimista reage melhor porque pode culpar as circunstâncias e não a si mesmo e ser positivo em relação ao futuro (a abordagem "na próxima vez isso não vai acontecer"). O pessimista tende a ter baixa auto-estima e a adoecer mais – em outras palavras, dispõe de reservas menores de energia emocional.
- **Senso de controle** – outro fator é o quanto você sente ter controle sobre a fonte de stress. Sentir que não tem controle algum pode fazê-lo reagir muito pior ao stress. Por exemplo, a maioria das pessoas tem de lidar, em algum nível, com política no escritório. Se a causa do seu problema for algum colega, você talvez não se sinta tão mal – afinal, é sempre possível desafiá-lo, se preciso. Se for o seu chefe, por outro lado, é fácil presumir que não há nada a fazer e o mais provável é que passe a considerar o seu ambiente de trabalho como hostil e negativo e a ficar estressado – em vez de energizado.

Cópia de estilos. Suponha que você seja pessimista ou tenda a reagir de modo hostil – isso significa que está condenado a ficar estressado pelo resto da vida? É necessário fazer um transplante de personalidade para evitar os efeitos danosos do stress? Não! Você não reage bem ao stress, mas isso não significa que não possa aprender a enfrentá-lo. Na verdade, quase todos nós já usamos inúmeras "cópias de estilo" para mitigar os efeitos do stress, embora com graus variados de sucesso. Nós examinaremos diferentes cópias de estilo e conversaremos sobre como obtê-las no Capítulo 18.

Senso de equilíbrio

Já falei bastante sobre a importância do triângulo de saúde e dos vários componentes da sua vida que contribuem para o equilíbrio do seu triângulo. Um desses componentes, o seu estilo de vida, também é composto por diversos ingredientes – carreira, vida familiar e social, *hobbies* e passatempos, etc. – que devem ser harmoniosamente equilibrados para lhe garantir uma vida feliz e saudável.

O sucesso na profissão que você escolheu é uma grande fonte de realização. No nível mais básico, é bom para a sua auto-estima ser capaz de se manter e se sair bem em alguma coisa e espera-se que o seu trabalho lhe proporcione tudo isso e mais. Devotar tempo e energia à sua carreira é, portanto, um passo importante para conquistar um estilo de vida harmoniosamente equilibrado. Entretanto, é crescente a exigência de que as pessoas trabalhem mais e mais horas, desequilibrando seu estilo de vida.

TRABALHO DE MAIS E RELAXAMENTO DE MENOS

No Reino Unido ocorrem as férias mais curtas e os expedientes mais longos da Europa. Contudo, os australianos, neozelandeses e norte-americanos trabalham ainda mais horas do que os britânicos – e com férias igualmente ou até mais curtas. O que se torna uma grande preocupação, uma vez que a maioria das pessoas gostaria de ter um melhor equilíbrio trabalho/vida, mas teme que sua carreira e seu tão duramente conquistado *status* sofra se elas lutarem para trabalhar um número menor de horas.

Esse é um padrão comum entre os meus pacientes – homens e mulheres que vivem para o trabalho e não conseguem entender por que subconscientemente se sentem insatisfeitos, apesar do sucesso que conquistaram pelos critérios "normais". Um problema aqui é obviamente o conceito de critério "normal" de sucesso, que geralmente se traduz como sucesso material – ascensão profissional, benefícios indiretos, alto salário. Essas normas representam uma visão bastante parcial das prioridades da vida, mas que, infelizmente, predomina na nossa sociedade, aumentando a pressão para consumir mais e trabalhar mais. Talvez os nossos critérios para avaliar o sucesso devessem ser mais individualizados – certamente precisam ser mais balanceados. Qual é a sua definição de "sucesso"? É possível aperfeiçoá-la? Você se sente realizado e está desfrutando a vida?

Freqüentemente os homens e mulheres que conheço que são voltados para a profissão e que estão descontentes não têm um estilo de vida bem balanceado. Eles se concentram demais no trabalho e presumem que o resto de sua vida acontecerá sozinho. Alguns deles deliberadamente escolheram não perder tempo cultivando relacionamentos ou desenvolvendo outros aspectos de si mesmos; outros podem simplesmente não ter tempo. Mas negligenciar os setores da vida não ligados ao trabalho constitui uma falsa economia, ao menos em termos psicológicos. Uma pessoa cujo estilo de vida reflete um equilíbrio entre suas diferentes necessidades e responsabilidades será mais realizada e, portanto, terá maior probabilidade de ser muito mais eficaz em todos os setores – incluindo o trabalho. Na verdade, os empregadores deveriam procurar pessoas que sejam eficientes no trabalho *e que* "tenham uma vida"!

Quantas horas você trabalha por semana? Com que freqüência trabalha na hora do almoço/de noite/nos finais de semana? Planeja diminuir o ritmo "no futuro" ou se concentrar na carreira pelos próximos 10/20/30 anos, até ficar bem de vida e então pensar nas outras coisas? Costuma limitar os seus *hobbies*, esportes ou outros passatempos ao escasso tempo disponível na sua agenda – ou mesmo acaba por eliminá-los inteiramente da sua vida? Nos Capítulos 19 e 20 nós conversaremos sobre como você pode otimizar o seu limitado tempo e colocar as coisas em perspectiva, reavaliando prioridades e desenvolvendo outras facetas da sua vida.

Para além do trabalho árduo

Mesmo os fanáticos por trabalho sabem que deve haver algo mais na vida além do trabalho árduo de todos os dias. Eu já mencionei alguns "pesos" que ajudam a equilibrar os pratos da balança, como esporte, *hobbies* ou relacionamentos, e provavelmente você é capaz de pensar numa porção de coisas que poderia fazer para se divertir ou aprimorar os conhecimentos. Entretanto, como os valores materialistas de que falamos acima, esses são elementos da vida que envolvem introspecção – concentrar-se no individual e preocupar-se apenas com o que for pessoal.

Eu acredito, porém, que, se só "olharmos para dentro" perderemos de vista muitos outros aspectos que podem ser igualmente importantes para alcançarmos um estilo de vida equilibrado. Paradoxalmente, nós precisamos também "olhar para fora" para nos realizarmos. Isso pode significar muitas coisas diferentes – interagir mais com a comunidade, fazer trabalho beneficente voluntário, participar mais da escola dos filhos ou transmitir nossos conhecimentos e experiência lecionando. A definição de saúde da OMS (Organização Mundial de Saúde) como "estado de completo bem-estar físico, mental e *social*" reconhece a importância para a saúde dessa dimensão voltada para fora, principalmente porque evita um dos riscos psicológicos fundamentais da vida adulta – a estagnação.

Pare um momento para rever o seu estilo de vida no que diz respeito a essa dimensão "para dentro/para fora". Quanto da sua vida envolve olhar para fora? Você participa da sua comunidade ou tem atividades beneficentes ou em organizações de ensino? No trabalho que desenvolvo com pessoas que planejam aposentar-se, constato que, entre os gerentes seniores, muitos dos planos de aposentadoria envolvem apenas esse tipo de atividade voltada para fora. Mas será mesmo necessário esperar a aposentadoria para mudar um pouco o foco? Adiando essa mudança, você pode estar efetivamente adiando boa parte da sua realização pessoal.

OLHE PARA FORA – PARA SI E PARA OS OUTROS

Muitos dos meus pacientes se beneficiam do altruísmo.

Simon, bem-sucedido no setor bancário, já havia ganhado rios de dinheiro antes mesmo de chegar aos trinta anos. Tinha um Porsche, uma casa na praia e tudo o mais de que precisava, mas queria usar seus conhecimentos e experiência para ajudar outras pessoas. Depois de uma longa conversa comigo, ele entrou em contato com uma escola local para crianças portadoras de defeitos físicos e hoje faz parte do quadro de administradores, prestando consultoria sobre assuntos financeiros. Esse trabalho não remunerado se revelou muitíssimo gratificante para Simon e, para a escola, tornou-se essencial.

Alison, secretária numa empresa, também tem estabilidade financeira e um excelente emprego. Trabalha, já há alguns anos, como voluntária durante algumas horas semanais, ajudando a servir comida para senhoras de idade. Assim ela dá vazão ao seu impulso natural para ajudar pessoas e satisfaz uma necessidade real.

Responsabilidades

Tanto quanto garantir para si alguma liberdade das responsabilidades – tempo para se divertir –, é importante garantir que você tenha responsabilidades na medida certa em sua vida. Se tiver poucas, você se sentirá instável ou vulnerável, se tiver muitas, pode sentir-se sobrecarregado ou asfixiado. As responsabilidades podem abalar o seu equilíbrio mental tanto por sua ausência quanto por sua presença. Muitos dos meus pacientes mais jovens ficam ansiosos por não estarem acompanhando a velocidade do "relógio social" – o horário dos eventos principais da vida que a sociedade tradicionalmente define como "habituais" ou "padrão". Por exemplo, você pode sentir-se atrasado em relação ao relógio social se estiver perto dos trinta anos e não tiver conseguido comprar uma casa ou se estabelecer numa profissão por estar ainda estudando, viajando ou simplesmente por não ter encontrado a sua vocação. Ou pode achar que está à frente do relógio social se já ficar em casa trocando fraldas de filho enquanto os amigos continuam saindo para a "balada".

Você sente a pressão do relógio social? A "falta de sincronia" o incomoda? Lembre-se de que as ansiedades causadas pelo relógio social são criadas principalmente pelas nossas percepções e necessidade de nos ajustarmos. Não existe relógio social definitivo ou padrão. Você tem de definir seu próprio "horário" – a menos que esse seja feito sob medida, você pode acabar "fora de sincronia" consigo mesmo.

O relógio biológico

A única grande exceção a essa regra é a questão da fertilidade. Enquanto o relógio social está mudando gradualmente e mais pessoas decidem ter filhos mais tarde, a fertilidade da mulher segue seu próprio relógio biológico e nenhum "horário feito sob medida" pode mudar isso. Uma das conseqüências desse fato é o decrescimento do índice de nascimentos no Reino Unido, que na última década caiu de 2,4 filhos por casal para 1,8. A face humana dessa mudança demográfica é um número cada vez maior de pessoas que chegam aos trinta e tantos e quarenta e poucos anos sem filhos.

Muitas das minhas pacientes não podem mais ter filhos porque passaram da idade. Algumas não se arrependem e se sentem realizadas e produtivas. Outras, porém, não estão tão felizes. Algumas delas tomaram a decisão consciente de não ter filhos e agora se arrependem amargamente. Outras estavam tão ocupadas com aspectos da vida que não a maternidade que acharam que haveria oportunidade para isso "mais tarde". Infelizmente, algumas agora estão reavaliando suas prioridades, mas já é tarde demais. Alguns dos meus pacientes homens mais velhos estão em situação semelhante – concordaram com a decisão de suas parceiras de não ter filhos e agora se arrependem.

O desapontamento nesse nível pode provocar uma severa punição psicológica. Eu já mencionei o embate psicológico entre a necessidade de ser criativo e a estagnação na idade adulta e a crise que ocorre quando a criatividade, principalmente através da geração de filhos, se impõe. Meus pacientes sem filhos que de modo geral estão satisfeitos e realizados encontraram outras formas de resolver a crise por meio de canais diferentes de expressão de sua criatividade. Mas, para muitos homens e mulheres, não existe nada que substitua filhos.

Você já pensou a sério sobre as realidades do seu relógio biológico? Conhece os fatos da fertilidade feminina? Promete a si mesmo que, se chegar a esse ponto, adotará técnicas de concepção assistida, tais como tratamento FIV (Fecundação *In Vitro*) ou ovos congelados, quando a verdade é que essas técnicas só funcionam para uma pequena minoria? Isso tudo pode soar um pouco alarmista, mas eu vejo tantas mulheres com 38 anos ou pouco mais que me dizem: "Eu ainda não estou preparada para ter filhos – talvez daqui a alguns anos." Em alguns anos, essa pode já não ser uma opção.

Quando Diana, de quase quarenta anos, me procurou pela primeira vez, estava tão envolvida com a carreira que ser mãe ainda parecia algo muito distante no futuro. Certo dia, alguns anos depois, ela voltou ao meu consultório dizendo que finalmente fora acometida pela necessidade urgente de ter um filho e que ela e o parceiro agora estavam prontos. Entretanto, Diana estava preocupada porque sua menstruação estava irregular e alguns exames de sangue revelaram que ela entrara na menopausa. O momento passara e agora era tarde demais. As técnicas de concepção assistida e certos cuidados com o estilo de vida poderiam resultar numa gravidez bem-sucedida, mas as chances eram muito menores do que para uma mulher mais jovem.

Se tiver certeza de que quer filhos e já passou dos trinta anos, você precisa ser cautelosa em relação às suposições que faz acerca da sua fertilidade. Não encare o assunto de maneira demasiado casual e, acima de tudo, não adie. Conscientize-se também de que não existe o "momento perfeito" para ter filhos. Se você os quer, encontrará meios para assumir essa responsabilidade máxima na sua vida.

Relacionamentos

Nós já discutimos a questão dos relacionamentos do passado e seu legado emocional. Nesta seção, eu gostaria que você examinasse as suas relações atuais – não apenas as românticas, mas também as que você tem com amigos e familiares. A qualidade dos seus relacionamentos é crucial para o seu bem-estar mental.

Os relacionamentos positivos promovem bem-estar emocional na medida em que ampliam a auto-estima e ajudam a superar o stress. Os negativos exercem o efeito contrário – e, no entanto, muita gente fica presa a relacionamentos prejudiciais ou mudam constantemente de um para outro. Por que algumas pessoas parecem não saber como escolher parceiros ou manter relacionamentos de qualidade? Você pode estar enredada num padrão de relacionamentos ruins – de onde vem isso? Será que tem algo a ver com as suas relações familiares ou existiriam outros fatores?

Hayley me contou que sua infância fora infeliz desde os oito anos, quando seus pais se separaram. Ela sentia necessidade de nutrir o outro em seus relacionamentos – e acabou tendo três namorados em seguida que se aproveitaram desse fato: Hayley fazia compras e cozinhava para eles, sem qualquer ajuda, nem sequer financeira. Pior ainda, alguns passaram a maltratá-la tanto verbal quanto fisicamente.

Nós vimos o quanto a infância e a família são importantes para o desenvolvimento. Os padrões persistentes de comportamento resultam em geral de modelos do subconsciente – protótipos de como se comportar que foram estabelecidos nos momentos da sua vida, em geral na infância, em que você estava particularmente impressionável. E quando se trata de relacionamentos, para a maioria das pessoas a base para esses modelos é o relacionamento dos pais.

Se os seus pais, por exemplo, tiveram um relacionamento afetuoso, cheio de beijos e abraços, você pode ter feito desse comportamento um modelo para o futuro. Entretanto, se tiveram uma relação tempestuosa, passional, marcada por brigas ou confrontações, você pode flagrar-se reproduzindo esse padrão. Pense em como os seus pais interagiam e então pense nos seus relacionamentos. Vê alguma semelhança?

Mas nem sempre copiamos diretamente os nossos pais. O exemplo que nos deram pode predispor-nos a evitar, nas nossas relações amorosas, aspectos do relacionamento deles que nos incomodavam particularmente ou a buscar qualidades que não víamos. Por exemplo, você pode buscar uma parceria serena e estável por estar subconscientemente reagindo à relação violenta que teve de suportar na infância.

De modo algo assustador, a teoria do modelo também implica que, para a maioria das pessoas, a imagem do parceiro ideal – o paradigma subconsciente com o qual comparamos os parceiros em potencial – tem por base um dos nossos pais! Então, se você se sente atraído por mulheres frias e distantes ou por homens apegados e dependentes, pense na sua mãe ou no seu pai, respectivamente. Eles eram assim ou, talvez, exatamente o oposto?

Sexo

Quando começou a falar sobre subconsciente e seus impulsos, Freud se concentrou no sexo como fator dominante. Cerca de cem anos depois, o sexo, embora não mais tão proeminente na teoria psicológica, ainda domina muito do nosso pensamento. Questões de auto-estima e identidade sexual estão intimamente ligadas à sexualidade, de modo que os problemas sexuais podem afetar o bem-estar mental muito além do quarto de dormir.

Como médica, lido com inúmeros problemas sexuais que são biológicos na origem, mas psicológicos na conseqüência. O fracasso em manter uma ereção, por exemplo, pode estar ligado à medicação tomada para hipertensão, mas freqüentemente suas conseqüências incluem ansiedades quanto ao relacionamento, medos quanto à sexualidade e dúvidas sobre a própria masculinidade. A ansiedade em relação ao desempenho pode exacerbar a baixa libido e a depressão. E o processo pode funcionar ao inverso. Eu encontrei casos em que a repressão do problema sexual originou sintomas físicos – o que os psiquiatras chamam de sintoma de conversão.

Um senhor de seus cinqüenta e tantos anos foi encaminhado para mim após extensa investigação de dores de cabeça insolúveis. Depois de várias consultas, sua história emocional revelou que ele se vestia com as roupas da esposa havia anos – sempre com sentimento de culpa. Um aconselhamento cuidadoso o ajudou a recuperar a paz de espírito e a sensação de "estar à vontade" consigo mesmo e seus sintomas desapareceram aos poucos.

Examine a sua vida sexual. Tendo em vista que o sexo é muito importante na nossa vida, durante a consulta inicial eu pergunto aos pacientes se têm alguma queixa relativa à sua vida sexual. Da mesma forma, quando você examinar a sua vida, durante este capítulo, aproveite para refletir um pouco sobre sexo. Algumas questões podem vir à tona durante a sua "sinopse de história de vida" – por exemplo, como foi que você aprendeu sobre sexo, se teve ou tem dúvidas sobre a sua orientação sexual, e quando perdeu a virgindade. Reflita sobre a maneira como qualquer um desses problemas pode ter afetado a sua vida sexual hoje e as suas atitudes em relação ao sexo.

Que nota você daria à sua vida sexual? O que a faz boa, ruim ou indiferente e que critérios você usou para avaliá-la? Na verdade, é muito difícil atribuir nota à vida sexual por qualquer critério objetivo, porque quem é que pode determinar o que é normal? Você tem de fazer o julgamento sozinho, de acordo com a sua percepção, experiência e expectativas e é isso que às vezes causa problema.

As suas expectativas remontam ao início da sua educação sobre sexo e, mais tarde, às suas primeiras experiências, mas tudo isso talvez não lhe sirva mais. A nossa cultura incentiva expectativas irrealistas – por exemplo, que ambos os parceiros devem alcançar o orgasmo todas as vezes que fizerem sexo, ou que o intercurso com penetração é a única forma "real" de sexo. Você precisa rever suas expectativas?

As suas percepções sobre a sua vida sexual podem não corresponder às do seu parceiro e essa pode ser outra fonte de problemas. Qualquer terapeuta sexual lhe dirá que a boa comunicação é o segredo do sexo bem-sucedido e da resolução de problemas sexuais. A sua comunicação com o parceiro é boa? Você realmente se expressa fisicamente, entende as necessidades do parceiro e se sente à vontade com ele?

Essa última pergunta é muito importante. Algumas pessoas são tímidas demais para discutir esses assuntos e podem então encontrar mais prazer no sexo "solo" do que com o parceiro – uma situação que isola o outro. Às vezes uma mulher me confidencia que há momentos em que gostaria de apenas ficar junto do parceiro e se sentir amada por ele, mas esse prefere embarcar em sessões de sexo aventureiras e vigorosas, que nem sempre lhe agradam – e vice-versa, é claro.

A sua rede social

Nenhum homem é uma ilha, como disse o poeta John Donne – todos fazemos parte de uma base de apoio mútuo. A sua rede social, que compreende amigos e familiares, também é uma rede de segurança. Pouquíssimas pessoas são verdadeiramente solitárias. Mas essa é outra área em que muita gente fica com as prioridades fora de ordem. Eu recebo regularmente pacientes que são bem-sucedidos mas solitários, quer o admitam conscientemente ou não. Um foco muito grande em prioridades materiais os levou a negligenciar outros setores da vida, desequilibrando seu estilo de vida e, conseqüentemente, prejudicando o equilíbrio psicológico. Pare um momento para reavaliar o papel que a sua rede social desempenha na sua vida. Se você a perdesse, de que modo essa perda o afetaria?

Alguns dos meus pacientes mais jovens parecem presos a um padrão de monogamia serial, em que eles têm um relacionamento sério que por fim fracassa, talvez em razão do medo de comprometimento de um ou de ambas as partes – e, ao contrário do que muitos imaginam, a fobia por comprometimento não é prerrogativa masculina: as mulheres também podem concentrar-se mais em si mesmas do que na relação. Ter um relacionamento duradouro sem comprometimento é algo que pode drenar as reservas emocionais, porque, por mais agradável que seja, existe sempre uma insegurança à espreita no fundo da mente. Fidelidade e confiança na fidelidade do parceiro são cruciais para a saúde de um relacionamento e, conseqüentemente, para a influência que exerce na nossa paz de espírito. Pergunte a si mesmo se está realmente comprometido com o seu relacionamento – se já se sente pronto para "juntar os trapinhos".

Talvez você já tenha "juntado os trapinhos" – um passo que diz um bocado acerca da força do seu relacionamento. Durante um longo período, vocês dois mudaram e, sob alguns aspectos, tornaram-se pessoas diferentes daquelas que iniciaram a relação. Mas o crescimento e a mudança prosseguem e às vezes o obstáculo para um relacionamento duradouro surge bem mais tarde. Eu tenho várias pacientes de meia-idade que, depois de muitos anos de um bem-sucedido casamento, começaram a achar que o marido as menosprezava. Elas de repente passaram a se chamar de "senhoritas" e a falar em se mudar para a cidade, talvez completar os estudos ou iniciar uma carreira. O que acontece aqui é que, por uma razão ou por outra, essas mulheres tiveram a oportunidade de fazer uma reavaliação da própria vida e de suas prioridades e descobriram que o marido deixava a desejar. Considere o seu relacionamento – você e seu parceiro amadureceram juntos ou cresceram em separado? Vocês precisam reavaliar suas prioridades juntos?

Para resumir

Neste capítulo nós tratamos de muitos temas, incluindo aspectos da psicologia desenvolvimentista, pessoal e da saúde. Obviamente nós ficamos apenas na superfície de várias questões, cada uma das quais poderia facilmente ser objeto de um livro. A intenção tem sido a de levar você a refletir acerca da própria vida, dos diferentes elementos dela que o fazem feliz ou infeliz, incluindo coisas a que você pode não estar conscientemente atento. Antes de se consertar tudo, é preciso saber o que está errado – e antes de se restabelecer o equilíbrio, é preciso conhecer a natureza e a causa do desequilíbrio. Esses princípios valem tanto para a sua saúde psicológica quanto para os demais aspectos do triângulo naturopático.

Se este capítulo lhe deu a impressão de ingressar num território que você normalmente não consideraria apropriado para um manual de saúde, fico feliz. Separar o psicológico do físico é algo que engana e induz ao erro. É importante ver essas duas faces em contexto, mas isso é uma coisa que se faz cada vez menos no âmbito médico convencional – torno a frisar aqui a necessidade de encontrar um médico que entenda inteiramente o paciente "dentro do seu contexto". Ao desafiar as suas prioridades e presunções, eu espero que você possa adquirir perspectiva e uma visão construtiva dos problemas psicológicos, bem como dos problemas de saúde que podem ter raízes psicológicas.

SEU ESTILO DE VIDA EMOCIONAL

- Você tem um bom equilíbrio trabalho/vida?
- Você se sente bem consigo mesmo e com os seus amigos e parentes mais próximos?
- Que áreas da sua vida você gostaria de melhorar?

CAPÍTULO **18**

Repouso e relaxamento

Quando foi a última vez em que você orgulhosamente deu baixa no item "Fazer um bom e longo repouso" da sua "Lista de Afazeres"? Mesmo que usufrua de repouso e relaxamento suficientes na sua vida, é improvável que os avalie conscientemente como tão importantes quanto fazer dieta saudável ou freqüentar uma academia. Mas, além de recarregar as nossas baterias no sentido mais obviamente físico – você pode sobreviver mais tempo sem comer do que sem dormir, por exemplo – o repouso é o herói anônimo da saúde mental e emocional. A falta de repouso e de relaxamento leva à inibição do sistema imunológico, a dores de cabeça, falta de apetite e fadiga e também à depressão, irritabilidade, letargia, problemas de memória, diminuição da libido e lentidão e confusão mental. Melhorar tanto a quantidade quanto a qualidade do seu repouso e relaxamento estimula todas essas áreas, tornando-o mais saudável e feliz e melhorando o seu desempenho mental. Mas muitos dos meus pacientes precisam de conselho prático sobre como aliviar a tensão e acabar com a insônia, dormir mais, melhorar as técnicas de relaxamento e tornar a vida de modo geral mais repousante.

As dificuldades para dormir e relaxar podem ter causas físicas, tais como dor crônica ou os calores noturnos da menopausa, mas essas não afetam todo o universo dos que não conseguem dormir ou repousar direito. O mais comum é o stress estar na raiz desses problemas. Os estilos de vida modernos são ricos em agentes estressantes em potencial e praticamente todo o mundo está exposto em maior ou menor grau a esses agentes. O que importa – como vimos – é a maneira como você enfrenta a situação.

Um elemento fundamental de algumas filosofias orientais, tais como o zen-budismo, é a necessidade de deixar o stress sair de você. Deixar que ele simplesmente flua para fora é uma habilidade valiosa que todos deviam aplicar em sua vida. É importante distinguir entre os agentes estressantes que você pode controlar, aliviar ou eliminar, tais como sobrecarga de trabalho ou agenda demasiado cheia, e aqueles que você não controla, como o comportamento de outras pessoas. As coisas que estão fora do seu controle podem "entulhar" a sua mente com pensamentos negativos e perturbadores que não servem para nada e simplesmente causam tensão. São esses que você precisa aprender a deixar sair de você.

DEIXE FLUIR PARA FORA DE VOCÊ

Todas as religiões ensinam algum tipo de aceitação ou submissão ao inevitável – a acontecimentos ou forças que não podemos controlar. Não importa se depositamos a nossa confiança em Deus, se buscamos o "caminho do meio" budista ou aceitamos o nosso karma na roda da vida hindu, nós nos deixamos guiar por acontecimentos sobre os quais não temos nenhum controle, enquanto buscamos agir apenas quando se vislumbra a possibilidade de obter algum êxito. A sabedoria e a iluminação são altamente priorizadas na maioria das religiões orientais, para que nos ergamos acima do clamor e da confusão das reações emocionais que causam stress.

Não podemos permitir que as coisas estressantes sobre as quais nada podemos fazer, como o barulho de uma rua movimentada ou o comportamento dos outros, nos derrotem. Estratégias para lidar com os agentes estressantes, tais como recusar-se a ser negativamente afetado por outras pessoas ou adotar soluções práticas tais como instalar um sistema de abafamento do ruído externo, podem ser cuidadosamente trabalhadas. É muito importante manter uma atmosfera de calma e tentar pensar em maneiras pelas quais as nossas reações aos agentes estressantes podem ser transformadas em algo positivo.

Há quatro habilidades que podem ajudá-lo nesse sentido: respiração, relaxamento, meditação e sono. Pode parecer engraçado falar em respiração e sono como habilidades, mas na prática essa é uma abordagem muito útil. Na infância, todos sabemos fazer isso bem, mas, à medida que crescemos, é fácil adquirir maus hábitos e "desaprender" o que antes era feito instintivamente. "Treinando novamente" as habilidades que você tinha antes e aprendendo outras como meditação e relaxamento, você pode equipar-se com as ferramentas de que necessita para aliviar o stress e a tensão, clarear a mente das interferências que a perturbam e melhorar a qualidade e a quantidade do seu repouso e relaxamento.

Respiração

Um dos efeitos mais comuns e menos conhecidos do stress e da ansiedade é a hiperventilação – respirar demais, ou depressa demais. Embora possa ter várias causas, ela é geralmente associada à ansiedade. Sua origem está no mecanismo humano de autopreservação de "lutar ou fugir". A respiração acelerada oxigena os músculos na preparação para a batalha ou para a fuga. O mecanismo é muito poderoso e a respiração acelerada pode provocar a intensa ansiedade que ajudava os nossos ancestrais a escapar de tigres-de-dente-de-sabre, mas que não tem a menor utilidade na nossa vida moderna.

Você está hiperventilando?

Talvez essa pergunta lhe pareça tola – seguramente só hiperventilam os que sofrem de crises graves de pânico, os quais, na sua perturbação, ofegam de tal modo que precisam respirar dentro de um saco de papel pardo, não é mesmo? Em casos extremos, isso pode ser verdade, mas os sintomas de hiperventilação crônica são muito mais sutis. Um estudo feito nos EUA sobre pessoas que se recuperam de ataque cardíaco revelou que todos tinham respiração curta e, assim, nunca enchiam os pulmões de ar puro.

Pare um momento para observar a sua respiração (ou peça a alguém para observá-lo quando você não estiver prestando atenção, para não se tornar consciente da própria respiração) e pergunte a si mesmo se não sofre nenhum dos seguintes sintomas:

- **Respirar só com o peito** – respirar na maioria das vezes só com o peito e quase nunca com o diafragma (a maior extensão de músculo sob os pulmões). Se o seu peito sobe e desce muito em cada respiração, mas o seu estômago não, então você não está respirando com o diafragma.

- **Respirar mais rápido do que o normal** – o índice médio de respiração em repouso é de 12 a 14 respirações por minuto. De maneira geral, as pessoas que hiperventilam perdem a pausa entre a inspiração e a expiração e, em conseqüência disso, podem acabar respirando duas vezes mais depressa do que o normal.
- **Respirar fundo** – Respirar fundo antes de começar a falar, suspirar quando faz uma pausa no que está falando e bocejar bastante são sinais de hiperventilação.

Alguns desses problemas na verdade resultam de esquecer por completo de respirar. A tensão pode levar a literalmente "prender a respiração" (inconscientemente), o que por sua vez leva a pessoa a hiperventilar como compensação.

Efeitos da hiperventilação. Os cientistas acham que uma razão por que as pessoas hiperventilam é que, a curto prazo, isso provoca a liberação de endorfinas – substâncias químicas produzidas pelo cérebro semelhantes aos opiáceos, que melhoram o humor e aliviam o stress. Acredita-se que as mesmas substâncias químicas sejam responsáveis pela "euforia dos atletas" em que muitos praticantes sérios de exercícios podem ficar "viciados".

Infelizmente, os efeitos de longo prazo da hiperventilação podem ser bem mais negativos. As pessoas que hiperventilam podem experimentar uma mistura dos seguintes sintomas:

- Cansaço, devido aos efeitos psicológicos e ao uso excessivo dos músculos do peito e do pescoço, o que também pode causar dor no pescoço e dor de cabeça por tensão.
- Batimentos cardíacos rápidos e às vezes irregulares.
- Esquecimento e irritabilidade.
- Formigamento e dormência, o que pode simular os efeitos de doenças mais sérias, como a esclerose múltipla. A respiração excessiva causa uma grande "explosão" de dióxido de carbono através dos pulmões, o que pode prejudicar a bioquímica do corpo. Isso pode provocar alguns dos sintomas físicos, tais como o formigamento ou as palpitações.
- Ataques de pânico, que podem ser seriamente assustadores, com sensações de falta de ar, de perigo iminente e de "estar fora do corpo".

Respire – Uma vez que identificou os sintomas de hiperventilação, você pode "treinar de novo" os seus padrões de respiração. Isso demanda prática e tempo – você precisa fazer o exercício abaixo pelo menos duas vezes por dia. Entretanto, o processo em si é um bom meio de relaxamento e qualquer um pode beneficiar-se, quer tenha problema de hiperventilação ou não.

Deite-se numa cama ou sente-se numa cadeira confortável com apoio para os braços e para a cabeça. Ponha uma mão no peito e a outra na parte superior do abdômen, de modo a poder sentir o movimento todas as vezes em que inspirar e expirar. Como você precisa estar completamente relaxado, talvez seja uma boa idéia usar almofadas para apoiar os braços. Observar-se no espelho é outra boa maneira de acompanhar a sua respiração.

Agora você precisa concentrar-se na respiração com a duração e o ritmo corretos. Comece esvaziando os pulmões em preparação para a ação – faça uma inspiração curta e expire imediatamente, soltando todo o ar lentamente, sem fazer força. Então faça uma pausa de dois tempos (cada tempo de aproximadamente um segundo) e inspire novamente durante dois tempos, expire ao longo de quatro tempos, torne a fazer uma pausa de dois tempos antes de inspirar. Você também pode recorrer ao ponteiro de segundos de um relógio.

Quando você inspira, o seu peito deve mover-se o mínimo possível – todo o esforço e movimentos devem ficar a cargo do diafragma, de modo que o seu abdômen sobe e desce em cada respiração. Para iniciar, você talvez precise respirar fundo algumas vezes para conseguir manter esse ritmo. Se for esse o caso, inspire e expire lentamente (uma respiração completa a cada dez segundos ou seis por minuto). Com a prática, você usará melhor o diafragma e poderá experimentar inspirações menos profundas, numa média de 12 por minuto.

As suas sessões duplas diárias o ajudarão a se conscientizar dos bons e maus hábitos de respiração e, quanto mais praticar, mais tempo você passará respirando adequadamente sem pensar nisso. No princípio, porém, será necessário monitorizar a respiração de tempos em tempos ao longo do dia e prestar atenção a suspiros, bocejos e aos momentos em que respira fundo ou segura a respiração enquanto fala. Você pode melhorar a sua respiração durante a fala lendo em voz alta enquanto se concentra na respiração com o diafragma.

Reaprender a respirar pode constituir uma tarefa bastante árdua – talvez fosse aconselhável procurar a ajuda de um fisioterapeuta especializado. Mas os benefícios a longo prazo valem o esforço – mais energia, menos dores de cabeça, menos tensão e melhor reação ao stress.

Relaxamento e meditação

Nunca é demais enfatizar os benefícios do relaxamento, principalmente no mundo frenético de hoje. Mas quantas pessoas você conhece que de fato reservam tempo para relaxar – para se concentrar no processo em si do relaxamento e não para assistir à TV ou ir a um bar? Não muitas, aposto – o que é uma pena, porque a prática diária de alguns minutos de exercício de relaxamento pode mudar a sua vida.

Existem inúmeros exercícios e técnicas diferentes de relaxamento que você pode experimentar – veja abaixo um que é chamado "Reação de Relaxamento" que eu uso com os meus pacientes. É bom e simples, além de acessível a todos. Você talvez note semelhanças com a técnica de respiração descrita acima. Não é coincidência – a respiração adequada é a base da maioria dos tipos de relaxamento e meditação.

A Reação de Relaxamento

Você precisa ficar confortável e não ser interrompido por mais ou menos 25 minutos, por isso acomode-se em algum lugar isolado, numa cama ou cadeira confortável, e agasalhe-se o bastante para permanecer aquecido. Feche os olhos e comece a visualizar a tensão abandonando o seu corpo. Sinta os músculos se descontraírem, começando pelos pés e subindo até o rosto.

Concentre-se na respiração. Respire pelo nariz e com o diafragma. Enquanto expira, diga algo a si mesmo (silenciosamente): qualquer palavra curta que ajude a clarear a mente, como "um", "fácil", "relaxe" – eu particularmente recomendo "um", porque não se "refere" a coisa alguma e por isso não distrai muito. A fim de relaxar, você precisa concentrar-se apenas na palavra que escolheu, limpando a mente de quaisquer outros pensamentos. Surgirão pensamentos que podem distraí-lo – quando surgirem, volte à sua palavra e concentre-se exclusivamente nela. Mantenha a respiração o mais livre e natural possível.

O principal problema para os principiantes (afora pegar no sono sem querer!) é se esforçar demais. O esforço excessivo pode impedi-lo de respirar naturalmente e fazê-lo segurar a respiração ou respirar fundo demais, provocando ligeira tontura. E também pode causar tensão em áreas como a mandíbula ou o pescoço. Adote uma atitude passiva, concentre-se na sua palavra e na respiração e deixe que o relaxamento ocorra naturalmente.

Isso pode parecer contraditório – embora esteja tentando relaxar, você na verdade não deve *tentar*! Você está tentando ativamente fazer alguma coisa, mas na verdade trata-se de uma coisa passiva que não pode ser forçada. É por isso que relaxar exige prática. Não fique aborrecido se tiver problema no início – quanto mais você praticar, mais facilidade terá para mergulhar no estado correto.

Relaxe de 15 a 20 minutos e então comece a se concentrar em outras sensações e não na respiração e na sua palavra. Se estiver em casa, é bastante provável que você adormeça – o que não é ruim. Não use o despertador para marcar o tempo do relaxamento, uma vez que esperar pelo toque do despertador causa stress! Quando terminar, sente-se calmamente mantendo os olhos fechados por alguns minutos e depois mais alguns minutos de olhos abertos. Levante-se devagar.

Pratique esse exercício uma ou duas vezes por dia, mas espere duas horas depois de comer, porque tudo indica que o estômago cheio e o processo de digestão atrapalham. Procure fazer o relaxamento sempre nos mesmos horários – desse modo, será mais provável que o exercício se torne um hábito e será menor a chance de você pular uma sessão. Você pode fazer o exercício silenciosamente sentado à sua escrivaninha ou no banheiro, sentado ou deitado. Quando começar a praticar, não deixe passar um dia sem fazer o exercício ao menos uma vez. Você está aprendendo uma ferramenta muito valiosa que o impedirá de desenvolver sintomas físicos em situações de stress. E também o fará sentir-se muito bem.

A Reação de Relaxamento "redefinirá" o ritmo da sua respiração e dos pensamentos, descontrairá músculos tensos e aliviará dores de cabeça. Bem-sucedida em limpar a sua mente de todos os pensamentos "borboleteantes" que normalmente a ocupam, ainda que apenas por alguns segundos, essa técnica pode exercer um efeito profundo na sua paz de espírito e nos níveis de stress durante o dia inteiro. Saber que você pode contar com essa habilidade é algo fortalecedor em si mesmo e, se as coisas ficarem muito frenéticas ou estressantes, uma pausa de 10 a 15 minutos para praticar a Reação de Relaxamento pode impedir que as coisas o atropelem.

Para aqueles que sofrem de insônia, mesmo que por longos períodos, uma técnica de relaxamento praticada na hora de dormir e de manhã, depois de acordar, pode realmente funcionar. Os psicólogos que tratam de insônia certamente lhes prescreveriam técnicas de relaxamento, porque ajudam a reduzir aos poucos a necessidade de soníferos.

Harmonia interior

A Reação de Relaxamento incorpora formas simplificadas de elementos de meditação encontrados no budismo, no hinduísmo, no cristianismo e muitas outras religiões e filosofias. Há serenidade, respiração e uma espécie de mantra (palavra ou frase que é entoada de modo repetitivo para ajudar a limpar a mente de distrações e proporcionar uma sensação de paz). Mas a Reação de Relaxamento não chega a se comparar com "programas" mais sérios de meditação porque não é tão abrangente quanto eles.

Pessoalmente eu sou a favor dos sistemas abrangentes de meditação e relaxamento, por exemplo se fazem parte das suas crenças e práticas religiosas. Assim como dieta e exercícios, o relaxamento e a meditação não deveriam ser simplesmente coisas "isoladas", mas tornar-se parte integrante da sua vida, mudando a sua forma de vê-la e, em decorrência, de enfrentar o stress.

A meditação é uma maneira de unificar o seu eu com uma consciência mais elevada e ajudar a restaurar a sua harmonia e equilíbrio interiores – e, em última instância, conquistar maior paz de espírito. A naturopatia trabalha de maneira semelhante, reconhecendo a necessidade humana de unir o físico e o psicológico ao espiritual.

HOMENS E RELAXAMENTO

Homens e mulheres ficam igualmente estressados, mas, no exercício da minha profissão, descobri que as mulheres têm muito mais disposição para fazer alguma coisa a respeito. Os homens não parecem inclinados a admitir que o stress possa ser um problema e se sentem pouco à vontade para pensar em técnicas de alívio do stress e relaxamento como massagem, hipnoterapia, tai chi, reiki ou florais de Bach.

O yoga pode ser uma técnica ideal para se aprender. É uma atividade que atrai bastante as pessoas e também constitui uma excelente maneira de relaxar enquanto se entra em forma. Então, se você acha que acupuntura ou aromaterapia não têm muito a "sua cara" ou se conhece alguém que realmente precisa relaxar, mas não sabe como, eu aconselho o yoga como um grande caminho para o relaxamento. É claro que, qualquer forma de exercício ajuda a relaxar, gerando endorfinas e provocando um tipo saudável de cansaço físico. Mas, em vez de exercícios extremamente movimentados, como *squash* ou outros jogos intensamente competitivos, pense em praticar algo mais rítmico e estável – natação, remo ou corrida longa, digamos – como parte do seu programa de relaxamento.

Sono

Você passará cerca de 25 anos da sua vida dormindo. Essa é a "atividade" humana mais comum de todas. E embora relativamente pouca pesquisa tenha sido feita sobre o sono, a despeito da sua óbvia importância, nós sabemos que ele é vital para a saúde física, fisiológica e psicológica.

A privação total do sono conduz rapidamente a um colapso mental e físico seguido de morte. Isso não é, evidentemente, algo que almejemos, mas falhamos regularmente em conseguir sono adequado e com freqüência prejudicamos a qualidade do pouco sono que temos. Procedendo assim, provocamos um déficit de sono – uma quantidade de sono que "devemos" ao nosso corpo – que em geral cobrimos até certo ponto nos finais de semana e feriados. Até o "cobrirmos", porém, esse déficit prejudica a nossa capacidade física e mental, levando a um desempenho ruim no trabalho, em casa e em qualquer lugar (por exemplo, o sono é atualmente responsável por mais acidentes fatais nas estradas do que álcool e drogas).

De quantas horas de sono você realmente precisa? Bem, não existe um número de horas que satisfaça igualmente a todos, mas a resposta é provavelmente mais do que as que você tem dormido. Se necessita de um despertador para acordar de manhã, você não está dormindo o suficiente e está acumulando déficit de sono.

Se realmente quer descobrir de quantas horas de sono necessita, aproveite as próximas férias e experimente:

- Tenha junto à cama um bloquinho, caneta e relógio. Anote a hora em que você apaga a luz.
- Acorde naturalmente, sem despertador e anote a hora.
- Repita isso pelo máximo de dias que puder – o ideal é no mínimo uma semana.

Nos primeiros dias você provavelmente acordará tarde, porque está cobrindo o déficit de sono acumulado. Com o tempo, o seu período de sono se ajustará. Excluindo os primeiros dias, some o total de horas que dormiu e divida pelo número de noites – o resultado é a sua necessidade média de sono.

Saber quantas horas você *deveria* dormir é muito bom, mas a maioria das pessoas acaba indo para a cama tarde demais e assim não dorme o suficiente. Mas é possível melhorar ao menos a qualidade do sono que *efetivamente* se tem, seguindo estas sugestões simples:

- Tenha cama, colchão e travesseiros confortáveis – não economize.
- Mantenha a temperatura do quarto de média para fria. Se errar, que seja para o frio.
- Cuide para que o quarto fique silencioso. Se houver algum barulho do lado de fora que o perturbe, use tampões de ouvido ou um rádio sintonizado em "ruído branco", ou seja, entre estações, com o objetivo de mascarar o ruído externo, o que pode neutralizar outros sons.
- Faça do seu quarto um lugar calmo e sossegado (veja "Arrume a sua vida", abaixo). Procure não trabalhar, discutir ou qualquer coisa que lhe cause stress antes de dormir.
- Use cortinas ou persianas que bloqueiem toda a luz – isso pode fazer uma grande diferença na qualidade do seu sono.
- Não pratique exercícios tarde da noite, pois eles o manterão acordado e você precisará de mais tempo para "desacelerar". Faça um intervalo de no mínimo duas horas – de preferência mais – entre o exercício e a hora de dormir.
- Limite a sua ingestão de cafeína e não beba nada que contenha cafeína a partir do meio da tarde. Também evite álcool, cigarros e outras drogas antes de se deitar – elas interferem nos ciclos naturais de que você precisa para obter todo o benefício do seu sono.
- Evite comer antes de se deitar.

Como superar a insônia

A insônia é uma séria conseqüência do stress, capaz de levá-lo a um ciclo vicioso. A falta de sono é estressante por si só, prejudica o seu desempenho de modo que a sua vida se torna mais estressante, reduzindo a sua capacidade de enfrentar o stress. O resultado é uma insônia pior ainda.

Para sair desse ciclo e parar de esgotar as suas reservas de energia e saúde, você precisa atacar o problema pela raiz – em outras palavras, enfrentar os provocadores de stress da sua vida e a forma como você reage a eles. Obviamente isso seria bem mais fácil se fosse possível começar com uma boa noite de sono – e o exercício "Banho de Relaxamento" descrito na seqüência pode ajudá-lo a conseguir isso. Usa-se um jorro suave de água na temperatura corporal como um indutor para que corpo e cérebro ingressem no "modo sono".

A idéia do exercício é relaxar no banho e então passar para a cama com o mínimo de interrupção possível, por isso, se você tiver de fazer alguma coisa antes de dormir – separar a roupa que usará na manhã seguinte, trancar portas e janelas –, faça-a antes de entrar no banho. Também prepare a sua cama e o quarto: feche as cortinas, acerte o despertador e coloque a bolsa de água quente na cama se for inverno. Cuide para que ninguém o interrompa.

Leve diversas toalhas grandes para o banheiro, deixe-as à mão e prepare um banho quente. Evidentemente, a temperatura tem de ser confortável (você ficará na água por uns vinte minutos), então regule a torneira para água quente – não tão quente que saia vapor. Cuide para que a atmosfera do banheiro seja a mais reconfortante possível – ajuste a iluminação para penumbra ou use velas (colocadas em lugar seguro) e coloque sais de banho e óleos na água para acalmá-lo. Se tiver cabelos compridos, pode ser uma boa idéia prendê-los ou colocar uma touca de banho para evitar ter de secá-los depois.

Deite-se confortavelmente na banheira e relaxe o corpo inteiro, começando pelos pés até a cabeça. Se tiver dificuldade em relaxar, experimente fazer o exercício Reação de Relaxamento (veja p. 264). Junto com o calor do banho penetrando em seus músculos, pode ser uma experiência bastante tranqüilizadora, mas cuidado para não adormecer nesse estágio – dormir numa banheira cheia é perigoso.

> Cuidado: se sofrer de epilepsia, cardiopatia ou outro problema sério de saúde, você precisa de muita cautela ao tomar banho e deve garantir que outra pessoa da casa saiba onde você está.

Relaxe no banho por cerca de 20 minutos e depois esvazie a banheira (eu tiro a tampa com o pé, assim não tenho de me levantar, o que me ajuda a continuar o mais relaxada possível). Quando a água tiver escoado toda, continue na banheira quente (o ideal é você ter uma banheira de ferro ou aço fundido, que absorve e depois torna a irradiar o calor) coberto dos pés à cabeça com as toalhas. Ficar "embrulhado" assim o ajudará a relaxar ainda mais e agora já é seguro cochilar um pouco – embora não seja agradável acordar numa banheira fria.

Assim que começar a sentir frio, enrole-se confortavelmente nas toalhas e saia lentamente da banheira e vá deitar-se na cama quente. Provavelmente a essa altura você estará pronto para cochilar, mas, se ainda não conseguir pegar no sono, experimente praticar a Reação de Relaxamento (veja p. 264) deitado.

SEIS MANEIRAS DE DESESTRESSAR A SUA VIDA

1. **Organize-se** – Assim como uma mente desordenada pode ser estressante, dissipando a sua energia com pensamentos "borboleteantes" que o distraem das suas metas reais, um ambiente desorganizado pode ser estressante. Por exemplo, uma escrivaninha entulhada de papéis e tarefas feitas pela metade não reflete simplesmente o stress – e sim ajuda a criá-lo. O ato de organizar e arrumar o ajudará em todos os níveis. Concluir um acúmulo de tarefas aborrecidas e limpar a mesa são providências que lhe permitirão obter algum foco e a organização do seu ambiente pode proporcionar-lhe paz de espírito. Examine a sua casa e verifique se você não tem coisas demais. Procure eliminar os excessos para deixar o ambiente mais leve e veja se passar algumas semanas vivendo com um cenário mais minimalista em termos estéticos não exerce um efeito calmante. Essa regra se aplica principalmente ao seu quarto – mantenha o trabalho e outras atividades fora dele, reservando-o exclusivamente para dormir e ficar com o seu parceiro.

2. **Ponha mais luz no seu ambiente** – Você mora e trabalha na penumbra, ou sob lâmpadas fluorescentes, rodeado por um papel de parede cheio de detalhes ou sem uma janela ou qualquer paisagem? Veja se não há uma forma de iluminar as coisas com uma camada de tinta brilhante ou clara ou removendo o que esconde as fontes de luz natural e também com plantas ou flores. A luz do sol em especial afeta o nosso humor e algumas pessoas ficam deprimidas ou apáticas quando os dias ficam mais curtos, anunciando o inverno. Essa doença, chamada de transtorno afetivo sazonal (TAS), ocorre quando a falta de exposição à luz do sol reduz a produção de melatonina no cérebro, levando à depressão. Se você sofre de TAS, faça um esforço real para sair para a luz do dia, principalmente de manhã cedo. Sair sob o sol, mesmo num dia nublado, pode fazer uma grande diferença. Assim, não deixe de fazer um esforço para caminhar de manhã, talvez como parte da sua jornada para o trabalho. Se não for mesmo possível, pense em providenciar uma caixa de luz.

3. **Vá para o campo** – Eu sei que estou sempre exaltando as virtudes de sair da cidade, mas se você vive numa grande metrópole é fácil esquecer como é importante a atmosfera calmante e regeneradora de ambientes mais próximos da natureza. O tem-

po livre que se passa em bosques, na praia ou mesmo no parque da cidade é um tempo bem empregado.

4. **Caminhar sobre a relva orvalhada** – A naturopatia enfatiza a utilidade de usar todos os sentidos, principalmente os mais negligenciados, como o tato. No final da primavera e no verão, se tiver acesso a um jardim ou qualquer outro lugar onde haja grama, experimente tirar os sapatos e meias e andar descalço pela relva no começo da manhã ou à noite. A sensação causada pela grama fresca e úmida de orvalho sob os seus pés é uma experiência revigorante. Pode parecer tolo, mas experimente: você ficará surpreso ao perceber o quanto é relaxante e agradável. Na verdade, caminhar logo depois de se levantar é uma excelente maneira de desanuviar a cabeça – e é muito prazeroso quando o orvalho cai sobre a relva nas noites de verão e as sombras se alongam pelo jardim.

5. **Acaricie um animal** – Qualquer um que tenha animal de estimação lhe dirá que interagir com um animal é uma experiência gratificante. Acariciar um cachorro, gato, cavalo ou qualquer outro bicho estimula todos os seus sentidos, enquanto o amor incondicional do bichinho de estimação – assim como a afeição e responsabilidade que você tem para com ele – faz muito bem à alma. Os animais podem ser excelentes terapeutas e muita gente se sente bem melhor depois de brincar com seu cão ou gato.

6. **Ouça música** – Isto também pode parecer óbvio, mas os efeitos calmantes da música são subestimados. O tipo certo de música pode ajudá-lo a contemplar, relaxar e afastar a sua mente de outras coisas. Bach e Vivaldi são meus grandes favoritos. Experimente ouvir vários tipos diferentes de música, do jazz ao canto gregoriano e ao que está nas paradas de sucesso.

CAPÍTULO **19**

Paz de espírito

O que leva muitas pessoas à minha clínica é o fato de estarem revendo suas prioridades. O perigo de enfermidades, ansiedades em relação à aposentadoria iminente ou a percepção de que o sucesso nos negócios não traz necessariamente felicidade – qualquer desses fatores pode levar alguém a reavaliar seus valores e perceber que necessita promover mudanças em seu estilo de vida. Espero que alguma coisa do que leu até agora o tenha induzido a fazer também esse balanço da sua vida. Você está feliz com o equilíbrio entre trabalho e vida, por exemplo? Ou identificou facetas de sua personalidade e talentos que não está expressando ou explorando inteiramente? Você está explorando inteiramente o seu potencial criativo? Para retornar a uma das questões do Capítulo 1 – se o mundo fosse terminar hoje, você sentiria que o seu tempo foi bem aproveitado?

Quando avalio o bem-estar psicológico, eu me interesso em quanta criatividade e prazer você tem em sua vida, se tem alguns "negócios inacabados", se é assertivo em certas situações, como encara a responsabilidade e gerencia o seu tempo e se a sua rede de relacionamentos sociais está funcionando adequadamente. Assim, como pode ver, o trabalho é bem mais complexo do que simplesmente procurar por sinais de stress e depressão.

Criatividade

Eu tenho tratado muitos pacientes com problemas que eles consideram difíceis de expressar. São homens e mulheres que estão bem em suas carreiras, apresentam todos os indicadores externos de uma vida bem-sucedida, mas não conseguem livrar-se de uma persistente sensação de mal-estar. Quando alcançamos a origem dos seus problemas, com muita freqüência encontramos ali uma sensação profundamente enraizada de frustração pela criatividade sufocada. Eles por vezes falam com saudades do passado, geralmente de um tempo em que ainda não se dedicavam às suas carreiras e tinham melhores oportunidades de se expressar por meio da música, arte ou dança, por exemplo. Cada um de nós tem um lado criativo que nos proporciona a sensação de plenitude e estimula o desenvolvimento de nossa saúde psicológica. Mas, em minha experiência, muitas pessoas prestam pouquíssima atenção a esse aspecto de si mesmas.

Há períodos de sua vida que você olha com especial carinho ou épocas em que se sentia particularmente estimulado pelo que estava fazendo? Não importa quão distante no passado seja preciso recuar, ou quão trivial ou breve esse momento possa parecer em retrospectiva, contanto que você possa dizer a respeito dele que "havia alguma coisa que me fazia sentir realmente bem!"

Imagine, por outro lado, o que teria feito num "cenário ideal" – isto é, se você pudesse ter seguido qualquer carreira ou se dedicado de alguma maneira. Embora a situação fantasiosa possa ser extremada, o enredo deverá ser acessível. Por exemplo, o seu cenário ideal talvez fosse aquele em que você seria um astro de cinema – conquanto o estrelato não pudesse estar ao seu alcance, qualquer pessoa poderia pelo menos tentar aprender sobre a arte de representar e desfrutar da cena social e da agitação que envolve uma produção.

Expresse a si mesmo

Mas nem todo mundo está interessado em ser ator, escritor, musicista ou pintor. Lembre-se: tudo aquilo que lhe permite expressar-se pode ser criativo, seja esporte, viagens, dança, decoração de interiores, marcenaria, criação de maquetes ou a decoração de uma casa de bonecas, organização de festas, jardinagem, visita a museus ou trabalho com crianças. E, é claro, nada o obriga a limitar-se a apenas uma área de interesse.

Uma vez que tenha identificado o que realmente o entusiasma, você deve iniciar sua pesquisa. Uma das formas de fazer isso é juntando-se a um grupo ou a pessoas que compartilhem os mesmos interesses. Procure, por exemplo, cursos de educação para adultos, grupos de voluntários, grêmios de vários tipos, academias, associações de ex-alunos e outras do gênero. Você se surpreenderá com o número de oportunidades "extracurriculares" disponíveis.

Ou sempre existe a opção de se tomar a iniciativa e organizar atividades com os amigos e outras pessoas de interesses afins. Inicie a sua própria liga dominical de futebol ou organize um torneio de tênis, participe de grupos de caminhada ou clube de leitura. Considere a possibilidade de trazer sua família para o palco das atividades. As possibilidades são infinitas.

Nem todos os passatempos têm de ser engenhosos. Observe crianças brincando e verá quão criativas e imaginativas elas são. Eu sou grande defensora da bagunça – fora de casa, se possível. Brincar é tanto revigorante como relaxante e serve para desviar da mente pensamentos estressantes e é uma ferramenta poderosa para focar a sua atenção no mundo que o cerca – sensação, atividade e interação com o aqui e agora. Obviamente é muito mais fácil brincar quando você tem filhos, ou pelo menos um cachorro ou um balanço no jardim, mas o princípio se aplica a um sentido mais geral – tente ver com mais freqüência o lado mais engraçado da vida, para relaxar e não levar as coisas tão a sério.

Negócios inacabados

Desenvolver uma nova forma de ver a vida que lhe permita encontrar paz de espírito implica desfazer-se de qualquer bagagem emocional que se esteja carregando e livrar-se de âncoras emocionais. Mas qual é a melhor maneira de lidar com esses "negócios inacabados"?

Os negócios inacabados podem também originar-se de doenças físicas ou de problemas que subsistem nos indivíduos que simplesmente não os "deixam ir" – os naturopatas chamam isso de "apego à doença", algo que pode envolver um tipo de "dependência aprendida", em que a pessoa aprende a depender do apoio, cuidados e atenção que recebe quando está enferma e, assim, tende a continuar com esse papel. A dependência terapêutica, em que é muito difícil o paciente não ficar sob a atenção e os cuidados de um terapeuta, também pode representar um problema. Quando alguma coisa desempenha um papel psicológico importante em sua vida, mesmo que de forma negativa, pode ser difícil abandoná-la. É por isso que negócios inacabados podem ser difíceis de resolver.

Você só pode "deixar ir" um problema quando estiver de fato pacificado em relação a ele. Essa é a razão de os psicólogos falarem em "fechamento" – e, a menos que tenha a sensação de ter fechado um tema, você não estará realmente pronto para seguir adiante. Se alguma coisa o estiver incomodando – ansiedade sobre a saúde, mágoa não resolvida, arrependimento – a ponto de surgir com freqüência em sua mente, afetar as suas perspectivas ou a forma como você vive, então é tempo de cuidar disso a sério.

Mas primeiro você deve reconhecer o que o incomoda, num ambiente protegido e encorajador. Uma boa sugestão é fazê-lo num sentido literal, físico, como, por exemplo, escrever sobre o problema e como se sente em relação a ele. Amigos chegados podem ser excelentes substitutos para os terapeutas, mas freqüentemente é preferível – e na verdade bem mais fácil – discutir assuntos complicados com um profissional que lhe ofereça as vantagens do seu treino e experiência, especialmente quando você sabe que a confidencialidade é garantida. Um relacionamento tranqüilo e adequadamente profissional é inestimável e sem dúvida esta é uma das razões por que pacientes com freqüência revelam-me sentimentos ocultos, medos e apreensões e sentem-se menos inibidos quanto a demonstrar suas verdadeiras emoções.

Uma vez que tenha identificado as questões com as quais deve lidar, tente olhar para elas de um ponto de vista mais objetivo. Para avaliar problemas sem ser afligido pela emoção, divida-os em seus elementos ou componentes e considere cada um individualmente. Existem soluções práticas para alguns dos problemas ou são questões sobre as quais você não tem controle? "Mude o que puder, aceite o que não puder mudar" é uma orientação útil.

Assertividade

A vida no século XXI é estressante e o modo como reagimos ao stress constitui uma grande parte de como vivemos a vida. Mas nem sempre é fácil entender os padrões de stress em nossa vida: as suas causas e efeitos formam um emaranhado complexo de interações, retroalimentações e círculos viciosos.

Se, por exemplo, você se sobrecarregar de trabalho, fatalmente não conseguirá terminá-lo – o que conduzirá a uma sensação de frustração e inferioridade, causando baixa auto-estima e depressão. E esses por sua vez o impedirão de ser eficaz ou eficiente no trabalho, tornando-o ainda menos produtivo – e mais estressado.

De maneira paradoxal, é comum as pessoas assumirem um volume maior de compromissos exatamente no momento em que se mostram menos produtivas, porque a baixa-estima as faz sentir-se mal em dizer "não". Se é assim que você se sente, é bem possível que, quando o seu chefe lhe pede para redigir o relatório dele e os colegas lhe perguntam se poderia cobrir suas reuniões do período da tarde, você simplesmente abaixe a cabeça e concorde para evitar o risco de uma confrontação. Em resumo, falta-lhe assertividade. Outros sinais podem ser os problemas em acei-

tar ou dar elogios e uma inabilidade de expressar frustrações ou problemas com sócios, amigos ou colegas.

Obviamente, empregadores premiam aqueles com atitudes do tipo "você pode
fazer!" e empregados ambiciosos querem "estar em posição de chutar a bola", para
mostrar que merecem ser promovidos. Entretanto, há uma grande diferença entre
ambição e vontade de participar do time, por um lado, e medo de estabelecer limites
razoáveis, por outro. Se já se encarregou de mais tarefas do que podia executar, você
não fará favor a ninguém (e muito menos a si mesmo) aceitando mais, porque a longo prazo todo o seu trabalho irá sofrer com isso.

Do mesmo modo, abaixar a cabeça nos enfrentamentos ou evitar discussões difíceis com amigos, sócios e colegas pode parecer uma política sensata a curto prazo,
mas guardar os problemas para si conduz a ressentimentos exasperados e envenena
os relacionamentos.

Assertivo ou agressivo?

Algumas pessoas confundem assertividade com agressividade. Dizer "não" para o
chefe ou expressar frustração com um sócio pode parecer um comportamento um
tanto agressivo, mas há uma diferença. Assertividade envolve expressar a si mesmo
direta, honesta e abertamente, ao mesmo tempo em que continua respeitando os
sentimentos, opiniões e direitos da outra pessoa. Agressão consiste em ser assertivo
à custa de outros, sem respeitá-los – e se perceber a si mesmo (ou outrem) acusando
ou insultando alguém, sendo controlador, excessivamente crítico, escarnecendo ou
ofendendo, você verá que isso é bem diferente de ser assertivo.

Aprender a ser realmente assertivo traz muitos benefícios. Para começar, evite
assumir novos encargos e tensões, tornando a sua carga mais leve e possibilitando-
lhe gerenciar melhor as tarefas que já tem. De uma perspectiva mais geral, essa atitude irá melhorar a sua auto-estima e fazer de você uma pessoa mais eficiente. As
pessoas o respeitarão mais, porque, além de aumentar a sua capacidade de se comu-
nicar com elas, você também se respeitará mais.

Como ser mais assertivo

- Seja honesto, direto e firme. Não fique constrangido por ter uma opinião ou
  fazer uma exigência. Você tem tanto direito quanto qualquer outro. Não
  desmereça ou sabote suas opiniões ou sentimentos.

- Use a palavra "não" em resposta a demandas não razoáveis e seja claro e firme a respeito disso. Não ceda nem utilize subterfúgios.
- Não tenha medo de pedir explicações a um superior ou colega se lhe pedirem para fazer algo que ultrapasse o razoável.
- Seja educado o tempo todo, mas não se desculpe nem se justifique por dizer não ou por ser assertivo quando sentir que está com a razão.
- Use uma linguagem corporal calma mas assertiva – endireite o corpo; encare o interlocutor e mantenha o contato visual; fique a uma distância confortável do interlocutor.
- Não seja apressado nas respostas.
- Quando fizer declarações, especialmente sobre seus sentimentos, fale sobre você mesmo em vez de criticar a outra pessoa. Use a palavra "eu" em vez de "você" (que é mais agressiva).
- Não levante a voz ou se inflame. Não acuse e não seja insultuoso ou impositivo.
- Aceite elogios com naturalidade. Elogie, mas somente de forma honesta e não se sinta obrigado a devolver um elogio.
- Não abaixe a cabeça em face de problemas difíceis no trabalho – se você se sente insatisfeito em relação a alguma coisa, declare isso.
- Dê a si mesmo o devido crédito e deixe os demais saberem sobre suas realizações.

Assuma o controle

Como vimos no Capítulo 17, um dos fatores que influenciam a sua percepção e maneira de reagir ao stress é o senso de controle, isto é, o grau de controle que você sente exercer sobre uma situação estressante. Experimentos demonstraram que enfrentamos muito melhor o stress quando nos sentimos no controle da situação.

Responsabilidade = controle

Na vida diária, para assumir o controle é preciso ocupar-se com outras questões como assertividade e auto-estima. Para ser mais assertivo é preciso chamar para si a responsabilidade – pelas suas ações e as conseqüências delas, bem como pelos seus sentimentos e opiniões.

E também é necessário você assumir o controle e a responsabilidade sobre a sua saúde física e mental. Se renunciar ao controle sobre questões vitais como cuidados com a saúde, alimentação ou horas de trabalho, não apenas essas questões se traduzirão em mais stress, como também haverá menos soluções que você possa adotar quando as coisas forem mal.

As doenças crônicas podem constituir um bom exemplo disso. Suponha que você sofra de asma. Se agir simplesmente como uma vítima passiva, cuja única opção é seguir as ordens do médico e tomar sem questionar doses cada vez maiores de medicamento, então seu estado não estará sob seu controle. As probabilidades de melhora serão pequenas e sua enfermidade se tornará uma crescente fonte de stress.

Alternativamente, você pode assumir a responsabilidade pelos cuidados com a própria saúde. Se aprender o que puder sobre asma, tomar medidas para reduzir a exposição aos fatores desencadeantes e exacerbadores, trabalhar para reduzir a dependência de medicamentos e desafiar seu médico a oferecer uma abordagem mais holística do tratamento da asma, você estará no comando da situação. Estudos mostram que os pacientes com essa abordagem da asma sofrem menos crises.

Assumir a responsabilidade é igualmente fundamental para terminar negócios inacabados (veja acima). Ressentimentos longamente cultivados – contra alguém a quem você atribui a culpa por velhas feridas ou desapontamentos – podem ser difíceis de abandonar sem chamar para si a responsabilidade por suas ações passadas, bem como pelas presentes ou futuras. Se admitir que também é responsável pelos negócios inacabados, você poderá então tentar pacificar-se interiormente e seguir adiante.

Gerenciamento do tempo

Várias das recomendações deste livro giram em torno da necessidade de se dedicar mais tempo a uma atividade ou outra, seja ao exercício, meditação, preparo de alimentos frescos ou a brincar com os filhos. Isso pode parecer paradoxal, dado que essas pressões sobre o seu tempo são a principal causa do stress que essas mesmas atividades pretendem aliviar.

Se as pressões constituem de fato uma fonte de stress, a questão é "por quê?" A resposta óbvia é que pessoas demais estão exigindo demais de você – normalmente no trabalho, onde provavelmente lhe está sendo pedido que execute um número maior de tarefas na mesma quantidade de tempo. Outra possível razão é que você talvez não esteja administrando o seu tempo de modo eficiente e/ou eficaz, gastando demais com tarefas de menor importância e atividades improdutivas. Em ambos os casos você pode beneficiar-se com a aquisição de algumas habilidades de gerenciamento que podem ajudá-lo a racionalizar e priorizar a sua carga de trabalho e enfocar os seus esforços.

A REGRA 80:20 – O PRINCÍPIO DE PARETO

Os estudos mostram que as pessoas costumam gerar 80% dos resultados com 20% dos seus esforços. Os outros 80% não têm foco e são desperdiçados, contribuindo com apenas 20% dos resultados. Embora a relação real possa variar de pessoa para pessoa, esse princípio – conhecido como Princípio de Pareto – permanece o mesmo. O propósito dos sistemas de administração do tempo é mudar essa relação e aumentar a proporção produtiva do seu tempo, extraindo o máximo de recursos inevitavelmente limitados.

Como usar bem o seu tempo

Este é um manual de saúde, não um guia de auto-ajuda nas áreas de administração e negócios, por isso não entrarei em infindáveis detalhes sobre as particularidades dos sistemas de gerenciamento de tempo. Esses sistemas vêm em todos os formatos e portes e na verdade não importa qual deles você siga, contanto que o incentive a refletir sobre o modo como usa o seu tempo – a fazer uma pausa em meio à vida e observá-la em perspectiva, mantendo o foco (uma tomada panorâmica, se preferir). A maioria dos sistemas, porém, tem elementos ou estágios em comum, os quais são relevantes não apenas do ponto de vista de trabalho, empregadores, etc., mas também para ampliar a sua eficiência e eficácia em todos os setores da vida.

O primeiro passo habitual num sistema de gerenciamento de tempo é fazer uma análise adequada de como se gasta o tempo, o que permitirá visualizar onde há desperdício e onde o uso é produtivo. Como pode ser difícil traçar um quadro objetivo de algo assim, costuma-se empregar uma técnica chamada de "análise de custo": você calcula quanto vale o seu tempo por hora e depois usa essa cifra para avaliar o custo das suas várias atividades. A análise de custo lhe possibilita reformular afirmações vagas – tais como "Estou perdendo muito tempo elaborando listas de afazeres"

–, de modo a se tornarem declarações concretas – "Eu perdi muito tempo no ano passado elaborando listas de afazeres".

Analisar o uso do tempo é uma técnica valiosa para todas as áreas da sua vida, não apenas a referente ao trabalho. Observe quantas horas o trabalho lhe consome por dia e compare com outras atividades, empregando a análise de custo e possivelmente fazendo um registro de atividades (como um diário detalhado) para atribuir valores concretos a cada categoria. Você pode descobrir, por exemplo, que o desequilíbrio entre trabalho e lazer na sua vida é muito maior do que imaginava.

Sonhos e aspirações

O segundo passo em muitos programas de gerenciamento de tempo consiste em determinar as suas prioridades e verificar se você age em conformidade. Combinando esse passo com o primeiro (análise do uso do tempo), é possível obter um quadro nítido de quanto do seu tempo é devotado às suas prioridades e quanto é dissipado em coisas que não têm importância para você. Esta técnica também pode ser aplicada em cada aspecto da sua vida – os gurus da administração e de motivação costumam chamá-la de "definição de metas pessoais".

Para definir as suas, anote as metas para cada uma das áreas da sua vida, colocando-as em ordem de prioridade e depois subdividindo-as em "submetas" – os estágios intermediários que você terá de alcançar a fim de cumprir as metas de toda a sua vida. Por exemplo, se o objetivo da sua vida na área de "saúde física" é "continuar ativo e independente aos oitenta anos", uma das suas "submetas" pode ser "participar de uma meia maratona aos 55 anos". Você então pode subdividir essas metas intermediárias em objetivos mais imediatos, de curto prazo, até traçar um verdadeiro mapa do caminho para a consecução das metas. Defina metas com os seguintes títulos, por exemplo: carreira, família, finanças, saúde, criatividade, viagens e comunidade.

Os diversos objetivos devem ser positivos e ambiciosos, mas realistas. Evite estabelecer metas que não estejam de fato sob o seu controle – por exemplo, "escrever um romance e submetê-lo ao editor" é melhor do que "escrever um romance que será imediatamente aceito por um editor e se transformará num sucesso de vendas".

Subdividir as metas da sua vida em objetivos imediatos e de curto prazo lhe permite visar algo gerenciável e realista. Dispor de metas práticas e concretas significa que você terá menos probabilidade de se desviar ou de perder o ânimo, uma vez que realizar objetivos é bom para a auto-estima, a confiança e a motivação. Também torna muito mais fácil monitorizar o seu progresso.

Isso se aplica a todos os níveis, do relatório anual que você tem de redigir – sem prejuízo de toda a carga de trabalho rotineiro –, à sua maior ambição de se tornar um pianista de concerto. Um dos segredos das pessoas bem-sucedidas é dividir as grandes tarefas em outras, menores, que são basicamente mais gerenciáveis e menos estressantes, o que as ajuda a manter a serenidade, a calma e a objetividade para atingir as metas mais amplas e ambiciosas. Você pode adotar a mesma estratégia para conquistar um estilo de vida mais ativo, com um sólido programa de exercícios e uma dieta melhor, que incorpore alimentos variados e saudáveis.

Raízes sociais: seja como uma árvore

A naturopatia nos ensina a ver a cura como um processo contínuo, brindando-nos com uma espécie de seguro-saúde para o futuro. A melhor maneira de construir reservas mentais e emocionais que o protejam contra as crises e desafios do futuro consiste em "pensar como uma árvore". A árvore não tem como controlar condições futuras – e não pode escapar do que o tempo e outras forças externas lhe farão. Mas ela pode criar as raízes mais longas, profundas e fortes que for possível, de maneira que permaneçam firmemente fincadas no solo e extraiam recursos de uma área bem ampla. Se pretende preparar-se para as tempestades futuras, você precisa fincar raízes no seu meio ambiente social: sua família, amigos e comunidade.

Os estudos mostram que uma rede social forte, com uma porção de amigos e laços sólidos com a comunidade, fortalece o seu sistema imunológico, estende a sua expectativa de vida, reduz os episódios de doença e melhora a sua capacidade de recuperação de enfermidades.

Mas esse é apenas um aspecto da presença de muitas pessoas na sua vida. Os amigos também podem ser difíceis e exigentes – uma fonte de stress. Os psicólogos identificam inúmeros fatores que determinam se os seus amigos são um auxílio ou um obstáculo.

- Amigos que dão pouquíssimo apoio obviamente não são muito bons, mas às vezes os amigos podem dar apoio excessivo, atropelando você ou tornando-o dependente e minando a sua auto-estima.
- Amigos que lhe dão o tipo errado de apoio podem ampliar os níveis de stress – você talvez esteja em busca apenas de "chá e simpatia", mas o seu amigo pode achar que soluções práticas ou "amor severo" são do que você realmente precisa.

- Amigos que ficam presos a uma rotina ou não se adaptam podem não apoiá-lo quando você tenta empreender mudanças, tais como abandonar maus hábitos de saúde – fumar, por exemplo – ou iniciar uma nova carreira. Quanto mais íntimo você for dos seus amigos (quanto mais densa a sua rede social, em termos técnicos), maior a probabilidade de essa intimidade se tornar um problema.

Quando leu a lista acima, você se viu como um bom amigo e amparo para os seus amigos? Considerando-se o quanto eles são importantes em todos os aspectos da sua saúde, é realmente importante valorizá-los e investir na sua rede social. Não deixe as amizades morrerem por falta de esforço ou pressões do trabalho. Cultive bons "hábitos de amizade" – mostre o seu reconhecimento aos seus amigos regularmente, seja um bom ouvinte, dê mais abraços.

Como se envolver

Lembre-se de olhar para fora: faça coisas pelo benefício de outros, tais como se envolver com a comunidade por meio de obras de caridade ou trabalho voluntário. Durante a década de 1980, estudos clássicos elaborados pelo psicólogo Julius Segal mostraram que pessoas que sofriam as conseqüências de traumas terríveis, como os sobreviventes do Holocausto, refugiados e vítimas de seqüestro, obtinham resultados muito melhores quando se envolviam no auxílio a outras pessoas. Exercitando a compaixão, elas acabavam por curar a si mesmas.

Olhar para fora dessa maneira ajuda a enfrentar também o stress cotidiano, a examinar os problemas e encontrar soluções, em vez de culpados, a ver os dois lados numa discussão, a não tomar as coisas como pessoais e a ter um melhor senso de perspectiva e de prioridades. É o equivalente social de uma árvore fincando raízes fortes e crescendo junto com as demais para formar uma floresta – uma comunidade viva, saudavelmente interligada.

Como obter ajuda externa

Você pode ter experimentado inúmeras formas de sentir-se mais conectado, mais no controle, mais assertivo, etc., mas ainda assim sentir-se angustiado, solitário, zangado ou deprimido. Tenha em mente que você não está sozinho. A Organização Mundial de Saúde descobriu que a depressão vem crescendo no mundo inteiro. O mais importante é saber que um bom terapeuta tem condições de ajudá-lo a curar a depressão, estimulando a sua capacidade de sair de uma rotina emocional ou a superar traumas mais duradouros. Entretanto, há um bocado de confusão no que se refere aos diferentes tipos de profissional de saúde mental, particularmente psicoterapeutas, psicólogos, psiquiatras e psicanalistas.

Profissionais de saúde mental: quem faz o quê?

Psicoterapeutas – psicoterapeuta é qualquer um que pratique uma forma de psicoterapia: ou seja, que escute e discuta problemas ou questões usando um determinado enfoque ou um misto de enfoques psicológicos. Algumas formas de psicoterapia envolvem hipnose, exame detido dos padrões de comportamento do cliente ou mesmo o emprego de artes, narração de histórias, música, humor ou movimento. O psicoterapeuta deve ser treinado em no mínimo uma abordagem, bem como ter formação em psicologia, além de ser registrado num conselho profissional reconhecido. Mas não existe exigência legal de nenhuma dessas qualificações, por isso na verdade qualquer um pode se proclamar psicoterapeuta.

Psicanalistas são os psicoterapeutas que seguem o método freudiano, em que o cliente usa livre associação, interpretação de sonhos e outras técnicas para examinar ansiedades, conflitos, desejos reprimidos, e assim por diante.

Psicólogos – alguém com formação em psicologia. No contexto do tratamento, entretanto, se refere ao psicólogo clínico – alguém que avalia e monitoriza indivíduos com problemas de saúde emocional. Embora não sejam médicos, o que em geral significa que não estão autorizados a receitar drogas, eles costumam praticar formas de psicoterapia. Então, o psicoterapeuta também pode ser um psicólogo.

Psiquiatras – o psiquiatra é um médico com formação no campo específico da psiquiatria – o tratamento médico de doenças mentais. Eles podem prescrever drogas, mas muitos também praticam algum tipo de psicoterapia.

Quando procurar um terapeuta

Como você já pode ter descoberto, muitas pessoas acreditam que os problemas mentais não são problemas "reais" e que se deve ignorá-los ou resolvê-los sozinho – o enfoque "cerre os dentes"/"arregace as mangas". Outras argumentam que o custo de uma terapia é em geral muito alto e que, se você precisa discutir seus problemas com alguém, o melhor é procurar um amigo ou parente. Então, quando vale a pena procurar um terapeuta?

Você deve sem dúvida procurar um terapeuta se estiver sofrendo de doenças como depressão, transtorno obsessivo-compulsivo ou fobia. Esses problemas muitas vezes são tratados com sucesso por meio de drogas. Mas as drogas não devem ser a única resposta – e algumas pessoas não reagem bem a elas, enquanto outras sofrem demasiados efeitos colaterais. A prescrição de drogas é quase sempre mais eficaz aliada à psicoterapia do que sozinha, em parte porque por meio da terapia o paciente pode aprender técnicas, desenvolver habilidades e fazer descobertas que o ajudarão no futuro.

Os terapeutas também são úteis se você estiver passando por dificuldades sexuais ou de relacionamento ou quaisquer outros problemas que lhe pareça embaraçoso discutir com amigos ou familiares. Cada vez mais, a psicoterapia tem sido procurada por pessoas que não têm necessariamente problemas, mas querem beneficiar-se com o poder da psicologia para promover mudanças em sua vida pessoal ou profissional. Nesses casos, o psicoterapeuta pode atuar como uma espécie de professor, por um lado, e de catalisador de mudanças, por outro.

Em qualquer dos casos, seja qual for a forma de terapia, o vital é que funcione para você. Como saber se vai funcionar? Depois de algumas sessões, você deve sentir-se melhor a respeito de si mesmo, menos deprimido, mais energizado e disposto a dar prosseguimento à sua vida.

Tipos de psicoterapia

Depois que Sigmund Freud "deu a largada" com a psicanálise no início do século XX, as teorias psicológicas se multiplicaram, trazendo consigo uma profusão de maneiras de aplicar as teoria dele e as de seus sucessores por meio da terapia. Em conseqüência, existem literalmente centenas de tipos e subtipos de psicoterapia, mas a maioria se encaixa em um de alguns poucos grupos.

Humanista – atualmente muitos psicoterapeutas adotam uma abordagem mais "amigável", baseada nas chamadas teorias humanistas, que enfatizam a felicidade e a realização pessoal, além da responsabilidade. Eles olham menos para o passado e mais para o presente.

Cognitivo-comportamental – a psicoterapia cognitivo-comportamental (PCC) é uma forma bastante popular de terapia para tratamento da depressão. A terapia tem uma duração em geral curta (geralmente, dez sessões de uma hora), é prática e eficaz, ensinando ao cliente habilidades e hábitos psicológicos úteis que podem ser empregados durante muito tempo depois de concluído o tratamento.

A PCC se concentra em identificar e depois mudar os pensamentos e comportamentos que causam e reforçam problemas como a depressão. Por exemplo, o terapeuta e o cliente juntos podem detectar quando o cliente reage de forma anormalmente negativa a eventos normais. Suponha que você deixou cair uma garrafa de leite – a reação normal poderia ser "Ah, estava escorregadia". Se estivesse deprimido, talvez pensasse: "Eu não faço nada direito. Sou um fracasso." A abordagem da PCC aqui o ajudaria a ver o quanto a sua maneira de pensar ficou distorcida e a fazer um esforço consciente para substituir os pensamentos negativos por normais.

O tratamento psicoterápico – e o terapeuta – certo para você

A aliança entre uma pessoa capaz de transmitir segurança e que tenha algo a ensinar (o terapeuta) e uma teoria convincente (o tipo de terapia) proporciona ao cliente uma maneira de compreender e examinar problemas e lhe oferece a esperança de superá-los. O processo de terapia em si tende então a seguir um padrão semelhante – cliente e terapeuta em conjunto fazem descobertas acerca dos problemas, traçam um plano de ação e trabalham na solução. Esse padrão é verdadeiro também para outras formas de aconselhamento, como as oferecidas por um padre ou rabino.

Na verdade, o terapeuta é geralmente mais importante do que o tipo de terapia para a determinação dos resultados. O que importa mesmo é a relação entre cliente e terapeuta. Tendo dito isso, acrescento que as pessoas serão atraídas para um estilo de terapia que as deixe à vontade. Assim sendo, o tipo "certo" de terapia é algo muito pessoal e individual. Encontrar a combinação certa de terapia e terapeuta para você é uma questão de gosto pessoal e, possivelmente, de experimentação, embora obviamente para muita gente essa não seja uma opção. Além disso, se não houver um "clique" entre você e seu terapeuta, a terapia pode perder a eficácia, por isso vale a pena encarar a primeira sessão de uma terapia como uma experiência.

Quando estiver na dúvida sobre a melhor maneira de conseguir que o seu terapeuta corresponda às suas necessidades emocionais, eu o aconselho a procurar o seu médico, que é responsável pela sua saúde e está em boa posição para orientá-lo. Contudo, se lhe prescreverem drogas depois de uma breve consulta e você não gostar dessa abordagem, diga isso claramente ou procure outro médico com quem se sinta à vontade. A alternativa é você procurar sozinho o terapeuta – existem milhares para escolher. Procure um do seu bairro em hospitais particulares, no posto de saúde ou mesmo nas Páginas Amarelas. Será preciso verificar o registro dele no conselho profissional, bem como as suas qualificações, e tentar descobrir quantas sessões serão necessárias. A terapia pode ficar muito cara.

- Para iniciar a busca do terapeuta adequado, procure recomendações/descrições pessoais, seja de amigos que fizeram terapia ou dos profissionais de saúde que cuidam de você.

- Lembre-se de que, em alguns lugares, a precariedade de exigências legais quanto à formação profissional implica que quase qualquer um pode estabelecer-se como terapeuta. Procure apenas aquele habilitado a exercer a profissão e que tenha seguro profissional.

Resumo

Eu não pretendo ter o monopólio da sabedoria nem dispor das respostas para todos os enigmas da vida. Em relação à saúde mental e à melhor forma de organizar a vida, meus conselhos se baseiam nas lições que aprendi com os meus pacientes. Muitos deles enfrentam dor e problemas, pesar ou infelicidade; freqüentemente aqueles que exteriormente parecem mais bem-sucedidos são os que mais padecem de solidão e frustrações. Juntos nós trabalhamos para encontrar as várias soluções e abordagens descritas acima, as quais eu espero que possam contribuir ao menos um pouco para mais paz de espírito, agora e sempre.

PARTE **5**

Saúde
total

CAPÍTULO **20**

Pense no futuro

Nós procuramos orientação médica quando não nos sentimos bem ou receamos que algo esteja errado. Com os meus pacientes é a mesma coisa. Este livro está recheado de exemplos extraídos das anotações que faço sobre pessoas que sofrem de enxaqueca, problemas menstruais, alergias, SII, dor nas costas – todos os padecimentos atuais que constituem o dia-a-dia de um clínico geral. Mesmo nestes nossos tempos tão esclarecidos, nesta era de educação sobre saúde, quando todos temos consciência da necessidade de nos mantermos bem, poucos de nós procuram orientação médica sobre a manutenção ou restabelecimento do equilíbrio. Não perguntamos como manter a pressão sangüínea em níveis saudáveis. Nós só começamos a nos preocupar quando a pressão já está alta. Não pensamos em como manter o peso no patamar que desejamos. Só buscamos ajuda para fazê-la voltar ao normal depois que os quilos se acumularam.

Mas, mesmo que você tenha começado a ler este livro porque queria conservar a pressão num nível saudável ou perder peso ou ainda descobrir a causa misteriosa de alguma possível alergia, eu espero que agora você já tenha percebido que, restabelecendo o equilíbrio no seu estilo de vida, você não só se ajudará a resolver qualquer doença atual, mas também evitará que outras surjam no futuro.

É claro que muitos desses problemas podem não se tornar aparentes por muitos anos. Artrite, câncer, cardiopatia e diabete são enfermidades que atacam mais os idosos – e quase sempre é difícil para nós imaginar como estaremos dentro de vinte, trinta ou quarenta anos, se sucumbiremos a uma dessas doenças.

Bem, a visão retrospectiva é uma coisa maravilhosa. E, em razão do que nos ensina, capacita-nos a melhorar a nossa saúde – se estivermos preparados para promover as mudanças necessárias.

Você tem motivos de preocupação com a sua saúde tais como fadiga crônica, apatia, mente enevoada, sinusite ou intestino irritável?	Você precisa perder peso?	O seu cabelo está opaco? A sua pele poderia ser mais radiante? As suas unhas andam quebradiças? Você tem manchas na pele, feridas na boca ou terçol?	Você tem crises freqüentes de stress, tem dificuldade para dormir ou sofre de inquietação mental?	Existem doenças na família (artrite, cânceres, cardiopatias, osteoporose) que possam afetar também você, quando envelhecer?	Você se sente bem agora e quer continuar assim?

O que você está fazendo *ao* seu corpo?

A sua saúde bioquímica - tudo aquilo a que você expõe o seu corpo por meio da alimentação e do ambiente pode provocar ou exacerbar doenças ou abrir caminho para o envelhecimento precoce ou enfermidades sérias. Todos conhecemos pessoas que juram que não estão sofrendo as conseqüências de fumar, beber e manter uma dieta altamente calórica. "Eu me sinto bem, raramente falto ao trabalho", vangloriam-se... mas será que não poderiam sentir-se ainda melhor? E, mais importante, que futuro eles estão criando para si mesmos?

O que você está fazendo *com* o seu corpo?

Manter o condicionamento físico é, como todos sabemos, uma maneira de estabilizar o peso e evitar doenças. Os riscos de câncer, cardiopatias e osteoporose caem quando se praticam exercícios regularmente. Os exercícios também exercem um efeito calmante sobre a mente, reduzindo as chances de sucumbir a sintomas relacionados ao stress tais como enxaqueca e SII. Quando o seu corpo lida bem com o stress, é maior a sua probabilidade de manter uma dieta saudável e usar nutrientes de modo eficiente, evitando unhas quebradiças, cabelos ressecados e pele sem vida. Você dormirá bem e não terá dificuldade em relaxar.

Como vai o seu estado de espírito?

Saúde emocional é vital, pois nos ajuda a enfrentar bem o stress, que é a raiz de tantas doenças, e a nos manter felizes, conectados e criativos. Mente e corpo são intimamente ligados. Se estivermos saudáveis bioquímica e fisicamente, daremos um grande e positivo estímulo à nossa saúde mental e emocional; se estivermos mentalmente equilibrados e motivados, teremos uma probabilidade muito maior de abandonar (ou jamais adquirir) maus hábitos como fumar e beber e de decidir viver uma vida.

Idade da sabedoria

Então, suponhamos que você esteja saudável neste momento – e quer continuar assim. Eu comentei neste livro, de modo um tanto sombrio, o fato de que atualmente nós vivemos mais – mas que, infelizmente, uma longa velhice geralmente implica muitos anos de saúde declinante. Isso, contudo, está longe de ser inevitável. Na verdade, já começamos a vislumbrar uma mudança na saúde dos idosos e os números mostram que o índice de incapacidade funcional está caindo em conseqüência de melhorias na alimentação, estilo de vida e cuidados médicos. E, como agora existem muito mais pessoas com idade acima de setenta anos do que crianças abaixo de quinze, essa é uma excelente notícia. Quando chegarem aos sessenta, os indivíduos que hoje estão na casa dos quarenta anos serão maioria. E, quando chegarmos lá, a última coisa que vamos querer é que nos chamem de "terceira idade" ou "população grisalha". Esses termos me fazem lembrar de quando eu era criança: recordo-me de perguntar à minha mãe por que as mulheres com mais de sessenta anos pareciam todas pintar o cabelo de cinza. Eu penso que nós deveríamos preservar a nossa individualidade ao entrarmos na velhice.

Mas se vamos ou não envelhecer bem é algo determinado por inúmeros fatores. Se viu parentes mais velhos morrerem prematuramente ou viverem uma velhice desconfortável e limitada em razão de doenças como artrite, osteoporose ou diabete, você pode recear que sucumbir à mesma sina está nos seus genes. De fato, essas doenças do envelhecimento precoce podem mesmo estar nos seus genes, embora não seja sua sina sucumbir a elas. É possível herdar uma tendência a certas doenças, mas o grau de concretização dessa tendência sempre pode ser reduzido por um estilo de vida saudável e conscientemente preventivo. O propósito deste livro tem sido mostrar caminhos que você pode seguir para assumir o controle da sua saúde e bem-estar ... e nós temos, sim, como controlar o nosso envelhecimento – apenas não nos esforçamos!

Recentemente uma paciente ligou para a minha secretária reclamando que era muito difícil seguir o regime saudável que eu lhe havia prescrito. Na verdade, tratava-se de uma dieta bastante moderada, concebida para colocá-la no caminho certo e infelizmente eu não pude sugerir um atalho. Para atingir resultados, é preciso fazer mudanças. O impressionante é que, quando a vi, algumas semanas mais tarde, ela estava animadíssima, já se sentia melhor e estava emagrecendo.

É claro que envelhecer não é algo que só começa a lhe acontecer quando você chega aos cinqüenta anos. Esse é um processo gradual, mas inevitável, que na verdade se inicia no momento em que você chega à idade adulta, aos vinte e poucos anos. Quanto mais cedo você começar a tomar as medidas certas em termos de saúde e do seu estilo de vida, melhores as suas perspectivas de uma velhice vigorosa, ativa e gratificante. Em outras palavras, envelhecer não é um tema que interesse apenas a quem tem mais idade – interessa a todos nós. Em parte foi isso o que eu quis dizer quando falei, nos primeiros capítulos, sobre a necessidade de construir-mos reservas de saúde.

NADA DE DOBRAR O CABO DA BOA ESPERANÇA

Para os que nasceram nas décadas de 1930 ou 1940, quem tinha sessenta anos era velho e aos setenta a expectativa era a da morte (já tivera "cinco dúzias de anos mais dez"). Eu vivo dizendo aos pacientes que ter cinqüenta hoje em dia é como ter quarenta antigamente e que ter setenta hoje é o mesmo que ter cinqüenta no passado. Nessa idade, definitivamente, você não dobrou o cabo da Boa Esperança – então, não deixe ninguém convencê-lo do contrário. Infelizmente, uma porção de idosos acredita que a idade seja responsável por seus problemas de saúde e não insistem em fazer exames completos com um clínico geral. Recentemente eu vi uma senhora adorável de oitenta e poucos anos, Elsa, que sofria de uma incômoda e embaraçosa irritação vulvar. Seu CG não a examinou, explicando que os sintomas eram conseqüência da idade – muito embora o câncer vulvar seja algo que tende a afetar quase exclusivamente as mulheres pós-menopausa e as mais idosas. E, tendo dado o problema por resolvido, Elsa estava compreensivelmente relutante em voltar a passar pela mesma coisa! Ela precisava ser examinada e tratada com cuidado e respeito. Eu tive de conquistar a sua confiança e persuadi-la a voltar ao sistema de saúde para fazer os exames de que necessitava.

Nenhum de nós deve aceitar que os problemas são irreversíveis em função da idade, e que, portanto, não merecem um bom atendimento médico.

A saúde bioquímica e a física são, evidentemente, cruciais para o processo individual de envelhecimento. Mas a saúde psicológica é absolutamente vital. Se nos mantivermos mentalmente ativos enquanto envelhecemos, continuaremos motivados para permanecermos ativos em todos os sentidos.

Hoje em dia, os idosos são incentivados a ver seus anos de maturidade como um tempo de oportunidades e esse é um enfoque saudável e positivo. O problema é que muita gente não consegue conciliar essas mensagens positivas com as próprias ansiedades e dúvidas. Como argumentei em outro ponto deste livro, muitas pessoas se estressam em razão de preocupações com identidade e relacionamentos ou talvez de solidão ou ainda de dificuldades financeiras.

À medida que perdem a confiança na própria capacidade e aparência, os efeitos podem provocar uma espiral negativa. A perda de autoconfiança leva à perda de auto-estima. A perda de auto-estima pode conduzir, por sua vez, a um recuo físico, mental e social. Quanto menor o esforço físico, mental e social que fazem, porém, aumenta a probabilidade de realizarem as próprias previsões porque a regra da velhice é "use ou perca".

A questão do conserto rápido – os tratamentos cosméticos de beleza

Os problemas pessoais de auto-estima podem ser exacerbados pelas atitudes da sociedade como um todo. Não devemos subestimar o poder da nossa cultura ocidental voltada para o jovem de provocar sentimentos de inadequação entre os mais velhos.

Para envelhecer bem nós precisamos seguir o nosso próprio caminho em termos de comer, pensar e fazer exercícios físicos de maneira saudável. Por isso, se você sofre de ansiedade ou baixa auto-estima, não deixe que a propaganda em artigos de revistas o atinja.

É claro que faz parte da natureza humana o gosto por exibir uma boa aparência. Gostamos de roupas e de moda e queremos parecer atraentes para nós mesmos e nossos amigos, bem como impressionar e atrair um parceiro. Dos tempos de Cleópatra e seu leite de jumenta, de regimes populares de beleza à base de mel, ervas, ovos e aveia, nós agora temos possibilidades ainda maiores de exibir uma boa aparência e de nos sentirmos bem.

Existem os nutracêuticos – alimentos com propriedades químico-terapêuticas – e os cosmocêuticos – produtos cosméticos com propriedades químico-protetoras-rejuvenescedoras. Desses, os produtos de ácido vegetal e os derivados de vitaminas C e E e vitamina A são os mais eficazes em rejuvenescer a pele e proporcionar-lhe um aspecto radiante. É vital viver bem, mas esses produtos também podem ajudá-lo a ter uma excelente aparência.

Para eliminar rugas já estabelecidas, você talvez opte por um tratamento de preenchimento dérmico. Procure um produto à base de ácido hialurônico – versão de uma substância que ocorre naturalmente na pele e que é introduzida por injeções superficiais (pode-se usar gel anestésico), instantaneamente recheando e reduzindo ou removendo rugas como, por exemplo, as que se estendem dos lados da boca até os do nariz e ao redor dos lábios, que só poderiam ser eliminadas por meio de cirurgia. Esse ácido é bastante eficaz, mas tem de ser reaplicado a cada seis meses, aproximadamente. Em geral são mínimos os efeitos colaterais dessas técnicas, podendo limitar-se a alguma vermelhidão no local da injeção. Além das técnicas de injeção para preencher rugas ou conferir um aspecto mais relaxado à fronte (a aplicação de toxina botulínica coloca músculos faciais hiperativos em "hibernação"), você também tem à sua disposição a microdermabrasão para rejuvenescer a pele ou os tratamentos complementares a *laser*, que funcionam muito melhor quando associados a uma dieta adequada, a uma atitude relaxada e a exercícios físicos para proporcionar nutrientes oxigenadores e antioxidantes para a pele. Todas essas alternativas são simplesmente as versões mais atuais das coisas que viemos experimentando ao longo dos anos para conquistar a melhor aparência possível, capaz de refletir como nos sentimos por dentro.

Não desista

Eu recebo pacientes que, tendo desistido de qualquer tipo de exercício por receio de parecerem ridículos em trajes esportivos, acabaram aborrecidos por ficarem fora de forma.

Esse era exatamente o caso de Olívia. Aos cinqüenta anos, ela se sentia vagarosa, indolente e sem atrativos. Ganhara muito peso e parecia incapaz de emagrecer, apesar da dieta de baixa caloria que adotara. A providência mais óbvia para fazê-la perder peso teria sido praticar exercícios. Mas, em virtude de sua baixa auto-estima e má auto-imagem corporal, ela não queria ser vista em roupas esportivas. No passado, jogava tênis em dupla com o marido. Agora recusava-se a jogar, temendo parecer ridícula em traje de tênis. O marido começava a pensar que ela deixara de ser uma companhia divertida e eu percebi que esse problema já estava prejudicando o relacionamento do casal.

Eu a convenci a fazer algumas sessões individuais com um *personal trainer* e a caminhar regularmente. Em quatro meses ela emagreceu de 108 kg para 89 kg e passou a se sentir muito mais alegre! Voltou a jogar tênis (vestindo *joggers*!), o que encantou seu marido, que realmente não entendera por que a esposa se retraíra tanto.

O peso é tão importante quanto a idade, mas eu vivo dizendo aos meus pacientes que mais importante ainda é a porcentagem de gordura corporal. Se examinarmos a musculatura da coxa de um indivíduo de trinta anos, veremos que é maior do que a da coxa de um indivíduo de sessenta anos, de modo que é vital manter a massa muscular por meio de uma vida ativa. Nós associamos as palavras "velho e alquebrado" porque é o que acontece ao corpo se deixarmos de trabalhar a forma física. As pessoas com mais idade devem trabalhar com mais afinco do que os jovens para preservar a musculatura, considerando os exercícios físicos como fundamentais em sua vida e não algo de que se deva desistir!

Pense em si mesmo como jovem

A maioria de nós, não importa a idade, já passou pela experiência de se dirigir a um cômodo da casa e, chegando lá, constatar que não se lembrava do que fora fazer ali. Palavras e nomes também nos confundem. À medida que envelhecemos, é comum recearmos que isso seja um sinal de Alzheimer iminente. Não é! É a mesma coisa de sempre – um sinal de uma mente ocupada e muito ativa. Jean, uma paciente com mais de sessenta anos, ficou muito preocupada, achando que "sua cabeça não andava mais tão boa" – o que não causou surpresa quando analisamos o seu histórico. Jean não estava dormindo bem porque sua mente se debatia de preocupação com uma de suas netas adultas, que estava com anorexia. Espera-se que fiquemos mais sábios com a idade, mas essa sabedoria não nos impede de sofrer tanta preocupação como na juventude.

Entretanto, nutrir pensamentos negativos acerca de possíveis distúrbios mentais, ou quaisquer outros que possamos imaginar, é prejudicial. É muito melhor encarar novos desafios intelectuais e sociais e realizar atividades mentais para manter o cérebro em forma. Assim como os exercícios físicos, praticar uma ou duas vezes por semana nos deixará "antenados" e em pouco tempo começaremos a achar divertidas as atividades mentais de todos os tipos.

Moira estava com oitenta anos quando descobriu que carreira queria seguir. Depois de anos de trabalho penoso num fatigante emprego administrativo, ela se dedicou à arte – algo que adorava desde a infância. Hoje é membro de um grupo de artistas e sua obra desperta o interesse de colecionadores sérios. Sua vida foi revolucionada numa idade em que tantas pessoas negativas decidem jogar a toalha.

Exercite o cérebro

A sensação de estar esquecido é desconcertante e pode levá-lo a temer que esse seja um indício de declínio geral. Mas as áreas do cérebro relativas à memória e à lingua-

gem são vizinhas e os estudos mostram que aprender um idioma, escrever um diário, fazer palavras cruzadas e jogar mexe-mexe são uma boa maneira de aguçar a
mente, o que, por sua vez, aumentará a sua auto-estima. Depois de um divórcio tu-
multuado, seguido por um período de depressão, uma amiga da família achou que
estivesse afundando num declínio mental. Mas então voltou a se casar e, como a família do segundo marido era da França, decidiu reciclar seus conhecimentos de
francês. Era o desafio intelectual de que precisava – e sua auto-estima reviveceu.

JOGOS MENTAIS

- Desafie a sua mente lendo revistas diferentes.
- Jogue um tipo de jogo de categorias, listando, por exemplo, cidades francesas, reis, carros clássicos, músicos de jazz...
- Liste as 20 palavras que você considera como as mais bonitas do seu idioma. Depois liste as mais feias, as que expressam alegria ou violência. Pense numa nova catego- ria todas as semanas.
- Experimente o jogo A–Z, em que você lista nomes (de, digamos, capitais estrangei- ras, homens, compositores ou escritores) em ordem alfabética.
- Procure lembrar-se dos seus sonhos. Aprender a recordá-los diariamente é uma boa prática de resgate da memória.
- Leia: vá à biblioteca e leia tudo o que o atrair – procure temas novos para você, como história, genealogia ou arquitetura, bem como um romance clássico que você sempre quis ler ou se aventure pela ficção científica ou por novas experiências de ficção.
- Faça palavras cruzadas – não é necessário que sejam muito difíceis e constituem uma boa atividade mental.
- Jogue xadrez ou bridge – além de exigirem bastante do cérebro, são uma boa ativi- dade social.

Faça novos amigos

Quanto mais você usar o cérebro, por mais tempo manterá a sua capacidade intelectual. Como mencionei acima, tornar-se mais ativo mentalmente é como tornar-se

mais ativo fisicamente – é necessária uma mudança geral de enfoque, não um mero ajuste momentâneo. Fazer palavras cruzadas todos os dias é um bom exercício mental, mas não substitui a adoção de uma abordagem mais mentalmente ativa da vida – que implica fazer amigos, desenvolver novos interesses e enfrentar novos desafios.

O homem é um animal social dotado de habilidades sociais inerentes. Mas, se não usar as suas habilidades sociais, você as perderá, exatamente como ocorre com a forma física. Eu percebi a importância de uma vida social saudável – e um estudo recente revelou que aqueles que têm o círculo social mais variado apresentam uma incidência menor de problemas de saúde física e mental. Manter contato com um bom número de pessoas diferentes aumenta a nossa capacidade de lidar com o stress e fortalece o nosso sistema imunológico.

Em outro capítulo deste livro eu exaltei as virtudes de uma casa livre de tranqueiras, que pode proporcionar benefícios para a sua saúde física (menos reações alérgicas) e psicológica (uma escrivaninha limpa sempre deixa a minha cabeça fresca e pronta para o trabalho). Mas as tranqueiras podem estender-se também à sua vida social. Para quantas pessoas você envia cartão de Natal e depois passa o resto do ano sem vê-las nem conversar com elas? Se as estima, você talvez devesse telefonar ou marcar algum encontro. Ou então riscá-las da sua lista de cartões de Natal!

Faça um bem a si mesmo

Não hesite em submeter-se a tratamentos de beleza que combatam o envelhecimento, se esses o fizerem sentir-se melhor em relação a si mesmo. As mulheres mais velhas muitas vezes experimentam uma sensação de perda quando sua antiga aparência se modifica. Mas a maioria das pessoas que se esforça para manter a melhor aparência possível, independentemente da idade, é mais saudável em decorrência disso. Quando fica satisfeito consigo mesmo, você libera neuropeptídios, as chamadas "moléculas de emoção" que incentivam a saúde e o bem-estar.

UM NOVO VOCÊ

Muitas pessoas de sucesso fazem questão de se reinventar a cada três ou quatro anos – por meio de mudanças profissionais, de alterações em seu estilo de vida ou mesmo fazendo uma pausa. Você não precisa promover mudanças radicais, mas convém manter-se em movimento, aproveitando para buscar novas experiências, conhecer pessoas e explorar novas idéias. A vida implica crescimento e aprendizado; é um processo que nunca pára e deve tornar-se mais interessante e enriquecedor à medida que envelhecemos e combinamos as nossas experiências anteriores de modo a criar versões novas e mais gratificantes de nós mesmos. Correr riscos também faz parte desse processo contínuo – um ciclo constantemente renovado de rejuvenescimento.

Batalha com a biologia

O envelhecimento biológico pode advir de duas fontes, tecnicamente conhecidas como envelhecimento intrínseco e envelhecimento extrínseco. O intrínseco é o processo programado no nosso corpo, que não depende de fatores externos. Esse tipo de envelhecimento envolve a diminuição progressiva de eficiência dos mecanismos de reparo e renovação das células e é o que limita a duração máxima da nossa vida em aproximadamente um século. A velocidade com que essa diminuição se dá é determinada pelos seus genes; algumas pessoas têm genes para um maquinário de reparo celular robusto e duradouro e envelhecem mais devagar do que as outras (em termos intrínsecos).

O envelhecimento extrínseco é causado por fatores "externos" – principalmente sol e poluição (incluindo toxinas que ingerimos com a comida, bebida ou fumo) e fatores relacionados à qualidade nutricional. Os principais responsáveis aqui são os radicais livres, criados pelo metabolismo celular e pela ação dos raios solares ultravioleta. Os componentes reativos da poluição também introduzem grande quantidade dos danosos radicais livres no nosso organismo. Os radicais livres explodem nas células, danificando-lhes o material genético e as paredes e promovendo mudanças degenerativas. Quanto maior o número de radicais livres a que nos expomos, maior o dano que eles farão às nossas células e mais rapidamente envelheceremos.

Estima-se que o nosso corpo tenha de enfrentar em torno de dez trilhões de "golpes" de radicais livres por dia! O fumo, as drogas e a exposição ao sol ou à poluição podem aumentar significativamente esse número (veja abaixo). Felizmente, o corpo é equipado com um conjunto de defesas contra os radicais livres e seus efeitos nocivos, incluindo moléculas como as antioxidantes, que destroem os radicais, e outros equipamentos celulares que reparam o DNA prejudicado, as proteínas, etc. O envelhecimento intrínseco reduz a eficiência dessas defesas, de modo que na verdade o envelhecimento é em grande parte causado pela interação entre o envelhecimento intrínseco e o extrínseco.

Os maus hábitos de saúde aceleram o envelhecimento biológico para além da idade cronológica, aumentando a probabilidade de uma saúde frágil e de morte prematura. Mas os bons hábitos de saúde podem gradualmente retardar o envelhecimento, de maneira a termos o corpo de uma pessoa bem mais jovem, falando em termos biológicos.

Para retardar a velocidade com que o *seu* corpo envelhece, você precisa prestar atenção ao seguinte:

Cuide da pele

Por se expor mais ao sol e à poluição externa, é a pele que exibe os principais sinais do envelhecimento extrínseco, fazendo-o, se você não tiver sorte, parecer mais velho do que é na realidade. Os radicais livres criados pelos raios UV e pelos poluentes danificam o colágeno e o tecido elástico, além de danificar ou matar células na camada responsável pela renovação da pele e causar danos às células que a ajudam a manter-se hidratada e nutrida. Na pior das hipóteses, pode desenvolver-se um câncer de pele.

Embora não possa (ainda) mudar os genes que determinam o envelhecimento intrínseco, você pode exercer algum controle sobre os fatores que causam o envelhecimento extrínseco.

Em sua maior parte, o envelhecimento da pele é causado pelo sol, portanto, use camiseta, passe filtro solar e coloque um boné. (Eu uso um boné de críquete com pala grande, que deixa o meu rosto inteiro na sombra!) Prefira filtro solar fator 15 ou superior. Complete os cuidados com óculos escuros.

Não se exponha ao sol entre 10 e 15 horas, quando os raios UV são mais fortes. Tome cuidado especialmente em certas áreas ou países onde o sol é muito forte (como as áreas tropicais) ou onde a camada de ozônio é fina, deixando passarem os raios UV, que são mais prejudiciais (Austrália/Nova Zelândia ou a região meridional da América do Sul).

Não deixe de usar protetor solar mesmo nos dias escuros e nublados – os raios UV podem atravessar as nuvens e você pode acabar sofrendo os mesmos danos. Esqueça de vez as esteiras e cadeiras para banho de sol e seja ainda mais cauteloso se tiver pele clara.

Muitas vitaminas e minerais atuam como antioxidantes (que ajudam a reparar tecidos), mas os principais para a sua pele são as vitaminas A, C e E. Entretanto, como a pele é quase sempre o último órgão a receber da nossa alimentação a sua quota de vitaminas, alguns especialistas recomendam suplementação tópica – cremes e soros contendo vitaminas A, C e E. A pele de aspecto jovem também deve boa parte de suas propriedades, tais como elasticidade, firmeza, suavidade e flexibilidade, à gordura – particularmente aos ácidos graxos que ajudam a construir paredes de célula fortes e saudáveis – e ao sebo, que ajuda a pele a manter-se hidratada e a resistir aos raios UV. Os ácidos graxos essenciais são necessários para produzir essas gorduras da pele, de modo que a ingestão diária de peixe, sementes e óleos pode ajudar a sua pele a preservar um aspecto jovem.

As pessoas costumam comentar que a minha pele é bonita. Eu atribuo esse bom aspecto à combinação de genes de sorte, dieta e estilo de vida saudáveis e também ao fato de me manter longe do sol. Além disso, acredito firmemente nos benefícios da esfoliação, que remove as células mortas do lado externo e estimula a renovação celular. Por isso, eu começo e termino o dia lavando o rosto, jogando vários jatos de água quente e depois esfregando a pele com uma toalha áspera. Eu uso um pouco de hidratante com protetor solar com fator no mínimo 15 e a única maquiagem que uso é rímel e batom (sem substâncias químicas prejudiciais em sua composição).

Cuidado com o que come

Eu dediquei uma boa parte deste livro aos alimentos e hábitos de alimentação – que, no longo prazo, tornam-se fatores cruciais para o bom envelhecimento. A dieta influencia muito a idade biológica e pode determinar a boa ou má saúde. A comida de baixo valor nutritivo é um exemplo desse último caso. Na minha opinião, essa é uma das pragas da vida moderna e deve ser evitada a todo custo. Comida de baixo valor nutritivo é aquela mais refinada e processada. Tanto as lanchonetes e restaurantes de "*fast food*" quanto os supermercados oferecem alimentos que podem conter radicais livres em quantidades significativas. Alimentos defumados e charqueados são exemplos muito bons. Infelizmente, esse tipo de alimento constitui um grande percentual do que comemos diariamente. Com demasiada freqüência, ficamos ocupados demais para cozinhar usando matéria-prima crua e, em vez, passamos a contar com comida pronta, cozida em fábricas. Eu quero que meus filhos cresçam cozinhando com ingredientes frescos – por isso eu os incentivo a cozinhar em casa e meu filho mais velho, hoje com 14 anos, é tão habilidoso na cozinha que eu ainda estou quebrando a cabeça para descobrir o que ele fez recentemente num pastelão de carne para que a batata da cobertura ficasse tão deliciosa.

O problema da comida pronta é o que se oculta nas letrinhas pequenas do rótulo – a verdade sobre o grau em que o alimento processado foi alterado para durar mais, para ser mais fácil de preparar e ficar mais "saboroso". Digerimos melhor o alimento que apresenta o mínimo possível de preparação, princípio que a indústria alimentícia não segue. Eis aqui apenas algumas das pragas dos alimentos prontos:

- A maioria dos alimentos processados requer conservantes químicos para aumentar a sua validade nas prateleiras por um prazo maior do que aquele em que os alimentos preparados em casa permanecem nutritivos.
- Os colorantes e flavorizantes são potencializados por meio de substâncias químicas.
- Grandes e desnecessárias quantidades de açúcar e de sal são empregadas, além de gordura saturada, para tornar o alimento mais "agradável ao paladar".
- Acrescenta-se sal até ao pão apresentado como sem sal, para evitar que embolore.
- Combinar sal e açúcar é uma característica de alguns restaurantes, bem como da indústria alimentícia, mascarando sua presença por meio de um sabor mais encorpado.
- Altos teores de gordura dão um sabor mais agradável à comida, mas a sua presença pode ser mascarada pelo gosto integral da comida.

E por enquanto só falamos de supermercados. Os hambúrgueres, cachorros-quentes e outros *fast foods* que tais das lanchonetes deixam inteiramente a desejar em termos nutricionais. É ainda mais difícil imaginar o que esse tipo de comida contém, uma vez que, na maioria das vezes, não contamos sequer com o auxílio do rótulo. Como é tudo processado, você pode ter certeza da presença de ainda mais gordura, sal, açúcar, substâncias químicas e radicais livres que se fazem passar por "saudáveis".

Esse tipo de comida acelera o envelhecimento biológico de uma forma ou de outra. Aditivos como corantes e conservantes podem atuar como radicais livres. O consumo exagerado de gorduras e de açúcares desestabiliza a produção de hormô-nio e contribui para o envelhecimento cardiovascular por meio do excesso de peso, hipertensão e arteriosclerose. O sal exerce um efeito danoso sobre muitos aspectos do funcionamento do corpo, principalmente sobre a pressão sangüínea, o que por sua vez estressa e também envelhece prematuramente o sistema cardiovascular, aumentando o risco de cardiopatias e derrame.

Esta é a mensagem vital: afaste-se dos *fast foods* e dê atenção às informações nutricionais constantes no rótulo dos alimentos processados antes de adquiri-los, a fim de conhecer o teor de gordura, açúcar e sal que contêm. Essa providência será reveladora e lhe permitirá selecionar opções menos nocivas – até por fim (num mundo ideal, é claro) abandonar por completo os alimentos processados. Lamento ser tão rigorosa a esse respeito, mas pagar caro para engordar e morrer do coração simplesmente não faz o menor sentido para mim!

Lembre-se de que são aqueles malévolos radicais livres que causam os piores danos à sua pele e ao resto do seu corpo, de modo que melhorar a sua dieta e aumentar a ingestão de antioxidantes (que ajudam a eliminar os radicais livres e limitam o mal que podem fazer) são providências fundamentais para se manter jovem.

Alimente também o seu cérebro

Uma dieta saudável favorecerá também o bom funcionamento do seu cérebro. Lembre-se de ingerir peixes oleosos como sardinha e cavalinha, porque os seus ácidos graxos ômega-3 mantêm o cérebro em boas condições de funcionamento (como a minha avó sempre diz: "Peixe é bom para a cabeça"). Não desista da sua dieta saudável por estar idoso ou morar sozinho. Você também deve beber bastante água para manter o cérebro hidratado.

Muito se tem falado sobre os benefícios de certos suplementos nutricionais para o cérebro, como o *gingko biloba*. Esse é um campo emergente e as descobertas de hoje proporcionarão, tenho certeza, um enorme benefício no futuro. Entretanto, recomendo enfaticamente às pessoas que evitem comprar remédios sem antes se aconselhar com um médico.

OUTRA BOA RAZÃO PARA BEBER ÁGUA!

A água exerce um enorme impacto na velocidade do envelhecimento biológico. O corpo humano é composto por mais ou menos 65% de água, de modo que não surpreende o fato de que os processos vitais dependem da circulação de grandes quantidades dela. Digestão, respiração, controle da temperatura, funcionamento dos órgãos e eliminação de resíduos, tudo isso depende da água. Em conseqüência, o nosso corpo – incluindo a pele – é muito sensível à deficiência de água. Uma boa hidratação é outra característica que determina o bom aspecto da pele: um alto teor de umidade confere à pele firmeza, elasticidade e suavidade. Quando a pele se resseca, os elos entre suas fibras elásticas se rompem mais facilmente e as células ficam mais vulneráveis. Para evitar isso, beba bastante água – e afaste-se de substâncias que o desidratam (tais como a cafeína do café, do chá e dos refrigerantes). Além disso, a água auxilia a eliminar toxinas do organismo, o que também beneficia a pele.

Mude o seu estilo de vida

Se eu tirasse fotos de "antes e depois" dos meus pacientes, você constataria mudanças consideráveis em sua aparência – e também em suas atitudes, o que é notável. Isso é ótimo para mim também, pois reforça a filosofia que norteia o meu trabalho.

Você pode obter diferenças enormes para a sua idade biológica e para a sua pele, principalmente se evitar os maus hábitos que aumentam a sua exposição aos radicais livres e desidratam a pele. Eis aqui algumas sugestões vitais:

- Cigarros: o fumo está no topo da lista de coisas a serem evitadas (veja citação abaixo) – de acordo com as estimativas, cada tragada de um cigarro expõe o fumante a três trilhões de "golpes" de radicais livres! O fumo estreita os vasos sangüíneos e prejudica a circulação na pele. E também elimina as vitaminas do seu organismo (como a vitamina C) e reduz sua elasticidade. Além das advertências apresentadas no maço de cigarro, eu acho que deveria haver esta: "O cigarro faz você parecer velho."
- Bebida: o álcool desidrata.
- As drogas recreativas podem inundar o organismo de radicais livres e com freqüência levam à desidratação.

- A poluição ambiental (incluindo fumaça de cigarro) gera radicais livres. No Capítulo 8 eu comentei as providências que você pode tomar para contrabalançar.
- Dormir tarde tende a drenar as suas reservas. Entre os meus pacientes há várias modelos que, apesar de o público acreditar que varam a noite em festas, descobriram que precisam recolher-se por volta das 23 horas se quiserem manter-se nessa profissão. Ficar acordado até tarde, bebendo e fumando é algo que se reflete na sua pele. Depois dos 25 anos, isso fica ainda mais evidente.
- O quadro geral: como você provavelmente percebeu, muitos desses fatores atuam juntos – um estilo de vida noturno, com álcool, cigarros e drogas provavelmente envelhece a pessoa prematuramente. Um estilo de vida mais sóbrio, de recolhimento cedo, abstinência, ar puro e água mantém a pessoa jovem por muito mais tempo. Tendo dito isso, saliento que não sou puritana, como você deve ter reparado, e não espero que meus pacientes o sejam. Meu objetivo é levá-los a refletir sobre o que fazem e sobre as razões de promover mudanças.

COMO ABRIR MÃO DO FUMO

A nicotina causa dependência física e psicológica porque fumar é um hábito social, diário e rotineiro que faz parte do estilo de vida de tantas pessoas. Tem havido um crescimento considerável no número de mulheres fumantes, coincidindo com o aumento da freqüência nas sessões de "*binge drinking*", ou seja, do álcool consumido em excesso em alguns dias da semana. O câncer de pulmão, diretamente ligado ao hábito de fumar, é um dos maiores assassinos de mulheres e ultrapassa atualmente o de mama. E fumar provoca rugas em torno da boca e dos olhos, além de deixar a pele sem brilho – o suficiente, seguramente, para afastar muita gente desse hábito.

Quando as pessoas começam a fumar, os primeiros cigarros deixam-nas nauseadas e zonzas, como reação de seus sistemas aos efeitos tóxicos da nicotina. Mas o organismo se ajusta com velocidade assustadora e a droga rapidamente se torna agradável.

Infelizmente, os agradáveis efeitos da nicotina são em si mesmos prejudiciais. A nicotina estimula as glândulas supra-renais a lançarem adrenalina na corrente sangüínea, elevando a pressão arterial e a velocidade dos batimentos cardíacos e aumentando a atividade gastrointestinal. Essa reação fisiológica é similar à assim chamada resposta do "lute ou fuja" que o corpo usa para se preparar para a ação quando em perigo.

A nicotina em pequenas quantidades estimula o cérebro, proporcionando uma sensação de bem-estar – da mesma forma que a cafeína –, mas existe uma contra-reação depressiva à ingestão de nicotina em grandes quantidades. Ao mesmo tempo, a nicotina também funciona como relaxante muscular, atuando em oposição às outras reações físicas. Os efeitos químicos da nicotina são muito danosos, particularmente quando os fumantes se submetem a essa nociva exposição várias vezes por dia. Em grandes quantidades, quando as pessoas fumam de maneira realmente pesada, a nicotina atua como sedativo.

O processo de deixar de fumar pode ser um tanto desagradável – pois o corpo se esforça para restabelecer o seu metabolismo normal depois de ser maltratado durante anos – e é freqüentemente acompanhado de uma síndrome de abstinência, com sintomas tais como tensão e irritabilidade extrema. Fumar aumenta artificialmente os níveis de açúcar no sangue, mas, quando se pára, ocorre um efeito inverso que rebaixa esses níveis, fazendo as pessoas se sentirem fracas, o que pode levá-las a comer em excesso e ganhar peso. Ex-fumantes podem tossir mais depois de parar de fumar, como um processo saudável de limpeza das paredes pulmonares. Isso tende a se amenizar com o tempo, de qualquer forma.

Para muitos, entretanto, é o aspecto cultural do hábito de fumar que representa o maior obstáculo para se abandoná-lo. Como eu digo aos meus pacientes, parar de fumar é relativamente fácil, mas há muito que se fazer para transformar-se de fato num não-fumante. Fumar cria sua própria dimensão social, uma identidade da qual é muito difícil desvencilhar-se. Muitas pessoas "param", mas ainda se sentem como fumantes e retornam ao hábito em razão do stress ou de uma situação social onde se sentem mais confortáveis com um cigarro numa das mãos e um copo de vinho na outra.

Banir o fumo em lugares públicos, escritórios, restaurantes e bares tornará mais fácil deixar de fumar e também removerá este que é o mais irracional e irresponsável dos riscos à saúde dos que não fumam – o de ser um fumante passivo.

OLHANDO À FRENTE

- A velocidade com que envelhecemos é influenciada pelos nossos genes – mas também pelos cuidados que dispensamos a nós mesmos.
- Não se demore pensando sobre como envelhecerá. Isso já vem ocorrendo desde os seus vinte anos – portanto, desde muito antes de os danos se tornarem perceptíveis. É lá pelos vinte anos que devemos começar a tomar medidas preventivas.
- Não há atalhos! Uma dieta e um estilo de vida saudáveis são as melhores maneiras de parecer e se sentir jovem.

Para concluir

Um dos conceitos-chave da naturopatia é que a pessoa desfrutará de melhores chances de viver uma vida saudável se assumir o controle desse processo em vez de deixar o seu médico tomar todas as decisões por ela. Vida saudável é algo que todos nós deveríamos buscar. Mas transformar-se numa pessoa saudável não é coisa para a qual se possa fixar um prazo final. É um processo permanente. Manter um nível ótimo de saúde envolve não apenas consolidar as mudanças que você já tenha promovido, mas também aprender constantemente novas formas de aperfeiçoar e transformar o seu estilo de vida – novas formas de exercício, novos elementos para acrescentar à sua dieta, novas formas de manter-se em contato com o seu lado criativo e com o seu meio ambiente.

Variedade é essencial; você não gostaria de ficar preso a uma rotina invariável, fazendo as mesmas coisas todos os dias, porque logo perderia o entusiasmo e a motivação. Os planejamentos deveriam ser adaptados para atender às suas circunstâncias pessoais, mas é claro que as circunstâncias mudam e assim as programações têm de ser flexíveis. Não jogue fora um programa completo de exercícios apenas porque falhou um dia. Se você mudar de casa e não houver mais uma academia por perto, pense a respeito de adotar uma forma diferente de exercício – caminhada ou corrida, por exemplo. Sempre haverá alguma coisa que você possa fazer para combinar com o seu estilo de vida atual. Por exemplo, mulheres que deram à luz recentemente podem fazer longas caminhadas com o carrinho de bebê e aquelas que estão confinadas na casa podem exercitar-se ali mesmo.

Saúde total não é apenas uma questão de perder alguns quilos ou de ser capaz de correr uma maratona, mas de produzir mudanças fundamentais em sua atitude e em sua maneira de ver as coisas. Em outras palavras, a atividade diária essencial mais importante não é uma rotina, uma dieta ou um programa e sim a reafirmação de suas aspirações e valores do viver saudável – dizendo a si mesmo: "Todo dia, de todas as formas, eu trabalharei para alcançar uma vida melhor, mais saudável e a mais feliz possível."

Estabeleça para si mesmo objetivos de longo prazo ambiciosos mas alcançáveis e divida-os em alvos intermediários. Então prossiga com esses últimos até chegar a uma série de metas para o dia-a-dia que sejam desafiadoras mas não irrealistas.

Reconheça quando alcançar uma das metas e gratifique-se por isso, mesmo que seja simplesmente com um tapinha nas próprias costas. Reconhecer os próprios êxitos ajuda a aumentar a auto-estima e a autoconfiança, tornando bem mais fácil manter a motivação para seguir em frente e completar a sua programação.

Estabelecer objetivos intermediários que também aumentem o nível de saúde do seu estilo de vida é uma maneira inteligente de garantir as mudanças no dia-a-dia. As metas podem referir-se a qualquer área de sua vida, mas parece sensato estabelecer aquelas que combinem diferentes elementos, tais como encontrar alguma coisa ativa para fazer que envolva caridade ou trabalho comunitário.

Bons exemplos podem incluir o treino para uma maratona de natureza beneficente ou para caminhadas de férias percorrendo trilhas; participação em série de passeios patrocinados para levantar fundos para enviá-lo em um programa voluntário a algum lugar exótico; estudar para uma prova ou habilitação que o auxilie a viajar ou explorar – tais como um idioma estrangeiro ou um curso de mergulho com equipamentos; ou trabalhar para conseguir uma licença como treinador ou instrutor que o habilite a ensinar um esporte ou arte marcial num centro juvenil local. Todos esses exemplos combinam os atributos de serem multifuncionais, desafiadores e de valor suficiente para justificar o esforço, além de divertidos.

OS DEZ HÁBITOS SAUDÁVEIS DAS PESSOAS QUE VIVEM EM CONFORMIDADE COM A NATUROPATIA

1. **Conheça o seu corpo** – aprenda a reconhecer o que é normal para você e o que não é. Examine seu corpo atentamente em busca de sintomas de qualquer tipo. Ele está tentando transmitir-lhe informações o tempo todo e cabe a você ouvir o que ele está dizendo!

2. **Assuma o controle de sua saúde** – veja o seu clínico como alguém em quem confia para ajudá-lo a enfrentar problemas que você identificou. Como eu disse anteriormente neste livro, há muitos pacientes passivos que acreditam que cabe ao médico resolver seus problemas. Uma abordagem mais saudável é ver o médico como um parceiro capaz de proporcionar os meios (o diagnóstico, a orientação, as opções de tratamento) para ajudá-lo.

3. **Coma alimentos frescos e variados** numa dieta baseada em peixes e variedades de grãos e sementes e hortaliças orgânicas. Use o seu diário alimentar. Você verá como se sentirá bem quando tiver uma boa dieta, baseada em alimentos frescos e naturais, e descobrirá o quanto o seu corpo sente falta quando uma viagem de fim de semana ou de negócios impedir que coma o que se tornou agora habitual para você.

4. **Coma regular e moderadamente:** "Tudo com moderação" como dizia Sócrates. Você logo saberá como o seu corpo responde a alguns dias de excesso de prazeres ou a um período de descanso e relaxamento em que você não tenha condições de se alimentar adequadamente.

5. **Desfrute de uma vida ativa,** na qual os exercícios tenham um lugar natural. Não existe isso de "falta de tempo para o exercício". Se você não acredita em mim, dê uma olhada novamente no meu próprio diário de exercícios na p. 166 para ver como encontrei espaço para o meu bem-estar físico em minha tão ocupada vida diária.

6. **Aproveite ao máximo o que o rodeia.** Desfrute o ar livre e o sol. Faça uma "caminhada com paisagem" – contemplar belas vistas e horizontes faz bem para a mente. Sinta o orvalho do começo da manhã ou de tarde da noite com os pés descalços. Essas coisas são de graça – e podem exercer um efeito considerável sobre o seu bem-estar psicológico.

7. **Durma bem e descanse bastante.** Sono e repouso não podem ser negligenciados – são cruciais para a boa saúde. Veja as minhas sugestões na p. 267.

8. **Mantenha o equilíbrio entre trabalho e vida.** Procure dispor de tempo para "parar e contemplar". Não seja como tantas pessoas que encontro toda semana e que dizem: "Para onde foram os meus vinte anos?" "O que aconteceu com os meus trinta anos?" "Por que não me lembro de meus filhos crescendo?" Ou "Num minuto eu mal via a hora de a minha vida começar e, no outro, já estava olhando para trás para recordá-la..."

9. **Confie na sua intuição.** Como eu disse na Introdução deste livro, quando não dispunham do auxílio de todos os exames disponíveis hoje em dia, os médicos confia-

vam no instinto e na intuição. Da mesma forma, você deve sempre seguir o seu instinto e procurar ajuda se tiver alguma desconfiança quanto à sua saúde.

10. **Seja feliz...** Eu sei que você não pode ser feliz por encomenda, mas espero que, seguindo os conselhos deste livro, você possa assumir o controle da sua vida e encontrar meios para alcançar a realização que merece.

E finalmente...

Sente-se inspirado? Ou desencorajado? Não se preocupe: Roma não foi feita em um dia. Não tente fazer demais de uma só vez e aceite que haverá retrocessos para velhos hábitos, momentos de fraqueza e tempos em que estará farto de toda essa coisa de "ser saudável". Não seja duro demais consigo mesmo, o que seria autodestrutivo. Mas apresse-se em fazer o melhor para promover as mudanças em sua vida a fim de colher os benefícios. Assim que começar a se dar conta do quanto se sente melhor e começar a ver as mudanças ocorridas em sua cintura e todas as outras medidas, você ficará mais motivado a continuar – e o aprimoramento virá mais facilmente. Lembre-se de que o objetivo é chegar a um patamar de boa saúde, harmonia e bem-estar – e isso é muito difícil de perder uma vez alcançado.

Mas, se puder fazer apenas uma coisa para melhorar a sua saúde, deixe de fumar... e, por favor, não comece novamente. Ou, se tiver uma recaída, tenha perseverança de deixar esse vício tantas vezes quanto necessário até abandoná-lo definitivamente.

Depois disso, o requisito mais importante é que você aprecie a sua vida. Viver saudavelmente não implica puritanismo e desprendimento estóico. Você pode desfrutar tudo com moderação, mas sem por isso diminuir o seu prazer. Acredite-me, a vida é fantástica!